Frank Elstner und Claus Leitzmann
Leben geht durch den Magen

PIPER

Zu diesem Buch

Beim Essen und Trinken mit der Familie oder mit Freunden entspannen wir uns, feiern und genießen das Leben. Essen sollte die natürlichste Sache der Welt sein – aber viele fühlen sich bei dem Thema verunsichert: Zu widersprüchlich sind die Informationen in den Medien, zu schnell wechseln die Trends. Frank Elstner und der Ernährungswissenschaftler Prof. Dr. Claus Leitzmann präsentieren in diesem Buch bewährte Erkenntnisse darüber, welche Nahrungsmittel empfehlenswert sind und welche man meiden sollte. Sie zeigen, wie man das gesundheitliche Potenzial der Gewürze und Kräuter nutzt, welche anderen »Alleskönner« Garten und Natur für uns bereithalten, aber auch, ob Diäten wirklich etwas bringen. Jeder profitiert von diesem Buch, denn gutes Essen schmeckt nicht nur, es ist auch gesund und nachhaltig!

Frank Elstner, Jahrgang 1942, ist ein deutscher Journalist, Fernsehshowmaster und Entertainer. Die von ihm erfundene Fernsehshow »Wetten, dass..?« machte ihn einem Millionenpublikum bekannt.

Claus Leitzmann, Jahrgang 1933, ist Biochemiker und Ernährungswissenschaftler. Er befasst sich seit 50 Jahren mit Fragen der richtigen Ernährung.

Frank Elstner
Claus Leitzmann

LEBEN GEHT DURCH DEN MAGEN

Wie Sie mit gesunder Ernährung fit und leistungsfähig bleiben

PIPER

Mehr über unsere Autoren und Bücher:
www.piper.de

Von Frank Elstner liegen im Piper Verlag vor:
Bonusjahre
Leben geht durch den Magen (mit Claus Leitzmann)
Mehr Power für den Kopf (mit Thorsten Kienast)

FSC
www.fsc.org
MIX
Papier aus verantwortungsvollen Quellen
FSC® C083411

Ungekürzte Taschenbuchausgabe
ISBN 978-3-492-31697-2
Januar 2021

Umschlaggestaltung: zero-media.net, München
Umschlagabbildung: Sonja Bell
Satz: Tobias Wantzen, Bremen
Gesetzt aus der Swift Neue LT
Litho: Lorenz & Zeller, Inning am Ammersee
Druck und Bindung: CPI books GmbH, Leck
Printed in the EU

Inhalt

Vorwort
oder
Gesundheit kann man essen

FRANK ELSTNER

Diese Schlacht endet nie. Die Feinde sind überall. Rund um die Uhr rollen die Angriffswellen an. Immer neue Truppen werden in den Kampf geworfen. Ihr Ziel: wir! Ihre Strategie: über die Atemluft und durch die Nahrung in unser Verdauungssystem oder über die Haut in unser Gewebe und Blut zu gelangen. Billionen von Bakterien fallen ein; die meisten sind harmlos, aber einige so gefährlich, dass sie unbedingt sofort bekämpft werden müssen, sonst werden wir krank oder müssen sterben.

Wer aber stellt sich diesem unaufhörlichen Kampf? Es ist unser Immunsystem. Das kommandiert die körpereigene Abwehr ins Gefecht, Fresszellen (weiße Blutkörperchen), die unablässig durch das Blut patrouillieren, um schädliche fremde Organismen aufzuspüren. Ist der Feind entdeckt, wird er eliminiert, das heißt: kurzerhand aufgefressen.

Und wenn die Fresszellen versagen? Dann tritt der »Geheimdienst« auf den Plan: »Killerzellen«, B- und T-Lymphozyten, ebenfalls weiße Blutkörperchen, die kein Pardon kennen. Sie sind genau programmiert; sie wissen, welche Stoffe zu unserem Körper gehören und welche nicht – und wie die feindlichen Angreifer effektiv und schnell bekämpft werden können.

Nur wenn dieses System optimal funktioniert, bleiben wir gesund. Ist das Immunsystem aber zu schwach, dann sind der Entstehung von Infektionen und sogar Tumoren Tür und Tor geöffnet.

Es stellt sich also die Frage: Wie kann die lebenswichtige Funktion des Immunsystems dauerhaft unterstützt werden? Eine Antwort: durch richtige Ernährung. Das heißt: viel Obst und Gemüse. Aber warum ist das so? Und welches Obst, welches Gemüse hilft in welchem Fall? Und wie wird es optimal zubereitet? Welche Dinge muss ich beim Einkauf beachten und welche Fehler in der Küche vermeiden, um leckeres und gesundes Essen zu bekommen? Mit welchen Tricks werden diese wertvollen Lebensmittel noch gesünder? Um diese Themen geht es in unserem Buch.

Beginnen will ich mit einem Geständnis: Meine Kompetenz, was Lebensmittel und deren Verwendung angeht, ist sehr überschaubar. Das habe ich auch eindrücklich im Dezember 2007 in der ZDF-Sendung *Lafer!Lichter!Lecker!* bewiesen, als ich einen Nussschmarren mit Preiselbeeren vorbereiten sollte. Alles lief erstaunlich gut, bis auf diese vertrackte Geschichte mit der Vanille. Johann Lafer forderte mich auf, die Schote vorzubereiten – und da man mich in der heimischen Küche in Baden-Baden gelegentlich beauftragt, eine Paprika zu zerschnipseln, ging ich nach dem bewährten Prinzip vor: aufschneiden, Inhalt entsorgen und das wohlschmeckende Äußere zur Weiterverarbeitung bereitlegen. Die Reaktion des Meisterkochs auf meine sorgfältige Arbeit war allerdings ganz anders als erwartet – statt in Lobeshymnen über meine perfekte Tätigkeit brach er in lautes und andauerndes Gelächter aus, in das kurz danach auch noch Horst Lichter einstimmte (eine Szene, die auch auf YouTube Zehntausende von Fans hat …).

Trotz der zahlreichen Kochshows – die Zahl der Menschen, die noch selbst am Herd stehen, nimmt kontinuierlich ab. Nur 40 Prozent kochen täglich noch selbst, lediglich 33 Prozent zwei- bis dreimal die Woche. 11 Prozent kochen überhaupt nie.

Man sieht: Ich wusste rein gar nichts über die Vanille, nichts über ihre Verarbeitung, nichts von ihrer noblen Herkunft (immerhin stammt sie von einer Orchidee ab), nichts von den Heilwirkungen dieser Schote. Sie soll nämlich bei Pilzbefall helfen, wirkt angeblich bei Neurodermitis und bekämpft Ekzeme, soll Mutationen verhindern und uns damit sogar vor Krebs bewahren. Außerdem soll sie die Nerven beruhigen. Darüber hinaus ist Vanille noch in der Lage, die Libido zu steigern. Und wenn dieser ganz spezielle Steigerungsprozess erfolgreich war, hilft Vanille auch zuverlässig gegen Schwangerschaftserbrechen!

In den vergangenen Jahren haben Zehntausende Studien bewiesen, dass Kräuter, Gewürze, Gemüse und Obst außerordentlich gesund sind. Zahlreiche Umfragen haben ergeben, dass die Deutschen wie die meisten Europäer immer noch viel zu wenig Obst und Gemüse zu sich nehmen. Nur die Hälfte der Bundesbürger isst einmal am Tag davon, die meisten sind damit also weit weg von den üblichen Ernährungsempfehlungen, wonach fünf Portionen täglich auf dem Speiseplan stehen sollten.

Warum ignorieren so viele Menschen eine wirklich gut dokumentierte Empfehlung, die letztlich sogar jede Menge teure Medikamente ersetzen könnte? Und wenn ein Nutzen zweifelsfrei bewiesen ist – welche Stoffe sind es eigentlich, die direkten Einfluss auf unsere Gesundheit haben? Und wie schaffen die das?

Als ich zu diesem Thema zu recherchieren begann, wusste ich noch nicht, dass ich unter anderem bald das Hohelied der sekundären Pflanzenstoffe singen würde. Der Begriff klingt, mit Verlaub, nicht sonderlich sexy. Und wenn man sich schon mit Pflanzenstoffen beschäftigen muss, dann, bitte schön, doch wohl erst einmal mit den primären.

In diesem Buch werden Sie aber die Wandlung miterleben – und den sekundären Pflanzenstoffen künftig den gebührenden Platz einräumen. Die Bezeichnung »sekundär« haben diese Pflanzenstoffe im Übrigen der Tatsache zu verdanken, dass sie – im Gegensatz zu den primären Verwandten – für die Pflanzen nicht lebensnotwendig sind. Und was bedeutet das für uns Menschen? Lassen Sie sich überraschen.

Man kann getrost davon ausgehen, dass im Pflanzenreich mindestens 100 000 verschiedene sekundäre Pflanzenstoffe zu finden sind. Und nicht alle tun uns gut. Aber die Menschheit hat auch ohne spezielle chemische Analysen und medizinische Experimente im Laufe der Evolution gelernt, dass einige dieser Substanzen hochgiftig sind. Unsere Vorfahren gingen allerdings recht pragmatisch mit diesen Erkenntnissen um: Toxische Beeren wurden einfach am Strauch gelassen. Wer gegen dieses ererbte Wissen verstieß, blieb meist als warnendes Beispiel in trauriger Erinnerung. Weitere körperliche Beschwerden wurden dadurch verhindert, dass man lernte, die betreffenden Lebensmittel zu erhitzen, weil das vielen schädlichen Stoffen gar nicht bekam, dem hungrigen Esser dafür umso mehr. Und so kam ein neuer Beruf auf – Koch!

Eine Vielzahl von Wissenschaftlern hat in den vergangenen Jahrzehnten eindrücklich bewiesen, dass es oft gerade diese sekundären Pflanzenstoffe sind, die uns gesund und munter halten. Das ist auch ihre Aufgabe in den Pflanzen, die diese Substanzen nicht für uns, sondern für sich herstellen – also »synthetisieren«. Warum, das erfahren Sie hier. Diese Stoffe schützen gegen Insekten, Bakterien, Pilze sowie gegen zu viel Sonnenlicht. Dabei werden auch zahlreiche überraschende Tricks angewandt. Wie diese uns nützen können, werden Sie bald erfahren.

Neben diesen sekundären Pflanzenstoffen warten die Lebensmittel noch mit weiteren Vorteilen auf: Vitamine, Mineralstoffe und unter anderem Ballaststoffe. Nun klingt das auch noch nicht besonders attraktiv, denn eigentlich bezeichnet man mit Ballast etwas, das wenig taugt, aber ein hohes Gewicht hat. Gerade im Hinblick auf die letzte missglückte Diät ist ja zusätzlicher Ballast etwas, das man eigentlich gar nicht brauchen kann. Bei Lebensmitteln ist das allerdings völlig anders.

Wenn man etwas tiefer in die Materie der Ernährung eintaucht, dann erkennt man schnell, dass für ein halbwegs profundes Wissen zu diesem Thema zumindest ein abgeschlossenes Chemiestudium hilfreich wäre, wimmelt es doch von Fachbegriffen wie Carotinoide, Phytosterine, Polyphenole, Glucosinolate, bioaktive Substanzen etc. pp. – jeder einzelne dieser Begriffe ist perfekt dazu geeignet, die Besucher Ihrer nächsten Party sofort in einen erholsamen Tiefschlaf zu versetzen, wenn Sie beim Fingerfood-Büfett fachmännisch darüber dozieren. Dass es aber gerade diese Zungenbrecher sind, die in der Ernährung eine große Rolle spielen, ist ein weiteres Thema dieses Buchs.

Da Chemie jetzt nicht unbedingt mein Lieblingsschulfach war und ich überdies außer dem bloßen langjährigen Verzehr von unterschiedlichem Getreide, Obst und Gemüse auf fast allen Erdteilen lebensmitteltechnologisch nicht viel zu bieten habe, suchte ich nach einem ausgewiesenen Fachmann oder einer Fachfrau. Jemand, der uns durch den Dschungel unterschiedlicher Erkenntnisse, Theorien, Empfehlungen und Fehlentwicklungen sowie weg von falschen Fährten und großen Irrtümern führen kann. Und dies auch noch so, dass wir alle das verstehen und nachvollziehen können – ohne Mikrobiologie- oder Biochemiestudium und ohne großes Latinum.

Natürlich hatte ich da gewisse Idealvorstellungen. Ein ausgewiesener Experte sollte es sein – einer, der wissenschaftliche Studien durchgeführt hat. Langjährige Erfahrung sollte er (oder sie) haben, aber auch mit den aktuellen Erkenntnissen und Entwicklungen vertraut sein. Natürlich Professor*in, aber nicht nur Theoretiker*in, sondern jemand, der mit dem Bauern in der Nachbarschaft vertraut ist und die Biokühe der Umgebung persönlich kennt, der am besten selbst einen grünen Daumen besitzt und als Ausgleich zu wissenschaftlicher Laborarbeit und Vorlesungsstress im heimatlichen Gemüsegarten selbst Hand anlegt und sät und erntet und verarbeitet und isst. Und vor allem jemand, der unabhängig ist, nicht von der Industrie oder irgendwelchen Interessengruppen bezahlt und unterstützt wird! Gibt es so jemanden? So eine Art

»lebende Legende« innerhalb der weltweit forschenden Ernährungswissenschaftler?

Ja, Sie ahnen es, den gibt es: Professor Dr. rer. nat. Claus Leitzmann. Im Gegensatz zu Boris Becker, der schon mit 17 Jahren zu einer lebenden Legende wurde, weil er als jüngster Tennisspieler aller Zeiten Wimbledon gewann, müssen Ernährungswissenschaftslegenden aber mindestens 80 Jahre alt sein, um diesen Ehrentitel zu bekommen – das hohe Alter gilt letztendlich wohl auch als Beweis, dass sie mit ihren Erkenntnissen nicht völlig danebenliegen können.

Im Herbst 2013 wurde er also von der International Union of Nutritional Sciences in die Liste der lebenden Legenden aufgenommen. Diese Organisation ist eine weltweit operierende unabhängige Vereinigung nationaler Gesellschaften für Ernährung wie die Deutsche Gesellschaft für Ernährung.

Professor Claus Leitzmann, auf dessen Biografie wir mehrfach zurückkommen werden, hat unter anderem genau das in den USA studiert, was uns weiterhilft: Chemie, Mikrobiologie und Biochemie. Er lebte und forschte auch fünf Jahre in Thailand, bis er eine Professur an der Justus-Liebig-Universität Gießen übernahm. Er hat mit seinem Lebenswerk zur Gesundheit vieler Menschen beigetragen – und seine Erkenntnisse will ich mir und Ihnen zunutze machen!

In meiner Sendung *Menschen der Woche* habe ich mit verschiedenen Experten meist über die negativen Schlagzeilen im Gesundheitswesen sprechen müssen. Manchmal hatte es den Anschein, als würde Essen massiv der Gesundheit schaden. Da war von BSE die Rede und von der Vogelgrippe, da hörten wir von Pestiziden in Obst und Gemüse, von Dioxin in Eiern, von ekelhaftem Gammelfleisch, von Arsen in Reis, vermutlich krebserregendem Acrylamid in Pommes frites, von Antibiotika im Schweinefleisch. Horrormeldungen, die in regelmäßigen Abständen wiederkehren.

Auf der anderen Seite – gebetsmühlenartige Beschwörungen: Wer gesund bleiben will, muss einfach weniger Fleisch und Wurst essen, dafür mehr Obst und vor allem Gemüse.

Gemüse ist gesund, hilft gegen Übergewicht, Diabetes Typ 2 und – glaubt man der umfangreichsten Krebsanalyse des World Cancer Research Fund – selbstverständlich auch gegen Krebs. Aber: Ist das so? Und wenn ja – welche Stoffe sind es, die uns unsere Gesundheit erhalten? Sind spezielle Gemüse- und Obstarten tatsächlich in der Lage, teure Medikamente zu ersetzen? Diese Fragen wurden in vielen Studien untersucht; es gibt zahlreiche Ergebnisse und eine Unmenge an Erkenntnissen, die nur einen fürchterlichen Nachteil haben – nämlich dass sie sich oft massiv widersprechen. Aber – wie kann das sein? Warum müssen wir mit so vielen Widersprüchen und Unklarheiten leben? Das ist eine Situation, die Journalisten gar nicht gerne haben …

Das also ist die Ausgangslage – ein Buch über die Ernährung mit harten Fakten, die man einwandfrei belegen kann, daneben auch über Einsichten, die wissenschaftlich nicht hundertprozentig gesichert sind, und über Wirkungen, die man einfach nur vermutet, ohne tatsächlich belastbare Beweise zu haben.

1
»Und sehe, dass wir nichts wissen können!«
oder
Das Dilemma der Ernährungsforschung

FRANK ELSTNER

Lieber Claus, gehen wir zu Beginn auf deinen persönlichen Werdegang ein. Geboren bis du 1933 …

PROF. DR. CLAUS LEITZMANN

… in Dahlenburg, Niedersachsen. Später zog unsere Familie nach Vögelsen, einem Dorf mit damals 240 Einwohnern bei Lüneburg, in die Nähe des Bauernhofs meiner Großeltern, auf dem wir Kinder einen großen Teil unserer Kindheit verbrachten.

An welche Nahrungsmittel erinnerst du dich besonders gerne?

Na ja, auf dem sandigen Boden waren nur Kartoffeln, Roggen und Buchweizen ertragreich, neben Honig die Grundnahrungsmittel meiner Kindheit. Mit diesen Lebensmitteln verbinden sich bis heute heimatliche Gefühle.

Dann kam die Schulzeit – sicher unter schwierigen Bedingungen in jenen Jahren.

Stimmt, meine ersten Schuljahre erlebte ich in einem Klassenraum, in dem acht Jahrgänge gleichzeitig unterrichtet wurden. Das war nur möglich mit strenger Disziplin, inklusive Rohrstockschlägen, und einem engagierten Lehrer. Drei Jahre später wechselte ich zur Mittelschule in Lüneburg – ich war immer der Jüngste in der Klasse und erlangte kurz nach meinem 16. Geburtstag die Mittlere Reife.

Gibt es denn noch lebhafte Erinnerungen an die Vorkriegs- und Kriegsjahre?

Da meine Mutter fast blind war und mein Vater im Krieg eingezogen wurde und nach dem Krieg in Gefangenschaft geriet, musste ein Großteil der Garten- und Hausarbeit – inklusive Essenszubereitung – von uns Kindern übernommen werden. Diese Erfahrungen erwiesen sich als hilfreich für meinen späteren Beruf in der Ernährungswissenschaft. Aus meiner Kindheit habe ich lebhafte Erinnerungen an die Kristallnacht in Lüneburg, den Beginn des Zweiten Weltkriegs, die Arbeit mit Kriegsgefangenen aus Polen und der Ukraine auf dem Bauernhof meiner Großeltern, die Bombenangriffe auf Hamburg und die Flüchtlingswelle aus den deutschen Ostgebieten. Diese Jahre der Vorkriegs-, Kriegs- und Nachkriegszeit mit Entbehrungen, erheblicher Verantwortung als Kind sowie eine strenge Erziehung haben mich, wie meine ganze Generation, deutlich geprägt. Es war der Wunsch meines Vaters, dass ich eine Gärtnerlehre antreten sollte – dem konnte ich mich nicht widersetzen. Anschließend war ich fünf Jahre auf Wanderschaft in verschiedenen Gartenbaubetrieben, Baumschulen und Landschaftsgärtnereien in Bad Tölz, Hamburg, Köln und Zürich. Mein Wissen über Pflanzen hat da seinen Ursprung und war mir oft nützlich.

Am Wandern/Reisen/Unterwegssein scheinst du bald Geschmack gefunden zu haben. Dich hat es ja auch später häufig in die Welt hinausgezogen.

Ja, damals habe ich meine Reiselust entdeckt, die zu ausgedehnten Fahrradtouren mit meinem älteren Bruder nach Skandinavien, Südfrankreich und Norditalien führte. Außerdem nahm ich Kontakt mit einem entfernten Verwandten in den USA auf, um die Chance für eine Reise ins Land der unbegrenzten Möglichkeiten – wie es damals noch hieß – zu sondieren. Die Aussichten waren denkbar schlecht, denn aus Deutschland wollten viele Menschen auswandern, besonders die Flüchtlinge aus den Ostgebieten, die ihre Heimat für immer verloren hatten. Und aus naheliegenden Gründen waren die Amerikaner auf uns Deutsche nicht besonders gut zu sprechen. Aber ich hatte Glück, die beantragten Visa für meine Verlobte und mich wurden von der amerikanischen Botschaft in Hamburg genehmigt. Kurz darauf heiratete ich meine Ille, und unsere Hochzeitsreise machten wir mit der MS Berlin ab Hamburg Richtung New York. Die Überfahrt war allerdings weniger romantisch, sie fand nämlich mangels Kapital in der billigsten Kategorie im Unterdeck statt, mit ständiger Seekrankheit meiner frisch angetrauten Frau. Nach elf Tagen erreichten wir New York. Der entfernte Onkel wohnte auch wirklich entfernt in Columbus, Ohio, im Mittleren Westen der USA. Dort sind wir dann nach 24 Stunden Zugfahrt angekommen. Vor Ort fanden wir ein günstiges Klima mit vielerlei Arbeitsmöglichkeiten vor, dazu viele freundliche und hilfsbereite Menschen.

Columbus, Ohio
Viele deutsche Auswanderer zog es nach Columbus. Bis heute gehört das German Village zu den beliebtesten Wohnvierteln der rund 860 000 Einwohner zählenden Stadt. Eigentlich sollte der Ortsteil in den 1960er-Jahren abgerissen werden, was aber durch private Initiativen verhindert wurde. Zu den Highlights des Viertels gehören der Schiller-Park, das Oktoberfest und Schmidt's Sausage House – da gibt's dann Würstchen mit Sauerkraut!

Da hast du dann wieder als Gärtner gearbeitet?

Genau. Aber dann erfuhr ich von der Möglichkeit, studieren zu können. Voraussetzung für ein Collegestudium war eine Eignungsprüfung, die ich trotz meiner mäßigen Englischkenntnisse bestand. An der Capital University wollte ich Botanik studieren, aber das Fach gab es dort nicht. Also schrieb ich mich für Biologie ein. Im Laufe der Zeit verlegte sich mein Schwerpunkt in Richtung Chemie, sodass ich mein Studium mit einem Bachelor in Chemie abschloss.

Und womit hast du das alles finanziert?

Gute Frage! Wir waren ja mittellos und ohne nahe Verwandte in einem fremden Land, wir konnten uns nicht einmal eine Krankenversicherung leisten. Außerdem musste ich auch noch Studiengebühren entrichten. Während dieser Jahre am College wurden auch noch drei unserer vier Kinder geboren – du siehst: eine sehr leichtsinnige Familienplanung, denn meine Frau konnte mit drei Kindern natürlich nicht mehr arbeiten. Das Haushaltsgeld war dementsprechend knapp, aber meine Frau hat mit Kinderbetreuung ein wenig dazuverdienen können. Viele Stunden Arbeit neben dem Studium und ein zusätzliches Jahr waren erforderlich, um mein Studium erfolgreich abzuschließen. Wie so oft, wenn Männer gut vorankommen, war es auch bei mir der ungebrochene Beistand meiner Frau, der meine Karriere möglich machte. Dazu kamen glücklicherweise unsere stabile Gesundheit und der Wille zum Erfolg, gepaart mit freundlicher Unterstützung durch liebe Menschen, und eine gute Portion Glück. Nach meinem Bachelor wurde mir von der University of Minnesota ein Stipendium zur Promotion angeboten. Nach zwei Jahren erhielt ich meinen Master in Mikrobiologie, und nach drei weiteren Jahren promovierte ich in Biochemie. Danach war ich zwei Jahre als wissenschaftlicher Mitarbeiter am Institut für Molekularbiologie an der University of California in Los Angeles tätig. Mein damaliger Chef, Paul Boyer, hat für seine Arbeit über die Energiesynthese der Zelle später, nämlich 1997, den Nobelpreis für Chemie erhalten.

Mit Nobelpreisen werden wir es sicher noch öfter zu tun haben in unserem Buch. Vielleicht hättest du ja auch noch einen bekommen, wenn du in den USA geblieben wärst. Warum hast du das Land verlassen?

Im Jahre 1969 bekam ich eine Einladung der Rockefeller-Stiftung, als Dozent für Biochemie an der Medizinischen Fakultät der Mahidol-Universität in Bangkok, Thailand, zu arbeiten. Diese Stiftung hatte erkannt, dass Mediziner, die in westlichen Ländern studieren, selten in ihr Heimatland zurückkehren, um ihrem Land zu dienen. Die Stiftung hat nicht nur das entsprechende Gebäude erbaut und ausgestattet, sondern auch Experten aus verschiedenen Ländern berufen, um Mediziner im Land selbst auszubilden. Damals war Thailand nämlich noch ein Entwicklungsland und der Vietnamkrieg in vollem Gange. Trotzdem stimmte meine Frau zu, mit unseren vier Kindern nach Asien zu ziehen – also beruflich und privat wieder einmal eine große Herausforderung.

Die Rockefeller-Stiftung
Die Stiftung wurde 1913 von John D. Rockefeller (1839–1937) gegründet mit dem Ziel, Armut oder Krankheiten nicht durch Almosen zu lindern, sondern die Ursachen menschlicher Übel zu finden und zu bekämpfen – »to promote the well-being of mankind throughout the world«, also das Wohl der Menschheit in der ganzen Welt zu fördern. Die treibende Kraft war allerdings der Sohn des Stifters, John D. Rockefeller II. (1874–1960). Geschätztes Stiftungsvermögen heute: 3,4 Milliarden US-Dollar.

Und was war deine Aufgabe? Welche Projekte hast du vor Ort betreut?

Damals war beispielsweise die Ernährungssituation in den ländlichen Regionen Thailands unzureichend. Ich habe Medizinstudenten in Biochemie ausgebildet und daneben auch Vorlesungen über Krankheiten durch Nährstoffmängel gehalten, die häufig auftraten. Ein Forschungsschwerpunkt meiner Gruppe war auch die Verhütung von Blindheit, die durch Vitamin-A-Mangel entsteht.

Nach zwei Jahren in Bangkok bekam ich dann das Angebot, das Labor des Forschungszentrums für Unterernährung und Anämie in Chiang Mai in Nordthailand zu leiten. Hier wurden Kinder medizinisch versorgt, die in ihrem häuslichen Umfeld, insbesondere bei den armen und abgelegenen Bergvölkern, kaum eine Überlebenschance hatten. Das medizinische Team in diesem Zentrum behandelte schwere Fälle von Unterernährung, und wir untersuchten bestimmte Stoffwechselparameter und den Ernährungsstatus dieser Kinder. Einige der wichtigsten Ergebnisse unserer Forschung betrafen Wachstumshormone, Vitamin A, Immunparameter sowie die gefährlichen Auswirkungen einer Eisenzugabe bei unterernährten Kindern. Ja, und hier begann auch meine Karriere als Ernährungswissenschaftler.

Und du hattest kein Heimweh nach Deutschland?

Na ja, ich hatte meiner Frau vor unserer Hochzeit leichtsinnigerweise versprochen, nur für ein Jahr in die USA zu gehen. Mittlerweise waren wir schon 14 Jahre unterwegs. Trotzdem sind wir weitere drei Jahre in Thailand geblieben, diesem schönen Land mit seinen liebenswerten Menschen. Danach hatte ich Zusagen von den Universitäten in Göttingen (Mikrobiologie), Freiburg (Biochemie) und Gießen (Ernährungswissenschaft). Da ich in Thailand mein großes Interesse am Thema Ernährung entdeckt hatte, fiel die Entscheidung für Gießen, die ich nie bereut habe. Am Institut für Ernährungswissenschaft in Gießen hatte ich bis zu meiner Pensionierung 1998 den Lehrstuhl für Ernährung in Entwicklungsländern inne und konnte Studierende aus dem In- und Ausland mit den globalen Aspekten der Ernährung vertraut machen.

Justus von Liebig
Eigentlich kennt man ihn vor allem als Erfinder der Rindfleischextrakte: Justus von Liebig (1803–1873), nach dem die Universität in Gießen heute benannt ist. Gelehrt wird hier aber schon seit 1607 – und Liebig hatte noch viel mehr zu bieten als die »neue Fleischbrühe für Kranke«, wie das Produkt genannt wurde; unter anderem war er beteiligt an der Entdeckung des Chloroforms. Heute studieren 28 000 Lernwillige in Gießen – von den klassischen Naturwissenschaften über Rechts- und Wirtschaftswissenschaften, Gesellschafts- und Erziehungswissenschaften bis hin zu Sprach- und Kulturwissenschaften, Human- und Veterinärmedizin, Agrar-, Umwelt- und Ernährungswissenschaften sowie Lebensmittelchemie. Auch Nobelpreisträger forschten hier, beispielsweise Wilhelm Conrad Röntgen (Nobelpreis für Physik 1901) und Wangari Maathai (Friedensnobelpreis 2004).

Vielleicht ganz kurz – welche globalen Aspekte spielen dabei denn eine besondere Rolle?

Nicht nur die Armut und die erschreckenden Lebensbedingungen in vielen Regionen der Welt sind bedrückend, sondern vor allem auch die Tatsache, dass diese Probleme teilweise auf eine unfaire Weltwirtschaftsordnung, egoistische Politik und unseren ausufernden Lebensstil zurückzuführen sind. Es ist doch ein Armutszeugnis für die moderne Gesellschaft, dass wir es in vielen Jahrzehnten nicht geschafft haben, die Zahl der Hungernden von unvorstellbaren 800 Millionen deutlich zu reduzieren oder ganz zu beseitigen. »Geschafft« haben wir dagegen, dass die Zahl übergewichtiger Menschen weltweit dramatisch auf mehr als das Doppelte der Hungernden angestiegen ist.

Nun hast du zusammen mit deinen Studenten das Gießener Konzept der Vollwerternährung und der Ernährungsökologie entwickelt. Darüber werden wir am Ende reden, wenn wir die grundlegenden Fragen der Ernährung erörtert haben. Vielleicht noch ein Satz zu weiteren Positionen, die du innehattest. Welche Organisationen sind da besonders zu erwähnen?

Dazu zählen die UNICEF, das Bundeswirtschaftsministerium, die Deutsche Gesellschaft für Internationale Zusammenarbeit sowie die Deutsche Welthungerhilfe. Des Weiteren war ich im Präsidium der Deutschen Gesellschaft für Ernährung, im Beirat der Eden-Stiftung, der Kollath-Stiftung und der Stoll VITA Stiftung. Als Schatzmeister der Europäischen Gruppe für Ernährung und Bewegung, der Europäischen Union für Ernährungswissenschaften und der Internationalen Union der Ernährungswissenschaften habe ich dabei Projekte zum Thema Nachhaltigkeit unterstützt. Bis heute bin ich im wissenschaftlichen Beirat des Verbandes für Unabhängige Gesundheitsberatung. In Zusammenarbeit mit Kollegen haben wir in wissenschaftlichen und nichtprofessionellen Zeitschriften publiziert und über 30 Bücher über verschiedene Aspekte der Ernährung geschrieben.

Lieber Claus, warum ist heute eine Ernährungsform plötzlich der angesagte gesundheitliche Megatrend in Peking, Hollywood und Berlin, morgen aber bereits überholt und übermorgen plötzlich gefährlich?

Bei den regelmäßig auftauchenden verschiedenen Ernährungstrends handelt es sich entweder um persönliche Erfahrungen, die dem »Erfinder« irgendwie geholfen haben, oder sie wurden aus Ergebnissen einiger weniger Studien abgeleitet und verallgemeinert. Da diese Modeerscheinungen offensichtlich nicht das halten, was sie versprechen, verschwinden sie genauso schnell, wie sie gekommen sind. Dann gibt es andererseits zahllose selbst ernannte »Experten«, die besonders in den sozialen Medien, Ratgebern oder in der Boulevardpresse ihre nicht immer geprüften Ratschläge, die häufig aus sehr einseitigen Empfehlungen bestehen, anbieten – oft mit beneidenswertem Erfolg.

Warum ist es eigentlich so schwer, in Sachen Ernährung eindeutige Erkenntnisse zu gewinnen?

Die Schwierigkeit liegt in der Natur der Lebensmittel. Kennst du Ibuprofen?

Ein Schmerzmittel.

Genau. Das ist wahrscheinlich das meistverkaufte Medikament weltweit. Und der Wirkstoff ist 2-(4-Isobutylphenyl) propionsäure.

Klingt beeindruckend.

Um das Medikament und seine Wirkung zu testen, müssen wir uns also nur um die Auswirkungen dieses einen Wirkstoffs kümmern. Bei Obst und Gemüse ist das anders – so ein Gewächs kann locker mal aus Hunderten verschiedener Substanzen bestehen. Wenn man nun feststellt, dass eine bestimmte Pflanze besonders positive gesundheitliche Auswirkungen hat, weiß man daher noch lange nicht, welche der vielen Inhaltsstoffe genau diesen erwünschten Effekt hervorrufen und in welcher Menge, in welchem Verhältnis und in welcher Kombination dieser mit den anderen Stoffen stehen muss. Es ist also diese Komplexität, die genaue Schlussfolgerungen so erschwert. Sie bietet Raum für unterschiedliche und teilweise auch recht gewagte Interpretationen, und so kommt es, dass man oft genauso viele Argumente für wie gegen bestimmte Lebensmittel findet – auch abhängig davon, wie es gerade in den aktuellen oder auch persönlichen Erkenntnisstand passt. Außerdem gibt es eine besondere Schwierigkeit bei der Forschung im Ernährungsbereich, die mit der Art der Untersuchungsmethoden zusammenhängt. Die höchste Aussagekraft haben streng kontrollierte Experimente, das heißt, man verabreicht Medikamente entweder mit Wirkstoff (Nocebo) oder ohne Wirkstoff (Placebo). Bei dieser sogenannten Blindstudie weiß der Patient also nicht, ob er das echte Medikament oder das Scheinmedikament geschluckt hat.

Wie laufen diese Studien ab? Wie zuverlässig sind die Ergebnisse?

Solche kontrollierten Experimente können sichere Beweise liefern. Einfach erklärt: Du hast 100 Patienten mit einem sehr ähnlichen Krankheitsbild; 50 von ihnen bekommen ein neues Medikament, die anderen 50 bekommen ein Scheinmedikament ohne jede Wirkung. Stellt sich nun nach einer festgelegten Zeit heraus, dass es denjenigen, die das Medikament bekommen haben, deutlich besser geht, taugt das Medikament tatsächlich etwas. Geht es den Patienten nicht besser, dann taugt es eben nichts. Das kann man also recht gut herausfinden. Dann gibt es Beobachtungsstudien, die werden dann gemacht, wenn man keine Experimente durchführen kann: Mit Lebensmitteln sind Blindstudien nicht möglich, da die Versuchsteilnehmer natürlich wissen, ob sie beispielsweise eine Karotte verzehrt haben oder nicht.

Kannst du mir dazu ein Beispiel geben?

Du beobachtest eine Gruppe von Menschen, die besonders gerne rotes Fleisch essen, und eine Gruppe, die weniger davon verzehrt. Nach vielen Jahren stellst du fest, dass überdurchschnittlich viele aus der ersten Gruppe an Darmkrebs erkrankt sind, viel mehr als in der zweiten Gruppe. So – was sagt das nun aus? Naheliegend vermutet man erst einmal, dass rotes Fleisch Darmkrebs fördert. Es kann aber auch sein, dass sich die Fleischfans generell nicht besonders gesundheitsbewusst verhalten; vielleicht rauchen auch überdurchschnittlich viele von ihnen oder trinken häufiger mal Hochprozentiges – beides ebenfalls Krebsrisiken. Oder sie braten das Fleisch häufig zu scharf an; dabei bildet sich schnell ein ganzer Cocktail an Stoffen, die nachweislich Krebs erzeugen können. Also kann man nicht pauschal behaupten, rotes Fleisch führt zu Darmkrebs, aber es könnte so sein. Daten aus solchen Beobachtungsstudien ermitteln Zusammenhänge (Korrelationen); es werden keine Ursachen (Kausalitäten) aufgedeckt, bestenfalls ergeben sich Hinweise. Das wissen die Forscher natürlich, daher bearbeiten sie ihre Ergebnisse mit statistischen Methoden, damit möglichst brauchbare Empfehlungen dabei herauskommen. Wenn man nun zahlreiche Studien zu einem bestimmten Thema hat, kann man diese in sogenannte Metaanalysen zusammenfassen, die durchaus starke Hinweise liefern können. Auf deren Grundlage können dann gut überlegte vorbeugende und therapeutische Empfehlungen erarbeitet werden. Allerdings wird Essen und Trinken von zahlreichen, auch nicht immer bekannten und manchmal nur schwer messbaren Faktoren beeinflusst. Aus diesen Gründen muss die Interpretation von Beobachtungsdaten äußerst vorsichtig erfolgen.

🍎 Gibst du uns mal ein Beispiel für Erkenntnisse aus solchen Beobachtungsstudien?

🍏 Am bekanntesten ist wohl die Entdeckung, dass Menschen, die rauchen, eine größere Wahrscheinlichkeit haben, an Lungenkrebs zu erkranken, als andere – was viele erst einmal nicht glauben wollten, heute aber unumstritten ist. Dazu noch eine »überraschende« Erkenntnis.

🍎 Ich bin gespannt.

🍏 Jeder Mensch ist anders! Was für mich gilt, muss auf dich nicht unbedingt zutreffen. Was Frauen hilft, muss bei Männern nicht unbedingt dieselbe Wirkung zeigen. In gewissem Sinn ist auch jeder Mensch ein Ernährungsexperte, denn jeder weiß, wann er Hunger hat und wann er satt ist.

Also, ich weiß nicht immer, wann ich satt bin. Ich bemerke manchmal höchstens am strengen Blick meiner Frau, dass ich besser aufhören sollte.

Aber du weißt wenigstens, was dir bekommt und was du lieber nicht essen solltest. Du hörst auf die Stimme deines Körpers. Dieses innere Wissen spielt bei der Entscheidung für Essen und Trinken eine entscheidende Rolle und spiegelt sich in Ernährungsstudien wider.

Also liefern die Beobachtungsstudien eher Hinweise als Beweise, weil man zwar eventuelle Wirkungen nachweisen kann, aber nicht sicher sagen kann, wie diese Wirkungen letztlich zustande kommen?

Deswegen wird immer wieder versucht, einzelne Wirkstoffe separat zu untersuchen – nicht immer mit Erfolg. Die kanadische Regierung hat das leidvoll erfahren; sie hat Millionen investiert und versucht, aus Pflaumen genau den einen Stoff zu isolieren, der nachweisbar die Verdauung fördert. Damit sollte quasi ein »natürliches« Abführmittel gewonnen werden, ohne Chemie und ganz ohne die häufigen Nebenwirkungen wie Darmträgheit oder Bauchkrämpfe. Nach ein paar Jahren wurde der Versuch abgebrochen, denn die frustrierten Kollegen kamen zu der Erkenntnis, dass es die Kombination aus allen oder zumindest sehr vielen Wirkstoffen sein muss, die den gewünschten Effekt erzielt – nicht ein einzelner Stoff.

Also lässt sich abschließend wenig Verbindliches über die richtige Ernährung sagen, obwohl wir uns seit Urzeiten damit beschäftigen? Welche Herausforderungen stellt das an unser Buch? Was können wir unseren Lesern überhaupt mit gutem Gewissen empfehlen, wenn nichts sicher ist?

Ich würde da nicht ganz so schwarzsehen. Wir wissen inzwischen recht viel sehr genau, manches aber – und da beginnen auch die Spekulationen – vermuten wir lediglich oder halten es für wahrscheinlich. Ja, und manches wissen wir definitiv noch nicht. Was einige Leute aber nicht davon abhält, bestimmte Hinweise als Beweise zu verbreiten.

Hast du dafür ein Beispiel?

Vergleichen wir mal Statistiken aus Frankreich und den USA. Die Amerikaner haben eine um rund drei Jahre geringere Lebenserwartung als die Franzosen, obwohl diese angeblich erheblich mehr Fett konsumieren und dreimal mehr Alkohol trinken. Nehmen wir dieses Thema jetzt einmal als Beispiel für die Schwierigkeiten in der Ernährungsforschung. Für das genannte Phänomen wurde der Begriff »französisches Paradox« geprägt. Schauen wir uns mal die Umstände genauer an. Woran liegt es, dass die Franzosen länger und vielleicht auch fröhlicher leben? Eine Erklärung ist dabei die französische Lebensweise und die Vorliebe für oligomere Proanthocyanidine.

Das ist sicher etwas aus dem kleinen Chemiebaukasten …

Das sind sekundäre Pflanzenstoffe, die wir noch näher kennenlernen werden; sie sind ein Bestandteil des Rotweins. In Frankreich wird bekanntlich dauernd Rotwein getrunken, mehr jedenfalls als in den USA. Daraus wurde jetzt geschlossen, dass der Rotweinkonsum trotz des für den menschlichen Organismus giftigen Alkohols offenbar gesund sein müsse. Dies ließe zugleich den Schluss zu, dass mäßige Alkoholmengen von der Leber schadlos abgebaut werden könnten oder dass durch den gefäßerweiternden Effekt des Alkohols die

Wahrscheinlichkeit bestimmter Herz-Kreislauf-Erkrankungen sinken würde. Unterstützt wurde diese Erklärung durch klinische Studien mit Polyphenolen – das sind auch sekundäre Pflanzenstoffe – wie Procyanidin und besonders Resveratrol, die in Trauben und daraus hergestelltem Wein vorkommen. Es zeigte sich, dass Resveratrol den Verlauf von gewissen Autoimmunkrankheiten, Herzkrankheiten, Arteriosklerose, der Alzheimerkrankheit sowie Arthritis vorteilhaft beeinflussen kann. Die Herzinfarkthäufigkeit in Frankreich ist dreimal geringer ist als in den USA.

Klingt doch gut für die Liebhaber eines gepflegten Tropfens …

Wenn's beim Tropfen bleibt. Andere Experten wollen dagegen im Käse den Grund für das französische Paradox entdeckt haben, weil der relativ reich an Vitamin K_2 ist. Die Franzosen essen durchschnittlich doppelt so viel Käse wie die US-Amerikaner! Obwohl Bestandteile dieser fettreichen Produkte als problematisch angesehen werden, da bestimmte Fettsäuren das Risiko für Herz-Kreislauf-Krankheiten erhöhen können. Andererseits werden wiederum gerade diese Fettsäuren von einigen Forschern für das geringere Vorkommen von Herzkrankheiten unter den Franzosen verantwortlich gemacht. Und – was denkst du, wem hat man jetzt dieses Paradox zu verdanken?

Vielleicht beidem zusammen, dem Wein mit dem Käse?

Vielleicht liegt die Ursache aber bei der Schwangerschaftsbetreuung?

Und wie kommst du darauf?

Frankreich ist bekannt für eine sehr gute Versorgung von Schwangeren vor und nach der Geburt. Und das wiederum kann vielen chronischen Erkrankungen vorbeugen, wodurch weniger Kinder sterben, was sich letztendlich auf die Lebenserwartungsstatistik positiv auswirkt – auch ohne Käse und Wein …

Interessante Theorie. Hast du noch mehr davon auf Lager?

Noch eine Erklärung: Nüsse. Franzosen essen deutlich mehr Nüsse als Amerikaner. Oder es liegt am Rauchen. 36 Prozent der Franzosen rauchen, aber »nur« 15 Prozent der Amerikaner – möglicherweise ist rauchen gesund?

Na ja, eher unwahrscheinlich. Und was ist deine Meinung? Immerhin bist du ja hier der Experte.

Es gibt überhaupt kein französisches Paradox. Die französischen Männer haben – Stand 2016 – eine Lebenserwartung von 79,2 Jahren, die deutschen von 78,3, die deutschen Frauen leben durchschnittlich 83,1 Jahre, die Französinnen immerhin 85,5 Jahre. Du siehst, bei den Frauen ist der Unterschied in der Lebenserwartung etwas größer, obwohl die eher weniger Wein trinken. Aber insgesamt liegen die Werte doch recht eng beieinander.

Was ist denn der Durchschnittswert?

In der EU liegt die durchschnittliche Lebenserwartung der Männer bei 78 Jahren und der Frauen bei 83,4 Jahren, weltweit aber nur bei 70 Jahren bei den Männern und 74,3 Jahren bei den Frauen. Auffällig auch die Zahlen für Russland, dort werden die Männer gerade mal 66,5 Jahre alt, die Frauen leben durchschnittlich aber mehr als zehn Jahre länger. Ein solches Gefälle gibt es sonst kaum. Und wenn du die Ursachen wissen willst: 40 Prozent aller Todesfälle hängen mit dem Alkoholkonsum zusammen.

Lebenserwartung		
Land	**Männer**	**Frauen**
Hongkong	81,3	87,3
Japan	81	87,1
Norwegen	80,9	84,2
Italien	80,3	84,9
Spanien	80,1	85,7
Frankreich	79,2	85,5
Deutschland	78,3	83,1
USA	76,3	81,2
Russland	66,5	76,9
Zentralafrikanische Republik	50,3	54
		Stand: 2016

Ich sehe schon – mit ein paar voreiligen knackigen Schlagzeilen kommen wir nicht wirklich weiter, was gesundes und nachhaltiges Essen und Trinken angeht.

Nein, weil man eben viele unterschiedliche Aspekte berücksichtigen muss. In den USA sterben viele durch Schusswaffen, durch Drogen und bei Unfällen. Außerdem steigt die Zahl der übergewichtigen Personen. Aber auch die Erfassung der Sterbefälle hat statistisch relevante Auswirkungen. In Frankreich werden nur eindeutige Herzkrankheiten als solche erfasst, in den USA ordnet man auch zweifelhafte Todesursachen eher den Herzkrankheiten zu. Unter anderem deswegen haben wir auch ein weiterführendes Konzept entwickelt, die Ernährungsökologie. Dabei benutzten wir gerne das Bild von Rubiks Zauberwürfel, den kennst du sicher. Wenn man dabei eines dieser bunten Elemente dreht, verändert man auch gleichzeitig 20 andere, die damit zusammenhängen. Wenn nun beispielsweise jemand übergewichtig ist, dann folgert man schnell: Isst zu viel, bewegt sich zu wenig. Aber so einfach ist es nicht. Vielleicht essen die Betroffenen gar nicht zu viel, sondern nur das Falsche für sie. Vielleicht haben sie Stress, der sie zu Schokolade greifen lässt. Vielleicht haben sie auch durch ihre persönliche Situation – alleinerziehend, zwei Jobs etc. – gar keine Chance, ausgiebig gesund zu kochen. Vielleicht üben sie einen Beruf aus, der hauptsächlich eine sitzende Tätigkeit erfordert. Vielleicht müssen sie Medikamente nehmen, die Übergewicht begünstigen, oder eine Schwangerschaft ist schuld, die Schilddrüse funktioniert nicht richtig, oder es fehlt tatsächlich die Zeit, sich ausgiebig zu bewegen usw. Selbst frühkindliche Ereignisse können eine Rolle spielen. Wenn wir Glück haben, können wir jetzt durch eine einfache Veränderung der Ernährungsgewohnheiten viele positive Prozesse in Gang setzen, wie durch das Drehen bei dem berühmten Würfel. Du siehst, das Thema ist wirklich äußerst komplex. Sinnvoll ist deshalb eine individuell ausgerichtete Ernährungsstrategie – eine Art Maßanzug für jeden.

KURZ GEFASST

- Ernährungstrends kommen und gehen.
- Studien zur Ernährung ergeben meist Hinweise, selten Beweise.
- Die gesamte Lebensweise bestimmt die Gesundheit.
- Jeder Mensch ist ein Unikat.
- Das französische Paradox ist keines.
- Frauen leben im Durchschnitt länger als Männer.

2

Die Grundpfeiler des Essens
oder
Wie sich unsere Bedürfnisse ändern

FRANK ELSTNER

Eine individuelle Ernährungsstrategie ist ja nicht für alle Altersstufen gleich, sie muss doch sicher im Laufe des Lebens angepasst werden. Deswegen fangen wir mal bei den Kleinen an. Es heißt ja, dass Stillen die beste Methode ist, damit aus kleinen Rackern gesunde Kinder und Jugendliche werden. Wie lange sollte denn gestillt werden?

PROF. DR. CLAUS LEITZMANN

Die offiziellen Empfehlungen lauten, mindestens sechs Monate voll zu stillen. Manche Frauen wollen es auch länger, in anderen Kulturen wird das sogar mehrere Jahre praktiziert. Wenn der Säugling nicht gestillt wird oder werden kann, dann gibt's Muttermilchersatz aus der Flasche.

Also können Kinder ein paar Jahre lang »Säuglinge« sein. Und ab wann können die Kleinen dann feste Nahrung zu sich nehmen?

Ab dem sechsten Lebensmonat fängt die Ernährung mit der Flasche an, begleitet von der ersten festen Nahrung – also erst einmal Brei. Das Verdauungssystem muss sich langsam an diese Umstellung gewöhnen und weiterentwickeln. Völlig einsatzbereit sind die Verdauungsorgane erst nach Jahren.

Es gibt doch sicher auch Unterschiede in der Zusammensetzung der Nahrung. Was ist kindgerechte Ernährung, und was sollte eher vermieden werden?

Kinder haben einen deutlich höheren Energiebedarf als Erwachsene. Dieser höhere Energiebedarf wird leider zu oft durch mehr Fett gedeckt. Dabei empfehle ich, tierische Fette eher zu meiden, denn so kann man schon früh potenziellen späteren Herz-Kreislauf-Problemen vorbeugen. Wenn die Kinder im Alter zwischen drei und acht Jahren zu dick werden, besteht die Gefahr, dass sie ein Leben lang übergewichtig bleiben. Und die Folgen davon kennen wir ja alle zur Genüge!

Wie steht es um Vitamine und Mineralien? Gibt es da auch einen höheren Bedarf? Wann muss man Defizite befürchten?

Bei einer ausgewogenen Ernährung muss man sich da wirklich keine Sorgen machen. Problematisch kann es allerdings für die Stubenhocker werden, die ja meist vor einem Bildschirm hängen – da kann schon mal zusätzliches Vitamin D hilfreich sein. Entschieden förderlicher wäre allerdings ein geschützter Aufenthalt an der Sonne und ordentliches Toben auf dem Spiel- oder Sportplatz!

Also gelten für Kinder in etwa die gleichen Empfehlungen wie für Erwachsene?

Ja, inklusive der unpopulären Hinweise: weniger Süßes, weniger gesüßte Getränke, weniger Salz. Und – du ahnst es sicher – weniger Fast Food.

Brokkoli statt Burger – das dürfte sicher zu häufigen Grundsatzdiskussionen im Elternhaus führen …

Es geht schon, man kann Kindern Gemüse schmackhaft machen. Am besten bietet man es einfach häufig an, viele Kinder finden doch allmählich Gefallen daran und essen etwas mehr davon. Und was Obst angeht: Bei dem großen Angebot findet sicher jeder etwas, was ihm schmeckt. Wichtig ist aber: Kinder sollten viel trinken! Sie brauchen deutlich mehr Flüssigkeit als die Erwachsenen, was auch daran liegt, dass die Nieren noch nicht voll ausgereift sind. Aber natürlich keine gesüßten Limonaden, am besten Wasser oder Kräutertees.

Nun gibt es ja auch spezielle Lebensmittel für Kinder. Ich könnte mir vorstellen, dass du davon nicht sonderlich begeistert bist.

Stimmt. Leider sind die meisten dieser Angebote – wie Kekse, Cornflakes, Brotaufstriche etc. – einfach viel zu süß. Kinder brauchen keine speziellen Lebensmittel! Man sollte damit auch nicht ihren Geschmack falsch programmieren, denn Kinder haben von Geburt an viel mehr Geschmacksknospen als Erwachsene. Deshalb schmecken sie viel intensiver, das geht teilweise bis an die Schmerzgrenze.

Fazit: Abwechslungsreiches Essen in der Jugend ist ausreichend. Oder gibt es noch weitere Empfehlungen?

Abwechslungsreiches Essen ist lebenslang erforderlich. Und da du nach weiteren Empfehlungen fragst: Es sollten alle an die Sonne gehen, damit unsere Haut Vitamin D bilden kann. Wie wichtig das ist, werden wir noch sehen.

Was muss man bei fortschreitendem Alter beachten?

Da kommt eine für viele Frauen sehr unerfreuliche Zeit: die Wechseljahre. Man bezeichnet sie auch als Klimakterium und meint damit die Jahre der hormonellen Umstellung vor und nach der Menopause, wenn die Eierstöcke ihre Produktion einstellen, die Menstruation unregelmäßig wird und schließlich ausbleibt. Die Wechseljahre können bereits mit knapp 40 Jahren oder auch erst mit Mitte 50 beginnen. Auslöser ist die kontinuierlich abnehmende Bildung des Hormons Östrogen, das in den Eierstöcken gebildet wird und den Menstruationszyklus regelt.

Und unter welchen Beschwerden leiden die Frauen?

Die häufigsten Beschwerden während der Wechseljahre sind Hitzewallungen und Schweißausbrüche, die zu Schlafstörungen und sogar zu psychischen Veränderungen führen können. Hinzu kommen zahlreiche andere Beschwerden.

Auswirkungen der Wechseljahre
Aggressivität, Antriebslosigkeit, Depressionen, Durchfall, leichteres Ermüden, Gedächtnisstörungen, Gelenkschmerzen, Gewichtszunahme, Haarausfall, verstärkter Haarwuchs im Gesicht, Harninkontinenz, trockene Haut, Herzbeschwerden, Konzentrationsschwäche, verlängerte Menstruationen, Muskelschmerzen, Nervosität, Reizbarkeit, trockene Schleimhäute, Schwindelgefühle, Verminderung des Selbstwertgefühls, Stimmungsschwankungen, erhöhte Verletzlichkeit, Verstopfung.

Und wie können wir den Betroffenen jetzt helfen? Was können sie tun, um einigermaßen entspannt durch diese Zeit zu kommen? Und dauert das wirklich »Jahre«?

Das dauert tatsächlich lange, es kann sogar mehr als zehn Jahre anhalten. Und die noch schlechtere Nachricht: Je früher die Beschwerden auftreten, umso länger dauern sie. Allerdings sind sie nicht immer gleich stark, das kann sehr variieren.

Man kann ja doch auch mit Hormonen gegensteuern, oder?

Das wird sehr kontrovers diskutiert. Ich würde von einer Hormonersatztherapie abraten, es sei denn, dass die Beschwerden wirklich so stark sind, dass frau ärztliche Hilfe braucht.

Aber was können Frauen denn dann tun, um diese Leiden wenigstens etwas zu lindern? Helfen da die Erfahrungen von anderen Frauen, die diese Zeit hinter sich gebracht haben? Gibt es spezielle Tricks, oder wenden vielleicht die Naturvölker bessere Strategien an? Oder sind die Beschwerden überall auf der Welt gleich stark vertreten?

Also, man hat tatsächlich festgestellt, dass asiatische Frauen weniger unter den Wechseljahren leiden, und auch, dass diese bei ihnen nicht so lange dauern wie bei den Frauen in den westlichen industrialisierten Ländern. Allgemein scheinen die Wechseljahre im asiatischen Raum kein großes Thema zu sein, so gibt es beispielweise keine japanische Übersetzung für »Wechseljahrbeschwerden«.

Ich habe in dem Gespräch mit Professor Schnack, das wir in dem Buch *Bonusjahre* dokumentiert haben, erfahren, dass viele Asiaten leidensfähiger sind als andere Menschen – vor allem, weil sie effektive Meditationstechniken beherrschen. Was glaubst du, woran liegt es, dass die Asiatinnen die hormonellen Veränderungen besser wegstecken?

Ein Faktor könnte der häufige Verzehr von Soja, Tofu und Gojibeeren sowie der grüne Tee sein. Mit diesen Produkten nehmen Asiatinnen nämlich pflanzliche Östrogene (Phytoöstrogene) in einer zehnfach höheren Menge auf, als es Europäerinnen gewöhnlich tun, was tatsächlich eine sehr positive Wirkung zu haben scheint. Es hat sich nämlich gezeigt, dass asiatische Frauen, die nach Amerika oder Europa ausgewandert sind und da die westliche Ernährungsweise übernommen haben, nun genauso Wechseljahrbeschwerden bekommen wie Frauen, die aus diesen Regionen stammen.

Und welche Inhaltstoffe haben diese Wirkung?

Also, wenn du jetzt einer meiner Studenten wärst, würde ich sagen, wir reden über folgende drei Gruppen: Flavonoide, Lignane und Indolcarbinole. Man bezeichnet diese auch als Phytohormone, also »Pflanzenhormone«, weil die Pflanze – ganz egoistisch – sie für das eigene Wachstum und ihre weitere Entwicklung herstellt. Viele davon kommen vermehrt in Tofu und Sojamilch vor. In unseren heimischen Lebensmitteln finden sich hauptsächlich Vertreter der zweiten Gruppe, die Lignane. Diese sind besonders in Leinsamen enthalten, aber auch in Getreide. Geringe Mengen der Lignane finden sich in Gemüse wie Brokkoli, Möhren und Zwiebeln sowie in Obst wie Granatäpfel, Äpfel und Birnen.

Bedeutung von Phytohormonen

Phytoöstrogene können klimakterische Beschwerden mildern und das Osteoporoserisiko senken. Asiatinnen, die häufig Phytoöstrogene wie Genistein über Sojaprodukte zu sich nehmen, haben ein verringertes Risiko, an Brustkrebs zu sterben. Ein Schutz gegen Prostatakrebs wird diskutiert.

Nachteile durch die Zufuhr von Phytoöstrogen sind umstritten. So wird berichtet, dass bei Kindern, denen sojabasierte Säuglingsnahrung verfüttert wurde, später häufiger Allergien und Menstruationsprobleme auftreten. Bei Söhnen von Vegetarierinnen seien Penisfehlentwicklungen möglich. Regelmäßiger Bierkonsum könnte bei Männern zu vergrößerten Brustdrüsen beitragen.

Insgesamt geht man aber davon aus, dass bei Erwachsenen eine Menge, die normal mit der Nahrung aufgenommen wird, relativ unbedenklich ist und eher gesund sein kann. Von der Einnahme von isolierten Isoflavonen (Phytoöstrogene als Nahrungsergänzungsmittel) wird abgeraten.

Wie viel soll oder darf man davon zu sich nehmen? Kann man diese »Pflanzenhormone« auch überdosieren? Kann man sich dadurch vergiften?

Da die Wirkung dieser Phytohormone um ein Vielfaches geringer ist als die der körpereigenen Östrogene, kommt es bei üblichen Mengen nicht zu einer Überdosis. Man kann diese Lebensmittel also getrost täglich genießen. Übrigens haben Phytohormone weitere günstige gesundheitliche Eigenschaften, denn sie senken das Krebsrisiko und schützen vor Zellschäden. Fazit: Aus den genannten Gründen können wir Frauen in den Wechseljahren eine pflanzenbetonte Kost empfehlen, auch mit Lebensmitteln, die eben diese Phytohormone enthalten.

Wenn die Pflanzenkost so gute Wirkungen zeigt, müssten ja Vegetarierinnen seltener Beschwerden in den Wechseljahren haben.

Das ist auch der Fall. Lediglich größere Mengen an Rohkost könnten problematisch werden, denn auch der Darm wird empfindlicher, wenn die Östrogenkonzentration sinkt. Falls dabei also Beschwerden auftreten, sollte Rohkost in kleineren Mengen gegessen und dabei sehr gründlich gekaut werden. Schonend gedämpftes oder blanchiertes Gemüse und Obst sowie Müsli aus zarten Haferflocken werden meist gut vertragen.

Welche Tipps hast du noch für Frauen in diesem ungemütlichen Lebensabschnitt?

Zur Linderung von Hitzewallungen eignen sich Pflanzenpräparate wie Mönchspfeffer, Sibirischer Rhabarber, Rotklee oder Traubensilberkerze. Auch Melatonin kann die typischen Beschwerden mildern. Während der Wechseljahre sollten täglich etwa zwei Liter Flüssigkeit getrunken werden, auch wieder am besten in Form von Wasser oder stark verdünnten Säften sowie Kräuter- oder Früchtetees. Eine ausreichende Flüssigkeitszufuhr hat überdies den günstigen Nebeneffekt, dass das Hungergefühl gedämpft wird. Ach ja: Alkohol bewirkt übrigens bei den meisten Menschen das Gegenteil, er regt eher den Appetit an.

Wenn die Wechseljahre einigermaßen gut überstanden wurden, wie geht es dann eigentlich weiter?

Im Laufe der Lebensjahre verändern sich Stoffwechselprozesse und anatomische Bedingungen, sodass man sich im Alter auf einmal in einer Risikogruppe für Mangelernährung und Untergewicht wiederfinden kann. Das wirkt sich sogar auf die Gehirnleistung aus. Bei anhaltendem Vitaminmangel treten geistige Beeinträchtigungen auf, sogenannte kognitive Dysfunktionen, beispielsweise wenn die Versorgung mit den Vitaminen B_1, B_2, B_{12}, Folsäure oder Niacin nicht sichergestellt ist. Und wer sich in frühen Jahren schlecht ernährt hat, wird jetzt vielleicht Pech haben und die Quittung bekommen – die ersten behandlungsbedürftigen Alterserkrankungen treten auf. Besonders gefürchtet sind natürlich Verwirrtheitszustände und Demenz. Degenerative Veränderungen, also krankhafte Veränderungen des Gehirns wie beispielsweise Morbus Alzheimer, sind ebenfalls möglich.

Veränderungen im Alter

- Reduzierung der Kohlenhydrattoleranz
- Rückgang des Grundumsatzes
- Verminderung der körperlichen Aktivität
- Abnahme der aktiven Muskelmasse
- Zunahme des Körpergewichts
- Abnahme der Speichelbildung
- Rückgang der Magensekretion
- Verminderung der Aufnahme von Fett und Kalzium, Reduzierung der Kohlenhydrattoleranz
- Abnahme des Geruchs- und Geschmackssinns

- Verminderung des Durstempfindens
- Zunahme der Kauschwierigkeiten
- Erhöhung der Krankheitshäufigkeit

Krankheiten führen ja auch dazu, dass viele Medikamente eingenommen werden müssen. Ich kenne eine Oma, die nimmt sage und schreibe 24 Tabletten zu sich. Pro Tag!

Das schlägt vor allem auf die Leber. Nicht genug, dass die ja im Laufe des Lebens mit immer mehr Schadstoffen zurechtkommen muss; sie verliert schon deswegen an Leistungsfähigkeit, weil auch noch ihr Gewicht von etwa 1500 Gramm beim jungen Erwachsenen auf etwa 1000 Gramm abnimmt. Zusätzlich zu der steigenden Zahl von Medikamenten wird die Leber oft durch regelmäßigen Alkoholkonsum belastet. Auch deshalb sollte man den Alkoholkonsum minimieren und auch die Einnahme von Medikamenten auf das Notwendigste reduzieren.

Was leichter gesagt ist, als getan ... Gibt es denn weitere Tricks, wie wir durch die Ernährung eventuellen Altersbeschwerden vorbeugen oder sie gar verhindern können? Worauf müssen wir noch besonders achten?

Die Funktion der Nieren nimmt im Alter ab. Sie tun sich zunehmend schwerer, ihren eigentlichen Aufgaben gerecht zu werden, beispielsweise überflüssige Proteine zu Harnstoff abzubauen und über den Urin abzutransportieren. Nimmt man viele Lebensmittel mit einem hohen Proteingehalt – besonders tierische Produkte – und mit hohem Phosphatgehalt zu sich, erhöht dies die Gefahr einer Überlastung, was schlussendlich zu einer Vergiftung führen kann. Die gute Nachricht: Die Nieren sind glücklicherweise recht zäh; wenn die Proteinzufuhr auf übliche Mengen begrenzt wird, können sie sich wieder erholen. Allerdings sollte man diese Selbstheilungskräfte nicht überstrapazieren.

Definition des Alters
Es ist leicht, das numerische Alter eines Menschen nach Jahren anzugeben. Beim biologischen Alter wird es bereits schwieriger, da es stark vom Lebensstil beeinflusst wird. Für das biologische Alter gibt es Indikatoren wie Kraft, Schnelligkeit, Reaktion, Koordination und Gedächtnisleistung. Die Experten verwenden bestimmte Begriffe, um Menschen nach ihrem Alter in Stufen einzuordnen. Obwohl »älter« eine Steigerung von »alt« ist, sind hier ältere Menschen jünger als alte Menschen.

Jahre	
> 60	Senioren
> 70	ältere Menschen
> 80	alte Menschen
> 90	Hochbetagte
> 100	Langlebige (Greise)

Was ist denn der Nachtteil von Phosphaten? Die sind ja auch allgegenwärtig.

Phosphate sind in vielen Lebensmitteln enthalten, beispielsweise in Hülsenfrüchten, Nüssen oder Fleisch. Diese Phosphate sind unproblematisch. Nun setzt die Lebensmittelindustrie aber zusätzlich Phosphate ein, um bestimmte Produkte zu konservieren oder damit zu säuern. Betroffen sind Cola-Getränke, Fleisch- und Wurstwaren, Fischkonserven und Backwaren, Milchprodukte wie Schmelzkäse und Puddingpulver. Auch Fast Food und stark verarbeitete Fertigprodukte tragen zu einer Belastung des Körpers mit Phosphaten bei. Dabei besteht die Gefahr, dass die Innenwände der Gefäße verändert werden, was zu Herzinfarkt und Schlaganfall führen kann. Auch das Osteoporoserisiko steigt, denn Phosphate lösen das wertvolle Kalzium aus den Knochen. Man vermutet auch, dass Phosphate Muskeln und Haut schneller altern lassen.

Wie erkenne ich die Produkte zuverlässig, die diese zugesetzten Phosphate mitbringen?

Ganz einfach, du musst dir nur folgende Codes merken: E 338, E 339, E 340, E 341, E 343, E 450, E 451, E 452, E 1410, E 1412, E 1413, E 1414, E 1442.

Und das ist erlaubt? Da blickt doch niemand durch!

Phosphate sind von den Behörden zugelassen, sie müssen aber auf der Verpackung deklariert werden. Und Achtung: Besonders für nierenkranke Menschen stellen phosphatreiche Lebensmittel eine erhebliche Gefahr dar.

E-Nummern

Über 300 Zusatzstoffe dürfen industriell gefertigte Produkte in Europa (daher die Bezeichnung E) beinhalten, eine Fülle an Bezeichnungen, die sich kaum jemand merken kann. Trotzdem – hier eine kleine Orientierung und einige Beispiele:

- Ab E 100 werden Farbstoffe deklariert, beispielswiese E 160 d: Lycopin – der rote Farbstoff der Tomaten
- E 200 – Konservierungsstoffe (E 270: Milchsäure)
- E 300 – Antioxidations- und Säuerungsmittel (E 300: Vitamin C)
- E 400 – Verdickungsmittel (E 420: das Süßungsmittel Sorbit)
- E 500 – Säuerungsmittel (E 501: die Backtriebmittel Kaliumcarbonate)
- E 600 – Geschmacksverstärker (E 620: Glutaminsäure in der Sojasoße)
- E 900 – weitere Süßstoffe (E 901: Bienenwachs)

Weil wir gerade über die Nieren reden – viele Ältere trinken zu wenig, manche trocknen regelrecht aus. Haben die keinen Durst mehr? Und wenn ja – woran liegt das denn?

Es stimmt tatsächlich, im Alter vermindert sich meist das Durstempfinden. Warum das so ist, weiß man noch nicht genau. Oft kommen noch Flüssigkeitsverluste durch Schwitzen, Abführmittel, Durchfall oder Erbrechen dazu; die Folgen können durchaus dramatisch sein und zu einem Nierenversagen führen. Außerdem erhöht Flüssigkeitsmangel die Toxizität, also die Wirkung der schädigenden Bestandteile verschiedener Medikamente, was dann ebenfalls »auf die Nieren geht«.

Woran erkennt man denn Personen, die an akutem Flüssigkeitsmangel leiden?

Die Menschen werden reizbarer, verfallen aber auch in Lethargie, in Apathie und werden schließlich bewusstlos. Deswegen: Unbedingt auf eine regelmäßige und ausreichende Flüssigkeitszufuhr achten (mindestens 1,5 Liter pro Tag). Geeignete Getränke sind Wasser, Kräuter- und Früchtetees, stark verdünnte Fruchtsäfte. Das hilft auch dem Darm!

Welche Darmprobleme treten denn im Alter auf?

Die Elastizität der Darmwände lässt nach, davon ist insbesondere der Dickdarm betroffen. Aber auch die Muskelkraft der Speiseröhre schwindet, dadurch kann es zu Schluckbeschwerden kommen. Und, wen wundert's? Zu wenig Flüssigkeit und einige andere Faktoren können zur Verstopfung führen.

Verstopfung – das ist ja auch wirklich eine der unterschätzten Gefahren. Viele pressen dann zu stark, was zu einem plötzlichen Herzinfarkt führen kann. Tod auf der Toilette – das kommt häufiger vor, als man denkt.

Da wir gerade bei unterschätzten Gefahren sind: An vielen Darmproblemen sind überraschenderweise unsere Kauwerkzeuge beteiligt. Da fallen Zähne aus, der Zahnersatz passt vielleicht nicht hundertprozentig, das Kauen verursacht Schmerzen. Gleichzeitig ist aber oft nicht mehr genügend Speichel vorhanden, was die Nahrungsaufnahme zusätzlich erschwert, weil man jetzt eher geneigt ist, größere Teile zu schlucken, was aber dem Magen- und Darmtrakt gar nicht guttut.

Deswegen bevorzugen viele dann weichere Mahlzeiten, also Brei? Laut Stiftung Warentest wird ungefähr jedes vierte Glas Babybrei von über 50-Jährigen gekauft.

Natürlich ist Babybrei in Gläsern von hoher Qualität, aber es ist eben auf die Bedürfnisse von Kleinstkindern ausgelegte Nahrung und für Senioren höchstens mal als Ergänzung geeignet. Wenn man auch sonst viel Brei isst, kann das auf Dauer schlimme Folgen haben, denn dadurch werden bevorzugt Nahrungsmittel verzehrt, die ballaststoff- und nährstoffarm sind. Und dann gerät man schnell in einen Teufelskreis: Die Speichelsekretion geht noch weiter zurück, es kommt zu einer Mangelernährung. Nicht selten leiden die Menschen dann ebenfalls an Obstipation, also Verstopfung, und neigen dazu, zusätzliche Medikamente einzunehmen, die die Problematik dann weiter verschlimmern können.

Manchmal hört man auch von betagten Personen, dass ihnen das Essen nicht mehr so gut schmeckt wie früher. Ist das einfach Einbildung, oder hat das einen medizinischen Hintergrund?

Es ist schon so. Die Geschmacks- und Geruchssinne lassen nach, wodurch sich die häufige Appetitlosigkeit im Alter zumindest teilweise erklären lässt. Es gibt dafür zahlreiche Ursachen: Veränderungen der Mundflora, unzureichende Mundhygiene, veränderter Speichelfluss, Einnahme von Medikamenten, bestimmte Krankheiten, die zusätzlich zur Verminderung der Geschmacksknospen führen können. Bei älteren Menschen bleibt die Sensitivität für den süßen Geschmack am besten erhalten, daher haben sie – wie die Kinder – eine große Vorliebe für Süßigkeiten. Auf der anderen Seite lässt die Empfindung gegenüber salzigen Speisen deutlich nach und führt dazu, dass die älteren Herrschaften oft zu stark salzen, was ihnen letztlich auch nicht guttut.

Macht es denn überhaupt Sinn, im Alter besonders genau auf die Nährstoffe der Lebensmittel zu achten?

Ja, ganz bestimmt, denn der Bedarf an lebenswichtigen Nährstoffen nimmt ja mit dem Alter nicht ab. Man braucht zwar insgesamt weniger Nahrung – vor allem weil weniger verbraucht wird und der Grundumsatz bei Ruhe auch geringer ist als früher. Dadurch sinkt aber natürlicherweise auch die Versorgung mit den in der Nahrung vorhandenen Nährstoffen. Kommen jetzt noch Krankheiten hinzu, die vielleicht die Verwertung dieser Nährstoffe erschweren, steigt der Bedarf im Alter sogar noch an.

Von welchen Stoffen reden wir da? Worauf sollen die älteren Menschen besonders achten?

Die Vitaminzufuhr, hauptsächlich von Vitamin A und D, aber auch der B-Vitamine – besonders von Vitamin B_{12} –, ist bei ihnen oft zu gering. Mineralstoffe wie Kalium, Magnesium und Kalzium sind ebenfalls nicht immer ausreichend vorhanden. Fazit: Die Auswahl von Lebensmitteln mit hoher Nährstoffdichte ist gerade im Alter eine wichtige Voraussetzung für eine bedarfsgerechte Ernährung.

Ich ahne es, nährstoffreich bedeutet: viel Gemüse.

Genau. Gerade wenn man eigentlich nicht mehr so viel Hunger verspürt, muss man auf eine nährstoffreiche Ernährung achten, sonst droht eine Unterversorgung. Studien belegen, dass die Sterblichkeitsrate von unterernährten Personen deutlich höher ist als von gut ernährten und sogar übergewichtigen Personen. Deshalb sollte neben der Behandlung von Krankheiten auch immer eine Verbesserung des Ernährungsstatus angestrebt werden. Also: Bei Oma und Opa verstärkt auf deren Ernährungsgewohnheiten achten!

Na ja, aber wenn ich das Essen zu fad finde, weil ich salzig oder sauer nicht mehr richtig schmecke, was mache ich dann?

Da gibt es perfekte Helfer, über die wir auch noch reden werden: Kräuter und Gewürze. Die machen das Essen schmackhaft und regen gleichzeitig den Appetit an. Ein wichtiger Nebeneffekt: Dadurch kann Kochsalz eingespart werden, was besonders günstig ist, wenn man einen Bluthochdruck vermeiden will.

Nun reden wir von Senioren, die weniger zu sich nehmen und ungewollt abnehmen. Ich sehe aber auch oft das Gegenteil – ältere Semester, die immer dicker werden und sich kaum noch bewegen können und manchmal mit dem Kran aus ihrer Dachgeschosswohnung geholt werden müssen, weil sie nicht mehr laufen können.

Das ist schon ein extremes Beispiel, aber es stimmt – inzwischen sind über die Hälfte der Männer und knapp die Hälfte der Frauen übergewichtig. Um Übergewicht zu vermeiden, muss man definitiv die Gesamtenergiezufuhr reduzieren, da eben der Energiebedarf kontinuierlich sinkt.

Das bedeutet: Im Alter nimmt der Energiebedarf ab, man sollte also weniger essen. Um aber genügend Vitamine und Nährstoffe zu bekommen, muss die reduzierte Nahrung genügend dieser Stoffe beinhalten. Und wie stelle ich das an? Gibt es dafür ein Rezept?

Ja, das ist eigentlich relativ einfach: den Anteil von Fett, vor allem von den versteckten Fetten, reduzieren. Pflanzliche Streich- und Kochfette bevorzugen, damit die Zufuhr an gesättigten Fettsäuren und Cholesterin möglichst gering ist. Der Proteinbedarf sollte möglichst durch Getreideprodukte, Hülsenfrüchte – und wer möchte: Fisch – gedeckt werden. Lebensmittel wie Eier, Fleisch und Wurst enthalten in der Regel hohe Mengen an Cholesterin, Purinen und gesättigten Fettsäuren und sollten deswegen reduziert werden.

Also, zu diesen Themen werden wir gleich noch mehr sagen. Du hast angedeutet, dass einige der Defizite, die wir im Alter leidvoll spüren, ihre Wurzeln in früheren Jahren haben können. Das kann ja jetzt dazu führen, dass der eine oder andere Leser sagt, im Alter lohne es sich ja doch nicht mehr, die Ernährung umzustellen, dazu sei es jetzt zu spät. Was würdest du denen entgegnen? Wenn man das Rauchen aufgibt, dann weiß man, dass sich schon nach 10 Minuten der Blutdruck normalisiert, nach 24 Stunden verbessert sich der Sauerstoffgehalt im Blut, und das Herzinfarktrisiko sinkt. Gibt es vergleichbare Erkenntnisse darüber, was passiert, wenn man beispielsweise Zucker und Salz oder auch tierische Fette stark reduziert?

Wenn der Zuckerkonsum stark eingeschränkt wird, sieht man die Ergebnisse auch nach relativ kurzer Zeit. Sowohl die Blutzuckerwerte als auch die Insulinwerte sinken nicht nur deutlich, sondern diese Prozesse verlaufen auch viel ruhiger. Dadurch können bestimmte Medikamente reduziert werden, was deren Nebenwirkungen mindert. Die gesundheitlichen Vorteile – Senkung von Übergewicht, Insulinresistenz, Krebs und Alzheimer – stellen sich erst nach Jahren ein. Ähnlich verhält es sich nach einer deutlichen Reduzierung des Salzkonsums. Zunächst ändert sich ähnlich wie bei der Reduzierung des Zuckerkonsums die Empfindlichkeit des Geschmacks. Bereits nach wenigen Wochen empfindet man dann die niedrige Salzmenge – oder Zuckermenge – genauso intensiv wie vorher eine größere Portion. Auch hier sind die langfristigen Vorteile (Risikominderung von Herz-Kreislauf-Erkrankungen und Nierenschäden) erst nach Jahren erkennbar. Bei Reduzierung des Konsums von tierischen Fetten haben wir ebenfalls kurzfristige und langfristige Wirkungen. So sinken die Cholesterinwerte innerhalb von Wochen, aber weitere Vorteile wie die Risikominderung von Arteriosklerose, Schlaganfall, Herzkrankheiten, Herzinfarkten und Verschlusskrankheiten zeigen sich erst nach Jahren oder Jahrzehnten.

Bleiben wir einmal beim Zucker. Nun ist Zucker ja nicht gleich Zucker, kannst du uns mal einen kurzen Überblick verschaffen?

Zucker

Bereits 2600 v. Chr. wurden in Ägypten Bienen zur Honiggewinnung gehalten. Die Zuckerpflanze (Zuckerrohr) stammt aus Indien, dort wurde auch im 4. Jahrhundert die Kristallisation des Zuckers entwickelt. Die Araber verbesserten die Raffinationsmethoden und verbreiteten diese über Persien und Alexandria nach Venedig. Auch die Kreuzritter brachten Zucker nach Europa, hier wurde er zunächst als Arzneimittel verwendet. Die ersten deutschen Zuckerraffinerien findet man in Augsburg (1573) und Dresden (1587), sie verarbeiteten importierten amerikanischen Rohrohrzucker. Ab Mitte des 19. Jahrhunderts spielte dann der Rübenzucker eine immer größere Rolle, seine Verarbeitung wurde zu einem leistungsstarken Industriezweig in Europa. Heute wird Zucker weltweit in großen Mengen erzeugt, zu etwa zwei Dritteln aus Zuckerrohr und zu etwa einem Drittel aus Zuckerrüben.

Das, was wir als Zucker bezeichnen, ist der Kristall- oder Haushaltszucker, auch als Saccharose bekannt. Die Saccharose besteht aus zwei Molekülen, nämlich aus Fruktose – bekannt als Fruchtzucker – und aus Glukose, bekannt als Traubenzucker, die als Einfachzucker oder Monosaccharide bezeichnet werden. Eine Kombination aus zwei Einfachzuckern bezeichnet man als Zweifachzucker oder Disaccharid, wie die Saccharose. Weitere Zweifachzucker sind der Milchzucker und der Malzzucker. Und zum Schluss kommen die Mehrfachzucker (Oligosaccharide) oder Vielfachzucker (Polysaccharide) – dazu zählen beispielsweise die Stärke in Getreide oder Kartoffeln.

Und was unterscheidet die Zuckerarten voneinander?

Glukose ist wichtig, weil sie unverändert sofort von allen Zellen aufgenommen und verwertet werden kann. Sie ist also der Energielieferant für unseren Körper und wird entweder direkt in den Zellen verarbeitet und so zum unmittelbaren Energiespender oder sie wird gespeichert. Die zweite Zuckerart, die Fruktose, kann aber nicht so gut direkt verwertet werden; sie muss teilweise erst zu Glukose verstoffwechselt, also umgewandelt, werden. Beim Einfachzucker geht das sehr schnell, weshalb dieser Zucker auch sofort in den Blutkreislauf eingeleitet wird, was zu einem unerwünschten rasanten Anstieg des Blutzuckers führt.

Und bei den Mehrfachzuckern?

Die zeichnen sich dadurch aus, dass sie quasi aus einer unterschiedlich langen Kette von Einfachzuckern bestehen. Um in den exklusiven Kreis der Polysaccharide aufgenommen zu werden, müssen sie eine Kette aus mindestens elf Gliedern aus Einfachzucker vorweisen, bei den Disacchariden reden wir natürlich über zwei Kettenglieder. Und da, wie gesagt, die Fruktose zu Glukose umgewandelt werden muss, dauert das bei den Mehrfachzuckern mit ihren mehreren Ketten natürlich länger als beim Einfachzucker. Die Folge: Dieser Zucker wird langsamer dem Blutkreislauf zugeführt; dort wird er dann weiter zu denjenigen Zellen transportiert, die gerade Energie brauchen. Für den reibungslosen Ablauf dieses Transports ist das Insulin verantwortlich, ein Hormon, das permanent gebildet und regelmäßig von der Bauchspeicheldrüse ausgeschüttet wird, weil ja die Zellen kontinuierlich mit Energie versorgt werden müssen. Das Insulin kontrolliert die Zuckermenge im Blut. Wenn nun Zucker in der Blutbahn auftaucht, steigt die Insulinausschüttung, um nach getaner Arbeit wieder zu sinken. Zusammengefasst: Die Kohlenhydrate kommen an, Glukose geht direkt ins Blut, Fruktose wird teilweise zu Glukose umgewandelt und dann ebenfalls ins Blut transferiert, um unter der Oberaufsicht des Insulins zu den Zellen verfrachtet zu werden – und alles ist gut. So weit die Theorie.

Und die Praxis? Wo gibt es jetzt Probleme?

Das Insulin fühlt sich nur für die Glukose zuständig, nicht aber für die Fruktose, die deshalb unkontrolliert in die Blutbahn gelangen kann und den Zuckerspiegel erhöht. Wie gesagt: Fruktose kann der Körper kaum verwerten, deswegen muss sie umgewandelt werden. Das macht allein die Leber; etwa die Hälfte der Fruktose wird gleich zu Glukose, den Rest verarbeitet sie unter anderem zu Fettsäuren. Die Kapazität der Leber für diesen Job ist aber begrenzt. Wenn nun in kurzer Zeit viel Zucker angeliefert wird, kann der von den Zellen meist nicht so schnell verbraucht werden, sondern bleibt erst einmal im Blut. Dadurch steigt also der Zuckergehalt im Blut an; deswegen gibt jetzt dein Körper die Parole aus: überflüssigen Zucker speichern!

Das passiert auch brav, die Zucker werden als Glykogen in Muskeln und in der Leber gespeichert. Alles gut. Nur – diese Speicher sind schnell voll. Wenn du jetzt eine Stunde joggen gehst, werden sie wieder geleert, weil eben die Energie benötigt wird, und die Speicher können von Neuem befüllt werden. Wenn du dich aber bequem auf die Couch legst und auch noch weiterhin Kohlenhydrate angeliefert werden, weil du vielleicht noch eine verführerische Auswahl an Süßigkeiten probierst, muss ein weiterer Platz gesucht werden, an dem zusätzlich Zucker gespeichert werden kann. Darauf warten die Adipozyten – und schon der Name verheißt nichts Gutes, das sind nämlich unsere Fettzellen –, und der Zucker wird zu Körperfett umgewandelt. Dadurch besteht jetzt die Gefahr der gefürchteten Fettleber – mit der Zeit entzündet sich die Leber, Leberzellen sterben ab; das Lebergewebe vernarbt, und es kommt zur Leberzirrhose.

Und dazu muss man nicht einmal Alkohol trinken? Also kann man auch als Abstinenzler eine »Säuferleber« bekommen?

Ja und ob! Die »nichtalkoholische Fettleber« ist mittlerweile die häufigste aller chronischen Lebererkrankungen. Bereits bei beginnender Leberverfettung steigen die Werte der Triglyceride – das sind die Fette, die in unserem Blut schwimmen – und des LDL-Cholesterins im Blut an. Dieses sind die Hauptrisikofaktoren für Übergewicht, Diabetes Typ 2, Arteriosklerose und damit auch für koronare Herzerkrankungen. Gemeinerweise gewöhnt sich der Gaumen zunehmend an die höhere Süßkraft der Fruktose. Folglich besteht die Gefahr, mehr zu essen und auf diese Weise das Risiko für Übergewicht und Folgeerkrankungen weiter zu fördern. Zusätzlich besteht die Gefahr einer Insulinresistenz, was bedeutet, dass die Körperzellen nicht mehr auf die Anweisung des Insulins hören und weniger Zucker aus dem Blut aufnehmen. Es gibt mittlerweile auch zahlreiche Hinweise darauf, dass diese Fruktose die Darmschleimhaut schädigen kann, was wiederum Bakterien Tür und Tor öffnet.

Klingt ja wirklich bedrohlich!

Das große Problem ist, dass die Fruktose nahezu überall vorkommt, weil die Nahrungsmittelindustrie sie in Gebäck, Limonaden, Marmeladen, Müsli, Cornflakes, Essig, Wurst sowie in Konserven, Gewürzmischungen, Schokolade und Süßigkeiten generell verarbeitet. Aber diese Fruktose stammt nicht von Früchten, wie man vermuten würde, sondern wird aus Mais gewonnen.

Kann das bedeuten, dass Fruktose an sich nicht gefährlicher als Glukose wäre, wenn man sie nicht in diesen Massen zu sich nehmen würde?

Dazu laufen viele Studien, und einige deuten darauf hin, dass es die Menge ist, die entscheidet.

So viel zum einfachen Zucker. Was ist nun Stärke?

Stärke ist ein Vielfachzucker in Pflanzen, der aus Traubenzucker besteht und vom menschlichen Körper sehr gut zur Energiegewinnung genutzt werden kann. Stärke ist neben Fett der bedeutendste Reservestoff in Pflanzen und das wichtigste Kohlenhydrat in der Ernährung des Menschen. Da Vielfachzucker gespalten – also in einzelne Zuckerbausteine zerlegt – werden können, lassen sich aus Stärke verschiedene Zuckerarten generieren. So wird Stärke aus Kartoffeln und Getreide, besonders Mais, gewonnen. Der überwiegende Teil von Stärke und deren Abbauprodukten wird in der Lebensmittelindustrie verwendet und findet sich in Süßwaren, Backwaren, Milchprodukten, Speiseeis, Konfitüren und insbesondere Getränken in Form von stärkebasierten Zuckerstoffen (vor allem Glukosesirup, Dextrose, Traubenzucker, Maltodextrin und Isoglukose). Aber Achtung: Diese verschiedenen Zuckerarten enthalten genauso viele Kalorien wie der gewöhnliche Haushaltszucker – und sie bringen vergleichbare Nachteile mit sich!

Du hast vorhin das Insulin erwähnt – wie kommt es denn zu Diabetes? Liegt das nur am Zuckerkonsum?

Diabetes gibt es in zwei Formen. Einmal Diabetes mellitus Typ 1, der unabhängig vom Zuckerkonsum genetisch ausgelöst wird. Anders verhält es sich beim Diabetes mellitus Typ 2, den nannte man früher »Altersdiabetes«, weil er meist die älteren Herrschaften betraf. Heute ist das leider anders, immer mehr Kinder bekommen Diabetes Typ 2. Häufig führt Übergewicht dazu, dass der Körper auf das Insulin nicht mehr optimal reagiert, also weniger Zucker an die Zellen geliefert wird. Dann reichert sich der Zucker im Blut an, was den Blutzuckerspiegel erhöht.

Also besser auf Zucker verzichten?

Zumindest reduzieren, besonders den Haushaltszucker.

Weil der sofort ins Blut geht?

Na ja, die blutzuckersteigernde Wirkung von Haushaltszucker, der Saccharose, ist überraschenderweise gar nicht so stark, wie oft vermutet wird. Denn der besteht auch nur zur Hälfte aus dem Traubenzucker, der für den Blutzuckergehalt relevant ist, die andere Hälfte ist Fruktose, die den Blutzuckerspiegel kaum beeinflusst. Ähnliches gilt auch für Honig, Apfel- und Birnendicksaft oder auch Ahorn- und Zuckerrübensirup. Interessant ist, dass auch der Zucker bei vielen Fertiggerichten keine großen Auswirkungen hat, und auch Kuchen, Schokolade oder Eis führen nicht zu so hohen Blutzuckerausschlägen wie beispielsweise Weißbrot oder auch Kartoffeln, die man auch nicht kiloweise essen sollte.

Das wundert mich. Ich hätte vermutet, dass gerade Fertiggerichte oder Kuchen für einen höheren Blutzuckerspiegel verantwortlich wären. Also sind diese Produkte gar nicht so schlimm?

Doch, aber aus einem anderen Grund: Das Fett, das diese Gerichte mit sich bringen, verzögert die Aufnahme des Zuckers im Darm. So arbeiten im Übrigen auch einige Medikamente. Natürlich tut zu viel Fett dem Körper auch nicht gut; dieser sucht sich deshalb immer neue Stellen, um das angelieferte Material zu speichern, und greift dabei gerne auf die Bauchhöhle zurück – wie wir noch im Zusammenhang mit dem Bauchspeck erfahren werden –, spart aber auch die Leber oder die Herzmuskulatur nicht aus, Stellen also, wo definitiv kein Fett hingehört.

Bleibt die Frage: Warum ist es so schlimm, wenn mein Blut süß ist? Was passiert denn bei zu viel Zucker im Blutkreislauf? Warum hat das teilweise dramatische Auswirkungen?

Beim Diabetes Typ 2 besteht unter anderem die Gefahr der Austrocknung. Wenn der Blutzuckerspiegel stark erhöht ist, ziehen die Nieren die Notbremse und fangen an, den überflüssigen Blutzucker auszuscheiden. Dabei verliert der Körper aber größere Mengen an Flüssigkeit und damit auch an Mineralstoffen und Spurenelementen. Die Betroffenen bemerken das dadurch, dass sie viel Durst haben, häufig Wasser lassen müssen und müde werden. Dieser Prozess kann bis zur Bewusstlosigkeit führen. Beim Diabetes Typ 1 handelt es sich um eine Autoimmunerkrankung. Dabei zerstört das körpereigene Immunsystem durch eine Entzündungsreaktion die insulinproduzierenden Betazellen der Bauchspeicheldrüse. Dieser Verlust der Betazellen führt zu einem zunehmenden Insulinmangel. Dadurch kann Glukose nicht mehr in die Zellen transportiert werden. Die Glukose fehlt innerhalb der Zellen als Energielieferant und häuft sich im Blut an. Es kommt zu einem Blutzuckeranstieg, zum Wasser- und Nährstoffverlust, zu einer Übersäuerung des Bluts und zur Gewichtsabnahme. Im Extremfall kann es zu einem lebensgefährlichen Koma kommen.

KURZ GEFASST

- Sechs Monate zu stillen ist eine der besten Voraussetzungen für einen gesunden Start ins Leben.
- Kinder haben generell einen höheren Energiebedarf als Erwachsene.
- Kinder und alte Menschen müssen viel trinken.
- Pflanzliche Östrogene aus Soja, Gojibeeren oder grünem Tee lindern Wechselsjahrbeschwerden.
- Bei Senioren nimmt die Nahrungsmenge ab, der Nährstoffbedarf bleibt.
- Übergewicht führt zu Diabetes Typ 2.

3 Was uns am Leben hält

oder Von Vitaminen und anderen Helfern

FRANK ELSTNER

Ein gesunder, normalgewichtiger Mensch kann ohne Flüssigkeitszufuhr etwa drei Tage überleben, ohne Essen gut zwei Monate. Im Normalfall essen und trinken wir natürlich jeden Tag. Gehen wir davon aus, wir haben eine leckere Mahlzeit hinter uns und genügend Wasser getrunken – was passiert nun?

PROF. DR. CLAUS LEITZMANN

Unser Körper braucht unablässig Energie, damit unsere Zellen ihre spezifischen Aufgaben verrichten können. Diese Energie liefern unsere Lebensmittel. Die können wir allerdings nur teilweise verwerten – und auch oft nur, nachdem manche Inhaltsstoffe chemisch verändert wurden, also einen »Stoffwechsel« hinter sich haben. Diesen Prozess – nämlich das, was wir in uns hineinstopfen, zu zerkleinern und so umzuwandeln, dass unser Körper die brauchbaren Nährstoffe herausfischen und verwerten kann – erledigt die Verdauung. Die unterstützt du jetzt, wenn du vorher gründlich kaust, denn was im Mund zerkleinert wird, kann schon nicht schwer im Magen liegen; der hat ja keine Zähne und ist mit großen Nahrungsbrocken schnell überlastet. Außerdem werden durch ein im Speichel befindliches Enzym, die Speichel-Amylase, bereits im Mund Kohlenhydrate wie Stärke teilweise zu Zucker abgebaut. Wir Menschen benötigten drei Hauptnährstoffe, das sind Kohlenhydrate, Fette und Proteine. Kohlenhydrate sind dabei die wichtigsten Energielieferanten, Fette dienen als Energiereserve und in anderen Funktionen, Proteine werden für Aufbau und Reparatur der Zellen benötigt und nur bei einem Energiemangel zur Energiegewinnung herangezogen. Der Name Protein leitet sich übrigens von dem griechischen Wort Proterios her und bedeutet – ganz unbescheiden – »Ich nehme den ersten Platz ein«. Diese Hauptnährstoffe werden also mit unseren Lebensmitteln zugeführt und im Darm durch Enzyme in ihre Bestandteile zerlegt, die Kohlenhydrate zu Zucker, die Fette zu Fettsäuren und die Proteine zu Aminosäuren.

Das heißt: Enzyme verändern die Stoffe, sie sind Teil des »Stoffwechsels«. Die Nahrung wird im Darm in seine Bestandteile zerlegt und dann im Körper aufgenommen und verteilt.

Ja, ohne Enzyme läuft im Körper gar nichts.

Ohne zu sehr ins Detail zu gehen – wie machen die das?

Enzyme sagen anhand ihres früheren Namens »Ferment« bereits etwas über ihre Funktion aus, denn sie sorgen für eine Fermentation, das heißt, sie zerlegen organische Stoffe in ihre Bestandteile und erzeugen dabei auch Säuren, Gase und Alkohol. Fast alle Enzyme sind Proteine, die der Körper aus den Aminosäuren der Nahrung herstellt. Enzyme haben wichtige Funktionen im Stoffwechsel, denn sie steuern die unterschiedlichsten biochemischen Reaktionen im Körper, auch die der Verdauung. Von der Bezeichnung her erkennst du Enzyme gleich – ihre Namen enden nämlich immer mit »ase«. Es gibt viele verschiedene Enzyme; die in der Hauptabteilung Verdauung sorgen dafür, dass die Energielieferanten aus der Nahrung abgebaut und so die Vitamine und Mineralstoffe freigesetzt werden.

Enzyme als Schmutzlöser
Da Enzyme Meister im Abbau organischer Substanzen sind, eignen sie sich hervorragend als Schmutzlöser bei schmutziger Wäsche. Im Jahr 1968 begann die weitverbreitete Verwendung von gentechnisch hergestellten Enzymen in Waschmitteln. Diese sorgen für den schnelleren Abbau von Stärke, Fett und Protein. Als biologische Substanzen verlieren Enzyme ab einer Temperatur von 42 °C ihre Aktivität. Deshalb wirken diese Waschmittel nur bei Temperaturen unter 40 °C. Enzyme finden sich auch in Spezial-Fleckenentfernern, die in der Regel vor dem Waschvorgang eingesetzt werden.

Okay, durch den Mund haben es unsere Lebensmittel bereits geschafft. Wie geht es jetzt weiter?

Vom Mund gelangt der Speisebrei durch die Speiseröhre in den Magen. Dort wird Salzsäure produziert, die das Enzym Speichel-Amylase sowie die Funktion der Proteine deaktiviert. Dann geht es in den ersten Abschnitt des Dünndarms, den Zwölffingerdarm, und dort warten schon Enzyme aus der Bauchspeicheldrüse darauf, die Hauptnährstoffe zu verarbeiten. Die Proteine werden von Peptidasen weiter zu Aminosäuren abgebaut, die benötigt werden, um unseren Körper aufzubauen und zu reparieren.

Okay, also nach dem Stoffwechsel schwirren jetzt jede Menge dieser Aminosäuren herum. Und was machen die so den ganzen Tag?

Das ist wie in einem kleinen Logistikzentrum. Zunächst werden die Aminosäuren vom Darm aufgenommen und zur Leber und den Zellen im ganzen Körper transportiert. Dort werden sie neu zu den verschiedensten Proteinen zusammengesetzt, die auf eine Fülle von unterschiedlichen Aufgaben spezialisiert sind. So sind sie beispielsweise zuständig für den Transport der Nährstoffe oder wirken als Enzyme oder Hormone. Außerdem sind sie als Gerinnungsfaktoren und Immunglobuline tätig oder dienen maßgeblich als Strukturbestandteile von Zellen und Geweben.

Wie geht es jetzt weiter?

Zunächst zurück zu den Kohlenhydraten, die im Mund von der Speichel-Amylase nur teilweise abgebaut wurden. Die Bauchspeicheldrüse gibt neben den Peptidasen ein weiteres Enzym, nämlich die Bauchspeichel-Amylase, in den Dünndarm ab, die den Abbau der Kohlenhydrate zu Zucker vervollständigt.

Ballaststoffe
Der Begriff Ballaststoffe wurde ursprünglich in der Annahme geprägt, dass sie keinen Nährwert besitzen und deshalb für den Körper eine Belastung darstellen würden. Ballaststoffe sind weitgehend unverdauliche Nahrungsbestandteile, die nur in pflanzlichen Lebensmitteln vorkommen, besonders in Getreide, Hülsenfrüchten, Nüssen, Gemüse und Obst. Ballaststoffe gelten heute, ganz anders als ihre Bezeichnung vermuten lässt, als wichtiger Bestandteil der Ernährung des Menschen. Sie spielen eine entscheidende Rolle in der Sättigungswirkung und der Verdauung, dienen den Darmbakterien als Nahrung und senken das Risiko für Dickdarmkrebs. Ballaststoffe bestehen überwiegend aus Kohlenhydraten, die als wasserlösliche und wasserunlösliche Varianten vorkommen.

Und was ist mit den Fetten, wer kümmert sich darum?

Auf die warten weitere Enzyme der Bauchspeicheldrüse, die Lipasen. Sie zerlegen die Fette im Speisebrei zu Fettsäuren und weiteren Abbauprodukten. Danach tritt die Gallenblase in Aktion und schüttet Gallenflüssigkeit in den Dünndarm, die sich mit den Fettsäuren verbindet; nur so können sie vom Darm aufgenommen werden. Die Vitamine, Mineralstoffe und sekundären Pflanzenstoffe werden im unteren Dünndarm heiß ersehnt. Die Ballaststoffe reisen mit dem Wasser weiter in den Dickdarm. Dort wird dem Speisebrei das restliche Wasser entzogen, und jetzt kommt sie endlich: die große Stunde der Ballaststoffe. Sie dienen den bis zu 1000 verschiedenen Mikroorganismen als Nahrung. Die etwa 10^{14} (100 Billionen) Bakterien, die den Darm besiedeln, werden als Darmmikrobiom oder einfach als Mikrobiom bezeichnet, das viele wichtige Funktionen hat und deshalb besonders pfleglich behandelt werden sollte. Wenn das Darmmikrobiom gestört ist, können Erkrankungen oder sogar bestimmte Formen des Autismus und Morbus Alzheimer die Folge sein. Du siehst: Wenn es dem Darmmikrobiom nicht gut geht, dann leidet der Mensch. Ist das mikroökologische Milieu aber in gutem Zustand, dann profitieren alle damit verbundenen Systeme.

Aufgaben des Darmmikrobioms:

- Produktion kurzkettiger Fettsäuren
- Energiequelle für die Darmschleimhautzellen
- Förderung der Darmperistaltik (Darmbewegung)
- Eindämmung von Entzündungen
- Entgiftung von Fremdstoffen
- Stimulierung des Immunsystems
- Verdrängung von Krankheitserregern

Das, was die Mikroorganismen nicht verwerten können – wie bestimmte Ballaststoffe, wird ausgeschieden. Wir umschreiben es höflich mit »Stuhlgang«. Die Nährstoffe, die der Körper verarbeiten kann, werden durch die Dünndarmwand hindurch dem Blutkreislauf zugeführt und erreichen »just in time« über die Blutlaufbahn genau die Zellen, die sie für ihre Funktionen benötigen. Gut ist es natürlich, wenn wir unsere Kost so zusammenstellen, dass alle Nährstoffe, die wir brauchen, in optimaler Menge vorhanden sind. Wenn es zu wenig sind, dann können notwendige Körperprozesse nicht oder nur sehr gebremst ablaufen. Und wenn wir zu viel der energieliefernden Nährstoffe aufnehmen, die der Körper nicht verbrauchen kann, macht uns das dick und rund.

Der Begriff »Stuhlgang«
Obwohl es in der Antike bereits Aborte mit Wasserspülung gab, wurde diese Methode bei uns erst sehr viel später genutzt. Der Begriff WC, für Wasserklosett, ist die Abkürzung der englischen Bezeichnung *water closet*. Der Ausdruck »Stuhlgang« wurde aus der älteren Medizinsprache (für Krankheiten mit vermehrter Ausscheidung) in die Umgangssprache übernommen und steht für den Gang zum Toilettenstuhl, auch Nachtstuhl oder Leibstuhl genannt. Die erste Erwähnung des Toilettenstuhls, der bis ins 20. Jahrhundert benutzt wurde, um den Stuhlgang oder das Urinieren in den eigenen vier Wänden zu verrichten, stammt aus dem Jahr 1410. Verschlossen wurde der Stuhl durch einen Klappdeckel. Der Stuhl enthielt einen Zinn- oder Steinguttopf, der die Fäkalien auffing. Als Stuhlgang, bzw. medizinisch Defäkation, wird das Ausscheiden von Kot aus dem menschlichen Verdauungstrakt bzw. Darm bezeichnet. Der Stuhlgang wird im Enddarm (Mastdarm) vorübergehend gesammelt, bis Dehnungsrezeptoren in der Darmwand im Gehirn das Bedürfnis zur Ausscheidung stimulieren. Diese kann von den meisten Menschen bewusst gesteuert werden; verantwortlich dafür ist der Schließmuskelring des Anus. Diese Fähigkeit heißt Kontinenz. Bei Menschen, die ihren Stuhlgang nicht bewusst kontrollieren können, spricht man dagegen von Stuhlinkontinenz.

Deswegen weniger Fett?

Nicht nur Fett. Wenn wir zu viele Kohlenhydrate zu uns nehmen, speichert unser Körper diese auch. Allerdings nicht als harmlose Kohlenhydrate, sondern gemeinerweise ebenfalls als Fett.

Okay. Nun also werden unsere energieliefernden Nährstoffe durch ein ausgeklügeltes Transportsystem im Blutkreislauf Richtung Zelle verfrachtet.

Dann werden sie verbrannt, wie in einem offenen Kamin. Da wird ja auch durch Verbrennen organischen Materials Energie in Form von Wärme erzeugt. Unsere Zellen können das auch; dazu brauchen sie neben dem Heizmaterial, eben Kohlenhydrate und Fett, zwingend Sauerstoff, wie alle wissen, die schon einmal einen Holzkohlengrill angefacht haben. Und diesen Sauerstoff bekommen wir durch das Einatmen. Übrig bleibt Kohlenstoffdioxid, und das atmen wir ja bekanntlich aus. Unsere Zellen haben aber einen entscheidenden Vorteil gegenüber dem Holzkohlengrill: Sie können die Energie, die bei diesem Verbrennungsprozess entsteht, speichern.

Aber ist es dann nicht egal, was ich esse? Hauptsache, die Nahrung oder das, was nach dem Verdauungsprozess übrig ist, kann in der Zelle gut in Energie umgewandelt werden; was gerade nicht gebraucht wird, wird gespeichert – und wenn nötig, holt sich die Zelle einfach das, was sie braucht.

Gute Idee. Aber schlecht für das Gehirn!

Warum denn?

Unser Gehirn kann beispielsweise Fett nicht direkt verarbeiten. Es braucht hauptsächlich Zucker, um ordentlich zu funktionieren.

Also ist Schokolade essen gut fürs Gehirn?

In Maßen ja. Das Gehirn verbraucht ohnehin ordentlich Treibstoff für seine Größe, es zieht nämlich fast ein Fünftel der Gesamtenergie ab – dabei hat es nur einen Anteil von zwei Prozent. Das Gehirn braucht diese Energie als Zucker.

Unser Energieverbrauch bei Ruhe
Annahme: gleichbleibende Temperatur (28 °C), leerer Magen

Leber	26 %
Muskulatur	26 %
Gehirn	18 %
Herz	9 %
Nieren	7 %
übrige Organe	14 %

Verbrauchen schlaue Leute beim Denken eigentlich mehr Energie als weniger intelligente?

Na ja, wenn ein Minderbegabter angestrengt den ganzen Tag über etwas Banales nachdenkt, wird er genauso viel Energie verbrauchen wie ein Wissenschaftler, der ernsthafte Probleme lösen will. Der Energieverbrauch beim Denken ist wohl nicht höher als beim Nichtdenken, denn das Gehirn arbeitet pausenlos, beispielsweise auch beim Träumen. Wenn beim Denken überhaupt ein Energieverbrauch stattfindet, ist er so gering, dass er (noch) nicht messbar ist.

So viel also erst mal zum biologischen Ablauf. Zusammengefasst: gut kauen, das hilft übrigens auch beim Abnehmen, und die Tipps für einen gesunden Darm befolgen. Eines wird deutlich: Man kann die Verdauung nicht hoch genug einschätzen.

Das erkennst du auch an der großen Zahl von Redewendungen, die den Magen betreffen.

Das Verdauungssystem ist in allerlei Redensarten mit negativen oder problematischen Gefühlen verbunden, beispielsweise:

- Daran habe ich noch lange herumgekaut.
- Das muss ich erst hinunterschlucken.
- Der frisst alles in sich hinein.
- Das liegt mir (schwer) im Magen.
- Da dreht sich mir der Magen um.
- Das schlägt mir auf den Magen.
- Das stößt mir sauer auf.
- Das habe ich gründlich satt.
- Mir kommt die Galle hoch.

Das habe ich verstanden. Um Energie zu gewinnen, brauchen wir vornehmlich Kohlenhydrate, aber auch Fett und indirekt auch Proteine; durch die Verdauung werden die benötigten Nährstoffe aus der Nahrung gelöst und durch den Blutkreislauf dahin transportiert, wo sie benötigt werden. Klingt erst mal nicht so kompliziert. Ist das alles?

Nein, das ist bei Weitem nicht alles. Diese Frage trieb auch den russischen Chirurgen Nikolai Lunin (1854–1937) um. Der hatte sich ebenfalls gefragt, ob Kohlenhydrate, Fette und Proteine für die Ernährung ausreichen. Also hat er diese Stoffe isoliert und pur zusammengemixt. Glücklicherweise probierte er diese Mischung nicht an Menschen, sondern erst einmal an Mäusen aus, was denen aber nicht gut bekommen ist, denn sie sind bald gestorben. Lunin zog daraus den richtigen Schluss: dass es neben Kohlenhydraten, Fetten und Proteinen noch mehr geben musste – weitere Stoffe, die lebenswichtig sind.

Und wie kam man diesem Geheimnis auf die Spur?

Unter anderem durch Hühner, die an Beriberi, einer ziemlich merkwürdigen Nervenkrankheit, litten, von der auch Menschen nicht verschont wurden. Die Symptome: wackeliger Gang, Erbrechen, Lähmungen und Herzschwäche – viele starben daran. Es war eine Krankheit, die vor allem in Asien auftrat. Der japanische Arzt Takaki Kanehiro (1849–1920) vermutete, es müsse an der Ernährung liegen – eventuell am Reis! Der holländische Arzt Christiaan Eijkman (1858–1930) wurde in das heutige Indonesien geschickt, dort sollte er die Ursachen dieser rätselhaften Krankheit genauer erforschen. Eijkman stellte fest, dass nur die Hühner erkrankten, die weißen polierten Reis bekamen. Andere, die mit ungeschältem braunem Reis gefüttert worden waren, blieben von Beriberi verschont. Also konnte die Wurzel des Übels ja nur in der fehlenden Schale liegen. Und tatsächlich: Alle Patienten, die daraufhin den braunen Reis bekamen, wurden gesund. Ein paar Jahre später gelang es, die Struktur des geheimnisvollen Stoffs in der Schale zu entschlüsseln – heute bekannt als Vitamin B_1 (Thiamin). Und weil wir vorhin über die Nobelpreise geredet haben – 1929 bekam Eijkman zusammen mit Sir Frederick Gowland Hopkins, der sich auch der Vitaminforschung verschrieben hatte, den Nobelpreis für Medizin.

Wie viele Vitamine gibt es? Und vor allem – wer kam auf den Namen?

Wir kennen 13 Vitamine. Und der Name stammt von Casimir Funk, einem Biochemiker aus Warschau. Der hat vermutet, dass diese speziellen Nahrungsinhaltsstoffe Aminogruppen (NH_2) enthalten. Also setzte er das Wort »Vita« von vital mit »Amin« von Aminogruppen zusammen, und so war der Begriff »Vitamin« geboren. Das erste bekannt gewordene Vitamin taufte Funk auf den Namen Vitamin A. Seine Überlegung war, alle weiteren Vitamine alphabetisch zu benennen; wie wir aber wissen, hat das nicht so richtig geklappt. Er isolierte als Erster Vitamin B_1.

»Vitamin« ist ein perfekter Name. Gratulation. Da wäre manche hoch bezahlte Werbeagentur froh, wenn sie einmal einen solch treffenden Einfall hätte.

Das Ganze hat nur einen Schönheitsfehler!

Welchen denn?

Es gibt gar nicht in allen Vitaminen Aminogruppen. Außerdem sind die Vitamine sehr vielfältig und nicht einmal miteinander verwandt. Sie haben ganz unterschiedliche Funktionen und Aufgaben.

Trotzdem, der Name ist super. Also, was müssen wir noch über Vitamine wissen?

Es gibt lebenswichtige Vorgänge in unserem Körper, die nur bestimmte organische Verbindungen – eben die Vitamine – in Gang setzen können. Das Problem: Die Vitamine kann unser Körper nicht selber herstellen. Wir müssen sie mit der Nahrung aufnehmen, mit Ausnahme von Vitamin D, das bei Sonnenlicht in der Haut gebildet werden kann. Gut, das ist eigentlich kein großes Problem, denn Vitamine kommen praktisch in allen Lebensmitteln vor, besonders in Gemüse und Obst, aber auch in Fisch, Milchprodukten und Fleisch. Vitamin C spielt übrigens eine Sonderrolle, denn die meisten Tiere können es selbst herstellen. Nur Trockennasenaffen, Meerschweinchen, Knochenfische sowie einige Familien der Fledertiere und Sperlingsvögel teilen unser Schicksal und sind auf die Zufuhr von Vitamin C angewiesen.

Warum können denn einige Tiere Vitamin C bilden und Menschen nicht? Woran liegt das?

Der Grund ist wohl der, dass wir in unserer Geschichte als überwiegende Pflanzenesser immer ausreichend mit dem wichtigen Vitamin C versorgt waren und deshalb diese Fähigkeit einfach nicht gebraucht worden ist. Aber dafür können wir Vitamin D problemlos selbst produzieren, wir müssen nur unsere Haut der Sonne aussetzen. Schon täglich zehn Minuten Gesicht und Unterarme in die Sonne zu halten reicht aus. Das klappt allerdings nicht immer in den sonnenarmen Monaten, deshalb wird empfohlen, in dieser Zeit Vitamin D als Nahrungsergänzung zu nehmen.

Vielleicht noch ein Wort zu Vitamin C, das scheint ja eine gewisse Vorrangstellung einzunehmen. Was macht dieses Vitamin so besonders?

Vitamin C beeinflusst viele Funktionen in unserem Körper. Es verhütet die »Seefahrerkrankheit« Skorbut, denn Vitamin C ist erforderlich für die körpereigene Herstellung von Kollagen, das ein Teil unseres Bindegewebes ist. Kollagen findet sich unter anderem in den Fasern von Sehnen, Bändern, Knochen und Knorpeln. Außerdem wird Vitamin C für die Produktion von Carnitin benötigt. Das wiederum ist extrem wichtig für die Fettverwertung; es ist wasserlöslich und transportiert die Fettsäuren zu dem Ort, wo sie anschließend verbrannt werden. Bei Vitamin-C-Mangel fehlt Carnitin, der Transport verläuft also nicht optimal, was dazu führt, dass der Körper Fett nicht mehr gut in Energie umwandeln kann. Daneben unterstützt Vitamin C unser Immunsystem. Es mobilisiert die ersten körpereigenen Abwehrmaßnahmen, wenn unser Körper angegriffen wird, und es verringert die Bildung von Nitrosaminen im Magen, die als krebserregend gelten. Ein sehr wichtiger Effekt von Vitamin C ist außerdem die Verbesserung der Eisenaufnahme, besonders aus pflanzlichen Lebensmitteln. Wer also sein Haferflockenmüsli mit einem Glas Apfelsinensaft genießt, kann deutlich mehr Eisen daraus aufnehmen.

Und die viel zitierten Provitamine? Was können die eigentlich?

Provitamine sind die Vorstufen der Vitamine. Damit sie zu funktionierenden Vitaminen werden, müssen sie noch umgewandelt werden. Betacarotin beispielsweise ist ein sekundärer Pflanzenstoff, der in unserem Körper zu Vitamin A umgewandelt werden kann. Wir werden sicher noch mehrfach auf Vitamine zu sprechen kommen. Vielleicht noch ein Hinweis – es gibt zwei Arten von Vitaminen: wasserlösliche und fettlösliche.

Wie unterscheiden die sich in Bezug auf die Gesundheit?

Fettlösliche Vitamine lösen sich – das ist jetzt keine Überraschung – in Fett und können von uns dann besser aufgenommen werden. Um diesen Prozess zu unterstützen, macht es Sinn, die Nahrungsmittel, die diese Vitamine enthalten, mit etwas Fett oder Öl zu kombinieren. Fettlöslich sind die Vitamine A, D, E, K (Eselsbrücke: Edeka). Ein Beispiel: Karotten enthalten bekanntermaßen viel Betacarotin. Wenn wir sie nun roh essen, kommt unser Verdauungssystem nur ganz schlecht an das Betacarotin heran – selbst wenn wir sie gründlich kauen. Wenn wir aber die Karotten in etwas Öl erhitzen oder ein Butterbrot dazu verspeisen, hat der Körper deutlich mehr davon. Das bedeutet aber nicht, dass wir keine rohen Karotten essen sollten. Im Gegenteil, rohe Karotten enthalten wenig Kalorien und viel Ballaststoffe, außerdem schmecken sie gut. Am besten isst man sie abwechselnd, einmal roh und ein anderes Mal in etwas Fett erhitzt. Die fettlöslichen Vitamine kann unser Körper speichern. Das hat aber in seltenen Fällen den Nachtteil, dass sie überdosiert werden, besonders bei Vitamin A. Aufpassen müssen speziell schwangere Frauen, wenn sie übermäßig viel Vitamin A enthaltende Innereien essen oder zu viele Nahrungsergänzungsmittel einnehmen. Alle anderen Vitamine sind wasserlöslich, und stellen keine speziellen Anforderungen an die Zubereitung der Kost. Da einige Vitamine hitzeempfindlich sind, werden sie allerdings teilweise durch Erhitzen zerstört. Da die wasserlöslichen Vitamine im Körper nicht gespeichert werden, müssen diese Depots regelmäßig aufgefüllt werden, weil sonst ein Mangel eintreten kann. Also zum Vergleich: Wenn dein Vitamin-A-Speicher voll ist, kann sich dein Körper bis zu einem Jahr bequem daraus bedienen. Bei Vitamin B_1 hält der Vorrat gerade mal einige Wochen.

Fehlernährung

Die verhängnisvolle Wechselwirkung zwischen Unter- bzw. Fehlernährung und Infektionskrankheiten zeigt sich deutlich in den hohen Sterberaten von Kleinkindern in den sogenannten Entwicklungsländern. Es handelt sich dabei sowohl um bakterielle (z. B. Tuberkulose) und virale (z. B. Masern) Infektionen als auch um parasitäre (z. B. Hakenwürmer) Infestationen. Häufig geht diesen Infektionen ein Mangel an Protein, Vitamin A oder C voraus. Die Infektionsanfälligkeit steigt bei Vitaminmangelzuständen unter anderem, weil weniger Antikörper gebildet werden. So tritt bei Kindern mit akuten Infektionen, wie Diarrhöe, Tuberkulose oder Masern, eine Häufung der Keratomalazie auf, die eine völlige Erblindung zur Folge haben kann.

Über die Vitamine werden wir sicher noch viel erfahren. Gehen wir zum nächsten Thema. Um uns gesund zu ernähren, brauchen wir diverse Mineralstoffe. Was gibt es dazu für neue Erkenntnisse?

Fangen wir mal bei den alten Erkenntnissen an. Viele unserer Vorfahren haben fest geglaubt, dass sich die Kraft, Schnelligkeit und die Erfahrung von erlegten Wildtieren bei deren Verzehr auf den Menschen übertragen würden. Heute lacht man darüber – aber so ganz unsinnig ist diese Einstellung nicht. Ein Beispiel: Die Griechen der Antike waren der Ansicht, dass das Trinken von Wasser, in dem ein Schwert rostete, zur Stärkung des Körpers beitragen würde. Heute weiß man, dass dieses Wasser Eisen enthielt, das tatsächlich eine stärkende Wirkung hat. Sicher war den alten Griechen schon damals bewusst, dass es ihnen unbekannte Substanzen in den Lebensmitteln geben muss, die über gesund machende Eigenschaften verfügen.

Wie machen Mineralstoffe das? Warum sind sie für unseren Körper so wichtig?

Es gibt die organischen Stoffe – Vitamine, Fette, Kohlenhydrate, Proteine – und anorganische. Das sind die 22 Mineralstoffe, die wir kennen, beispielsweise Salze, Phosphat oder Metalle, die bei verschiedenen Stoffwechselvorgängen mitmischen. Kalzium und Phosphor werden vornehmlich zum Knochenaufbau gebraucht. Die muss der Mensch über die Nahrung aufnehmen, um gesund und leistungsfähig zu bleiben. Die Stoffe, die mit mehr als 50 Milligramm pro Kilogramm Masse in unserem Körper vorkommen, nennt man Mengenelemente, dazu zählen Kalzium, Magnesium und Kalium. Spurenelemente kommen dementsprechend unter der Menge von 50 Milligramm vor, zu denen gehören unter anderen Eisen, Jod, Zink und Selen.

Was das Kalzium angeht: Muss ich Angst haben, zu »verkalken«, wenn ich zu viel davon zu mir nehme?

Kalzium ist der Mineralstoff, der beim Menschen in der größten Menge vorkommt. Etwa 500 Milligramm pro Tag werden benötigt, wenn man ganz sichergehen will, kann man bis auf Werte um die 1000 Milligramm gehen – die schaffen wir aber problemlos mit einer abwechslungsreichen Kost. Alles darüber hinaus ist allerdings unsicher, deswegen ist die zusätzliche Aufnahme von Kalzium in Form von Nahrungsergänzungsmitteln problematisch. So erhöhte sich die Zahl der Todesfälle bei Frauen, die insgesamt mehr als 1400 Milligramm pro Tag aufgenommen hatten. Als Todesursache wurden Gefäßverschlüsse ermittelt, die zu einem Herzinfarkt führen können. Menschen mit einer nachgewiesenen Osteoporose und Kalziummangel sollten natürlich kalziumreiche Lebensmittel bevorzugen, auf die wir immer wieder hinweisen werden.

Und wofür ist Kalzium gut?

Gebraucht wird es für die Zähne und eben vor allem für die Knochen – die das Kalzium auch gerne speichern und bei Bedarf für weitere Anforderungen unseres Körpers freigeben. Allerdings: Damit Kalzium aufgenommen werden kann, brauchen wir wiederum Vitamin D – also Sonne. Und wir brauchen Phosphor, ebenfalls ein Mineralstoff, der aber sehr verbreitet ist und in vielen Lebensmitteln vorkommt.

Also einfach zu bekommen?

Heute ja, im Gegensatz zu früher. Entdeckt wurde Phosphor als Bestandteil des Körpers 1669 von Henning Brand (um 1630 – nach 1692): Brand war Apotheker und Alchemist, und – wie die meisten seiner Kollegen – immer auf der Suche nach dem »Stein der Weisen« …

… der alle Metalle in Gold verwandeln kann.

Jedenfalls kam Brand auf die Idee, Urin zu erhitzen, und nach diversen Experimenten entdeckte er in der übrig gebliebenen Substanz Phosphor, der aber gar nicht ungefährlich ist, weil er sich schnell entzündet und hochgiftig ist.

Und konnte er diese Erkenntnis gut vermarkten?

Er hat es versucht, aber ein anderer Alchemist hat ihn besucht, die Idee geklaut und sich als Entdecker ausgegeben. 100 Jahre später fand man dann heraus, dass Phosphor unter anderem in Knochen vorhanden ist, und man brauchte die ganze Urinprozedur nicht mehr. Phosphor sollte allerdings nicht verwechselt werden mit Phosphat, das in höheren Konzentrationen in Cola-Getränken und Wurstwaren vorkommt. Eine hohe Phosphatzufuhr hat einen negativen Einfluss auf den Säure-Basen-Haushalt.

Wie groß ist denn der Bedarf an diesen Stoffen? Wo besteht die größte Gefahr, dass ich einen Mangel erleide?

Am ehesten bei Eisen.

Dann kläre uns einmal auf, welche Funktion Eisen hat. Warum brauchen wir eigentlich Metalle in unserem Körper?

Dass unser Blut rot ist, liegt an dem Protein Hämoglobin. Dieses hat die Aufgabe, den Sauerstoff zu den Zellen zu transportieren. Wie bereits besprochen, dient er dort zur Verbrennung und Energiegewinnung. Nun wissen wir alle, dass Sauerstoff in der Regel gasförmig ist. Um ihn gezielt an einer bestimmten Stelle abliefern zu können, muss er also mit irgendetwas »gebunden« werden, damit er sich bei diesem Transport nicht verflüchtigt. Und das perfekte Transportmittel für Sauerstoff ist eben Eisen.

🍎 Und wie viel Eisen haben wir in unserem Körper?

🍏 So ungefähr fünf Gramm. Damit wird unser Körper optimal mit Sauerstoff versorgt. Wenn wir allerdings deutlich unter dieser Marke liegen, verlieren wir Energie, werden müde, bekommen Verdauungsprobleme, Herzrasen – also jede Menge unguter Zustände. Und die besten Eisenlieferanten sind Fleisch und Wurst. Die Eisenaufnahme aus pflanzlichen Lebensmitteln ist nicht ganz so gut, sie kann aber durch die gleichzeitige Zufuhr von Lebensmitteln, die organischen Säuren enthalten, deutlich verbessert werden. Beispielsweise mit der Ascorbinsäure (Vitamin C), die in vielen pflanzlichen Lebensmitteln enthalten ist, besonders in Obst und vielen Gemüsearten. Auch Milchsäure in Sauerkraut und die Essigsäure fördern die Eisenaufnahme.

🍎 Wo kann es noch zu Engpässen kommen?

🍏 Bei der Versorgung mit Jod, dieses Mineral ist besonders in der Alpenregion oft nicht ausreichend vorhanden. Langfristiger Jodmangel kann zu Kropfbildung sowie Verstopfung, Konzentrationsstörungen und sogar zu Haarausfall führen. Aber durch den vorgeschriebenen Einsatz von jodiertem Salz in der Nahrungsmittelindustrie und dem Lebensmittelhandwerk sowie die Benutzung im Haushalt hat sich die Versorgung mit Jod bei uns inzwischen fast normalisiert.

Kalium versus Natrium

Kalium und Natrium sind im Stoffwechsel Gegenspieler. Beide sind wichtig für die Osmolarität, Hydratation und die Elektroneutralität der Zelle sowie für die Erregungsleitung. Diese Funktionen sind primär durch die geringe Neigung dieser Mengenelemente zur Komplexbildung bedingt, sodass beide als Ladungstransporteur wirken können. Kalium befindet sind weitaus überwiegend innerhalb der Zelle, Natrium überwiegend außerhalb. Der damit verbundene Unterschied ist für alle neuromuskulären bzw. endokrinen Zellen von besonderer Bedeutung, da die Nervenreizleitung, die darauffolgenden Muskelkontraktionen, die Ausschüttung von endokrinen Hormonen und Sekreten sowie die Reizleitung in der glatten Muskulatur bzw. im Herzmuskel davon abhängen. Jede erhöhte Natriumzufuhr führt zu einem Anstieg der Natriumkonzentration außerhalb der Zelle (Ödeme), die teilweise durch einen Anstieg des Flüssigkeitsvolumens ausgeglichen wird.

In der heutigen Ernährung wird meist zu wenig des überwiegend in Pflanzen enthaltenen Kaliums und zu viel des überwiegend in verarbeiteten Produkten (Käse, Brot, Snacks) enthaltenen Natriums zugeführt. Dadurch wird die blutdrucksenkende Wirkung von Kalium behindert. Eine Kaliumsupplementation bewirkt eine Senkung des Blutdrucks, die aber weniger wirksam ist als eine Einschränkung des Salzkonsums. Hilfreich sind auch Alkoholabstinenz, Gewichtsreduktion sowie vermehrte körperliche Bewegung.

Und wofür benötige ich das Jod?

Hauptsächlich, um die Schilddrüse bei ihrer Arbeit zu unterstützen. Die bildet zwei wichtige Hormone, eines heißt Thyroxin, das klingt ja noch einfach, das andere nennt man Trijodthyronin.

Klingt wie beim Jodelkurs …

In diese Hormone wird das Jod aufgenommen, und damit unterstützt die Schilddrüse unter anderem den Stoffwechsel und beeinflusst die Körpertemperatur. Und die Arbeit der Schilddrüse wirkt sich sehr stark auf die geistige Entwicklung aus, auch auf unsere Psyche.

Mit den anderen 20 Mineralstoffen sind wir also meist gut versorgt. Oder soll man sicherheitshalber zusätzliche Mineralstoffe einnehmen?

Das ist nicht sinnvoll, denn die Mineralstoffe können sich bei der Aufnahme aus dem Darm in vielseitiger Weise gegenseitig beeinflussen. Der Mineralstoff, der in höherer Menge vorliegt, behindert dabei die Aufnahme anderer Mineralstoffe. So beeinträchtigt zu viel Eisen schon mal gerne die Aufnahme von Magnesium und Zink. Magnesium wiederum lässt sich das nicht einfach gefallen und bremst seinerseits die Aufnahme von Kalzium und Zink. Kalzium revanchiert sich und boykottiert die Aufnahme von Magnesium. Eine Reaktion der Mineralstoffe findet auch mit Vitaminen statt. So kann Eisen Vitamin E inaktivieren und Kupfer das Vitamin C. Des Weiteren stört Magnesium die Funktion von Vitamin D, Selenmangel dagegen erhöht den Bedarf an Vitamin E. Außerdem kommt es noch zu weiteren Konfusionen, denn neben der Menge an Mineralstoffen spielen zusätzliche Faktoren wie die pH-Werte im Magen-Darm-Trakt und der Anteil an Ballaststoffen in der Nahrung eine Rolle. Außerdem sind noch nicht alle Zusammenhänge ausreichend erforscht, sodass die bisher vorliegenden Ergebnisse teilweise widersprüchlich sind.

Du liebe Zeit, das sind ja komplizierte Rangordnungskämpfe. Was kann ich denn für ein friedliches Miteinander tun?

Einfach für eine abwechslungsreiche Nahrung sorgen, da ist die Gefahr solcher Kollisionen am geringsten. Aber wegen dieser Interaktionen der Nährstoffe miteinander ist Vorsicht mit Mineralstoff-Supplementen geboten. Es sollten nicht mehr als die vom Arzt verschriebenen Mengen zugeführt werden. Bei Eigenbehandlungen wird diese Vorsichtsmaßnahme oft nicht beachtet.

Was weiß man über Wechselwirkungen mit anderen Nährstoffen? Da gibt es ja angeblich auch böse Vitaminräuber.

Der populäre Begriff »Vitaminräuber« wurde ursprünglich nur mit Zucker in Verbindung gebracht und bezog sich darauf, dass der als reines Kohlenhydrat kein Vitamin B_1 enthält. Dieses Vitamin braucht der Körper aber für Verstoffwechselung von Zucker – und der muss sich daher das Vitamin B_1 auf irgendeine andere Art »besorgen«, also »räubern« oder »stehlen«. So ist es aber nicht nur beim Zucker, denn viele der stark verarbeiteten Lebensmittel liefern auch nicht alle Vitamine oder Mineralstoffe in der Menge, wie sie zu deren Verstoffwechselung erforderlich sind, und holen sich diese dann einfach bei anderen Lebensmitteln. Ein anderes Phänomen ist die Bindung von Mineralstoffen durch bestimmte Nahrungsinhaltsstoffe, die dann nicht vom Körper aufgenommen werden können. Dazu zählt die Phytinsäure, die unter anderem in Hülsenfrüchten vorkommt, dann auch Koffein in Kaffee, Schwarztee, Cola-Getränken und Energiedrinks. Andere Lebensmittel wie Getreidekleie, Rhabarber, Spinat, Rote Bete und Alkohol bremsen lediglich die Aufnahme der Mineralstoffe und Vitamine. Ja, und zuckerreiche Nahrung sowie Phosphate – wie in Schmelzkäse, Brühwürsten oder Cola-Getränken – bewirken, dass der Körper umgekehrt sogar Mineralstoffe und Vitamine ausscheidet, was ja nicht wirklich sinnvoll ist.

Ich sehe schon, die richtige Zusammenstellung unserer Nahrung mit der richtigen Menge an Nährstoffen, ohne ein »zu viel« oder »zu wenig«, ist recht komplex und kompliziert.

Komplex ja, aber nicht unbedingt kompliziert. In der Regel musst du dir keine großen Sorgen machen, wenn du die Ratschläge beherzigst, über die wir hier reden, und weißt, wie dein Körper funktioniert.

Wie steht es denn um die Hauptnährstoffe? Gibt es da belastbare Empfehlungen, wie viel man zu sich nehmen soll?

Also im Vertrauen: Die Diskussion um die optimalen Mengen an Fett, Proteinen und Kohlenhydraten, d. h. deren Verhältnis in unserer Ernährung zueinander, findet seit der Entdeckung dieser Nährstoffe statt. Bei allen Kostformen kommt es jedoch neben der Menge der Hauptnährstoffe vor allem auf ihre Qualität an. Das trifft besonders für die Kohlenhydrate zu. Derzeit wird wieder einmal besonders heftig für die sogenannte Low-Carb-Diät geworben, weil sie sich bei bestimmten Krankheiten günstiger auswirken soll und kurzfristig zu einer Gewichtsreduktion führen kann. Diese Aussagen sind aber umstritten. So garantiert eine kurzfristige Abnahme keinen bleibenden Erfolg. Und man darf nicht vergessen – es soll tatsächlich Menschen geben, die nicht übergewichtig sind und vielleicht gar nicht abnehmen wollen. Der tatsächliche Einfluss auf die Gesundheit einer Low-Carb-Diät wird ebenfalls kontrovers diskutiert, dabei werden aber die ethischen sowie die ökologischen Aspekte kaum berücksichtigt. Und wie wir gelernt haben, sind die Kohlenhydrate die wichtigsten Energielieferanten für unseren Körper.

Empfohlenes Verhältnis der Hauptnährstoffe für einen normalgewichtigen Erwachsenen			
Nährstoff	**Protein**	**Fett**	**Kohlenhydrate**
% der Gesamtkalorien	10–15	20–30	50–60
Kilokalorien	200–300	400–700	1000–1200
Gramm Nährstoff/Tag	50–75	45–75	250–300

Ist das bei den Proteinen genauso umstritten, oder kann man da konkretere Aussagen machen?

Ja, auch beim Protein gibt es stark abweichende Empfehlungen: von 10 bis 35 Prozent der Energiezufuhr, also um über das Dreifache. Außerdem muss man unterscheiden zwischen tierischen und pflanzlichen Proteinen. Einzelne tierische Proteine haben meist eine höhere biologische Wertigkeit als einzelne pflanzliche Proteine. Dieser Aspekt kann aber zumindest bei uns vernachlässigt werden, denn wir nehmen sowieso zu viel Protein zu uns. In Ländern mit einer sehr einseitigen und proteinarmen Kost ist die »biologische Wertigkeit« der Proteine bedeutsam. Wir dagegen müssen wissen, dass größere Mengen an tierischen Proteinen zu vielen Gesundheitsstörungen beitragen können wie Herz-Kreislauf-Erkrankungen, Diabetes und Krebs.

Biologische Wertigkeit

Die biologische Wertigkeit der Proteine eines Lebensmittels ist ein Maß dafür, mit welcher Effizienz diese Nahrungsproteine in körpereigene Proteine umgesetzt werden können. Als Referenzwert dient Vollei, dessen biologische Wertigkeit als 100 (100 Prozent) definiert wurde, da es zum Zeitpunkt der Definitionsfindung die Proteinquelle mit der höchsten bekannten biologischen Wertigkeit war. Wird ein Nahrungsprotein besser als Eiprotein vom Körper verwertet, hat es eine biologische Wertigkeit mit einem Wert über 100. Wird im Gegensatz dazu ein Protein schlechter als Eiprotein vom Körper verwertet, liegt die biologische Wertigkeit dieses Proteins unter 100. Je höher die biologische Wertigkeit eines Nahrungsproteins ist, desto niedriger ist die Bedarfsmenge.

Über die Fettversorgung müssen wir uns ja auch keine Gedanken machen, die ist sicher immer ausreichend.

So ist es. Bei uns ist sie meistens deutlich zu hoch, und eine Unterversorgung ist eigentlich nicht bekannt. Aber auch hier ist die Qualität der Fette wichtiger als die Quantität.

Reden wir einmal über sekundäre Pflanzenstoffe, du hast sie bereits erwähnt. Ist das eine Modeerscheinung?

In gewissem Sinne schon, denn sie erfreuen sich derzeit einer großen Aufmerksamkeit. Nun ist es in der Natur so, dass Pflanzen wie Tomaten oder Kürbisse, Pilze oder Obst usw. kein großes Interesse haben, einfach von Pflanzenfressern verzehrt zu werden. Da sie im Gegensatz zum Menschen und zu den Tieren aber nicht einfach abhauen können, sondern an einen Standort gebunden sind, mussten sie andere Strategien entwickeln, um nicht gefressen zu werden. Dabei sind unterschiedliche Pflanzen auf unterschiedliche Tricks gekommen. Das beste Beispiel ist die Brennnessel: Jeder weiß, was passiert, wenn man beim Einsammeln der Blätter nicht aufpasst. Diese schmerzliche Erfahrung wird hungrige Tiere nachhaltig davon abbringen, die Blätter noch einmal ins Maul zu nehmen. Dann gibt es viele Pflanzen, die extrem scharfe Blätter oder Dornen haben, sodass man sich schnell verletzten kann. Auch Brombeeren haben solche Stacheln, und sie nutzen die auch noch, um sich bei benachbarten Pflanzen festzuhaken – und diese dann selbstverständlich zu überwuchern. Andere Pflanzen, wie der berüchtigte Fliegenpilz, schützen sich effektiv durch Gift – das führte übrigens auch dazu, dass sich die Kartoffel anfangs in Deutschland nicht richtig durchsetzen konnte, weil die Menschen statt der Knolle die giftigen Früchte, Blätter und Stängel verzehrt haben. Der Adlerfarn wehrt sich mit Blausäure, einem Gift, das auch in Kernen von Kirschen, Aprikosen und Mandeln sowie einigen Hülsenfrüchten vorkommt.

Clever. Gibt es noch weitere Strategien?

Jede Menge. Tomaten beispielsweise können Insekten effektiv um die Ecke bringen.

Und wie stellen die das an?

Sie besitzen feine Härchen auf der Oberseite ihrer Blätter, die ein Sekret ausscheiden, sobald ein Insekt das Blatt annagt. Der Feind wird darin gefangen, und statt einem leckeren Mahl droht ihm der Hungertod. Eine ausgefeilte Taktik gegen hungrige Raupen wendet auch die Tabakpflanze an; sie setzt Jasmonsäure ein, die giftiges Nikotin freisetzt. Das führt dazu, dass jede Raupe schleunigst das Weite sucht. Oder noch listiger: Manche Pflanzen sondern einen Stoff ab, der speziell die Feinde derjenigen Insekten, die sich gerade auf den Weg zu einer leckeren Mahlzeit machen, anlockt, und überlassen denen die Aufgabe, die hungrigen Eindringlinge zu bekämpfen. Die eben erwähnte Kartoffel hat so ein ausgeklügeltes Abwehrsystem. Da ihr größter Feind die Larven des gefürchteten Kartoffelkäfers sind, sendet sie spezielle Signale aus, wenn sie von denen angefallen wird. Diese Signale nehmen sehr erfreut auch die Raubwanzen wahr. Und was ist deren Leib- und Magenspeise? Kartoffelkäferlarven! Hochinteressant ist auch die Strategie der Walnuss, die eine ganz eigene Methode entwickelt hat, sich unliebsame Nachbarn vom Hals zu schaffen. Sie gibt an den Boden das an sich ungiftige Hydrojuglon ab. Sofort machen sich Mikroorganismen daran, diese Substanz umzuwandeln, dabei entsteht der Gerbstoff Juglon, der jetzt allerdings giftig ist. Dieses Gift wiederum verhindert, dass die Samen anderer Pflanzen keimen können – der neue Walnussbaum bleibt allein und hat seine Ruhe.

Raubwanzen
Trotz ihres gefährlichen Namens: Raubwanzen sind Nützlinge. Die Große Raubwanze ernährt sich am liebsten von Bettwanzen. Im Garten dezimieren sie unter anderem den Bestand von Blattläusen und Spinnmilben. Sie können stechen, fallen in der Regel aber weder Mensch noch Haustier an. Also: Freuen Sie sich, wenn Sie Raubwanzen im Garten haben. Falls nicht – man kann sie ganz einfach im Internet bestellen.

Das sind wirklich spannende Zusammenhänge. Seit wann weiß man das genau? Und da hat doch sicher auch wieder jemand einen Nobelpreis bekommen …

Stimmt. Das war Professor Albrecht Kossel im Jahr 1910. Der hat auch den Begriff »sekundäre Pflanzenstoffe« eingeführt.

Dann sind die ja bereits länger bekannt, als ich dachte. Und welche Auswirkungen haben die auf den Menschen? Diese teilweise heimtückischen Stoffe können doch sicher nicht alle gesund sein …

Natürlich helfen die sekundären Pflanzenstoffe in erster Linie den Pflanzen selbst. Aber unser Körper hat im Laufe der Evolution gelernt, viele dieser Stoffe auch für unseren Stoffwechsel zu nutzen. Also schützen viele von ihnen auch uns gegen Krankheitserreger und Gifte. Überdies kommen sie nur in sehr geringen Mengen vor.

Wie viele gibt es denn von diesen sekundären Pflanzenstoffen?

Das weiß noch niemand genau. Man schätzt, dass es über 250 000 sind, erst etwa 10 000 davon sind bekannt. Sie bestehen aus ganz unterschiedlichen chemischen Verbindungen.

Und welcher gesundheitliche Nutzen ist denn nun tatsächlich belegt? Was weiß man genau? Und was wird lediglich vermutet?

Fakt ist, dass sekundäre Pflanzenstoffe auf jeden Fall das Risiko für Herz-Kreislauf-Erkrankungen, Schlaganfall und Bluthochdruck senken können. Ziemlich sicher ist auch, dass sie tatsächlich vorbeugend gegen Krebs wirken. Und wahrscheinlich haben sie gesundheitliche Wirkungen bei Demenz, Adipositas, Rheuma, Asthma, Osteoporose und der Makuladegeneration. Durch die Wahl seiner Lebensmittel kann jeder seinem Körper im andauernden Kampf gegen die Krankheitserreger und zerstörerischen freien Radikale helfen. Und am meisten hilft eben Gemüse!

Da du von »freien Radikalen« sprichst – wer sind die, und wer hat die losgelassen?

Ganz vereinfacht gesagt: Wie wir oftmals leidvoll erfahren, werden wir älter. Damit sind wir nicht allein, Eisen rostet vor sich hin, ein aufgeschnittener Apfel wird braun, Milch wird sauer und Fett ranzig, wie wir spätestens seit Josef Beuys' künstlerischer Arbeit mit Fett wissen. Auch wir werden im Laufe der Jahrzehnte »rostig«, und diesen Prozess verdanken wir unter anderem den »freien Radikalen«. Das sind Atome und Moleküle, also kleinste Teile, denen ein Elektron abhandengekommen ist; normalerweise treten diese negativ geladenen Elementarteilchen immer paarweise auf. Eine ungerade Anzahl von Elektronen gefällt den betroffenen Atomen und Molekülen nun überhaupt nicht, denn sie haben jetzt eine freie Stelle. Solche unvollständigen Elemente nennt man Radikale, und weil die quasi ein fehlendes Elektron haben, kommen sie in eine Stresssituation; sie machen sich hektisch auf die Suche nach Ersatz und mischen unsere kompletten Abwehrmechanismen auf, denn sie bedienen sich frecherweise beim nächstbesten Atom oder Molekül. Dann fehlt natürlich dort ein Elektron, sodass diese schnell versuchen, den freien Platz aufzufüllen, indem sie jetzt ihrerseits auf einen Raubzug gehen. Diesen Vorgang bezeichnet der Chemiker mit dem Begriff »Oxidation«. Das Problem dabei: Bei diesen Prozessen nehmen die freien Radikale keinerlei Rücksicht und greifen unter anderem unser Erbgut in den Zellen massiv an – was zu Krebs und zu anderen Krankheiten führen kann. Und sie können ein vorhandenes Tumorwachstum zusätzlich noch anheizen.

Und wie entstehen diese Radikale?

Meist durch Hitze – also Feuer, UV-Strahlung, Röntgenstrahlung, Zigarettenrauch, Umweltgifte, aber auch durch Alkohol oder Entzündungen. Sie entstehen außerdem als Nebenprodukte der Atmung und des Stoffwechsels. Manche dieser Radikale sind sogar hilfreich; sie fallen von sich aus Eindringlinge an und unterstützen so die Immunabwehr.

Aber meist spielen diese sogenannten Sauerstoffradikale bei vielen Krankheiten eine unrühmliche Rolle.

Und wie kann ich mich vor diesen Gefahren am besten schützen?

Nehmen wir noch mal das Beispiel mit dem Apfel – du schneidest ihn durch, und die aufgeschnittenen Stellen werden braun. Schuld daran sind eben die freien Radikale. Gibst du aber etwas Zitronensaft darauf, ist dieser Effekt deutlich geringer; das Vitamin C aus der Zitrone fängt die Radikale ab und schützt den Apfel vor dieser Oxidation. Und ähnlich funktioniert das in unserem Körper. Stoffe wie das Vitamin C, die verhindern können, dass sich die freien Radikale ungehemmt austoben, bezeichnet man als Antioxidanten. Die herzschützende Wirkung von Gemüse (und Obst) wird auf den hohen Gehalt an diesen antioxidativen Substanzen zurückgeführt. Aber auch die mit Gemüse aufgenommenen löslichen Ballaststoffe, Folat, Kalium und Magnesium, tragen – über andere Mechanismen – zum Schutz des Herz-Kreislauf-Systems bei.

KURZ GEFASST

- Kohlenhydrate, Fette und Proteine sind unsere Hauptnährstoffe.
- Die Pflege des Darmmikrobioms ist Voraussetzung für unsere Gesundheit.
- Die Beriberi-Krankheit führte zur Entdeckung der Vitamine.
- Provitamine und Mineralstoffe steuern lebenswichtige Abläufe.
- Sekundäre Pflanzenstoffe – Helfer mit viel Potenzial.
- Der Feind in uns: Freie Radikale beschädigen unsere Zellen.

4
Gute Fette – schlechte Fette
oder
Viel Angst um nichts?

FRANK ELSTNER

Jahrzehntelang stand Fett im Mittelpunkt der Kritik, was unsere Ernährung angeht. Da wird einmal vor einem hohen Cholesterinspiegel gewarnt, der krank machen soll; dann stehen bestimmte Fettsäuren in der Kritik, mal werden die Transfettsäuren verteufelt, dann – angeblich – verharmlost. Durchgesetzt hat sich mittlerweile aber offenbar die Einstellung: Fett macht nicht fett!

PROF. DR. CLAUS LEITZMANN

Na ja, Fett macht schon fett, wenn man davon zu viel zu sich nimmt. Aber – worüber reden wir? Von dem dritten Makronährstoff neben Protein und Kohlenhydraten, einer wichtigen Energiereserve. Wir haben ja über wasserlösliche und fettlösliche Vitamine gesprochen, und wir haben festgestellt: Fett schafft erst die Voraussetzung, dass die lebensnotwendigen Vitamine A, D, E und K vom Körper gut aufgenommen werden können. Fette sind wichtig für die Zellen und da vor allem für die Membran, die das Innere der Zelle vom Äußeren trennt. Bis zu 30 Prozent der täglichen Nahrung darf aus Fett bestehen, weniger schadet allerdings auch nicht. Viele Menschen liegen aber deutlich darüber und erreichen 40 Prozent oder mehr (Low Carb lässt grüßen), und das ist problematisch. Nun gibt es Lebensmittel, bei denen ist sofort klar, dass sie Fett enthalten, wie Butter, Sahne, dann die verschiedenen Öle, bestimmte Fleisch- und Käsesorten. Bei anderen Lebensmitteln ist das nicht so offensichtlich, da wird das Fett mehr oder weniger versteckt, beispielsweise in Wurst, Gebäck oder Snacks. Hier dient es auch noch hervorragend als Geschmacksträger, was es wiederum so schwer macht, Fett zu vermeiden.

Welche Fette gibt es überhaupt? Und was sind »gesättigte«, »ungesättigte« und »mehrfach gesättigte« Fette?

Die wissenschaftliche Bezeichnung von Fett ist »Lipide«, unter dieser Bezeichnung werden verschiedene Vertreter zusammengefasst, vor allem die Fettsäuren. Den größten Anteil haben die sogenannten Triglyceride, die machen rund 90 Prozent der Nahrungsfette aus. Auch sie bestehen aus Fettsäuren, genauer gesagt aus dreien, die an das Molekül Glycerin gebunden sind, deshalb auch das »Tri« im Namen. Dabei nehmen wir diese Fette nicht nur mit der Nahrung auf, sondern unser Körper produziert sie auch fleißig selbst – aus Zucker beispielsweise und aus Alkohol. Beides wandelt nämlich die Leber ebenfalls in Fett um und schleust es in den Blutkreislauf ein; deswegen macht Zucker dick und Alkohol eben auch. Zu viel Fett, also Triglyceride, im Blut macht dieses aber zähflüssig; es kann nicht mehr ungestört durch alle Adern fließen – besonders wenn diese sehr klein sind. Die Folge: Die Versorgung mit Sauerstoff lässt nach, was der Auslöser für viele Krankheiten sein kann, beispielsweise Herzinfarkt und Schlaganfall.

Was machen denn die angeblich »guten« Fette anders? Beispielsweise das viel zitierte Omega-3?

Da müssen wir einen kurzen Ausflug in die Chemie unternehmen. Noch vor Sauerstoff ist Kohlenstoff das wichtigste Element auf unserer Erde. Es ist überall – in Menschen,

Pflanzen, Tieren, aber auch in Gesteinen, in edlen Diamanten und natürlich in Kohle sowie Erdgas. Meist nicht in reiner Form, sondern als Verbindung; das bedeutet, dass sich Kohlenstoff gerne mit anderen Elementen zusammenschließt. Verbindungen, die Kohlenstoffatome enthalten, nennt man »organische Verbindungen«, und die sind die Grundlagen für das Leben überhaupt – rund 20 Millionen solcher Verbindungen sind bekannt, nach ein paar weiteren wird noch gesucht. Nun zu den Fettsäuren, die bestehen aus einer unterschiedlich langen Kette solcher Kohlenstoffatome. Dabei spielt die Anzahl der Atome eine Rolle sowie die Art der Bindung, die entweder aus einer einfachen oder einer Doppelbindung besteht. Die Kohlenstoffatome, die nur durch einfache Verbindungen untereinander gehalten werden, bezeichnet man als »gesättigte« Fettsäuren – die können keine weiteren Wasserstoffatome mehr aufnehmen. Atome, die durch Doppelbindungen verbunden sind, sind die ungesättigten Verwandten. Wenn wir es jetzt mit einer Kette zu tun haben, die nur eine Doppelbindung enthält, bezeichnen wir sie als »einfach ungesättigte Fettsäure«, haben sie aber mehrere Doppelbindungen, kommen die in den erlauchten Kreis der »mehrfach ungesättigten Fettsäuren«. So, und die sind für uns besonders wichtig, unter anderem für den Aufbau unserer Nerven und für das Gehirn; da findet man diese Fettsäuren in großer Menge. Lange Rede, kurzer Sinn – du musst dir eigentlich nur merken: Gesättigte Fettsäuren solltest du nicht in zu großer Menge aufnehmen, die ungesättigten Fettsäuren dagegen bevorzugen. Eine besondere Rolle spielen jetzt die von dir erwähnten Omega-Fettsäuren. Wir unterscheiden zwischen Omega-3 und Omega-6. Beide sind unentbehrlich; wieder mal können sie von unserem Körper nicht selbst gebildet werden, müssen folglich aus der Nahrung kommen. Beide Varianten sind in unterschiedlichen Konzentrationen sowohl in tierischen als auch in pflanzlichen Lebensmitteln zu finden. Eine der wichtigsten Omega-6-Fettsäuren ist die Linolsäure – überwiegend enthalten in Ölen aus Distel und Sonnenblumen, dann auch in Sesam, Soja, Weizen- und Maiskeimen; eine weitere ist die Arachidonsäure, enthalten in Fleisch, Fisch, Ei und Milchprodukten. Diese Arachidonsäure hat allerdings einen Nachteil – sie kann Entzündungen fördern. Kommen wir zu der angenehmeren Variante: Auch die Omega-3-Fettsäuren kommen in verschiedenen Formen vor, wie die essenzielle α-Linolensäure, die hauptsächlich in Pflanzen enthalten ist. Die α-Linolensäure ist die Vorstufe der gesundheitlich besonders wertvollen Eicosapentaensäure (EPA) und Docosahexaensäure (DHA), die beide in hoher Konzentration in Mikroalgen und in Fisch enthalten sind.

Oje, was für Zungenbrecher. Lieber Claus, wie komme ich denn an Mikroalgen?

Da arbeiten dir die Fische zu, denn die fressen die Mikroalgen, und du verspeist den Fisch. Gerade diese Mikroalgen sind dafür verantwortlich, dass Kaltwasserfische einen hohen Gehalt an Omega-3-Fettsäuren aufweisen. Aber Achtung: Die in Aquakulturen gezüchteten Fische finden kaum Meeresalgen, sodass ihr Gehalt an diesen Omega-3-Fettsäuren deutlich niedriger ist.

Omega-3 – wer's genau wissen will

Omega-3- und Omega-6-Fettsäuren zählen zu den langkettigen mehrfach ungesättigten Fettsäuren. Das heißt, sie bestehen aus mindestens 18 Kohlenstoffatomen (C) und haben mehr als eine Doppelbindung. Das Omega bzw. *n* steht dafür, dass die Kette der Fettsäuren von der Methylgruppe her nummeriert wird. Die Angabe 3 bzw. 6 bezeichnet die Position der ersten Doppelbindung am dritten bzw. sechsten Kohlenstoffatom. Da unser Körper beide Fettsäuren nicht selbst synthetisieren kann, gelten die Omega-3-Fettsäure α-Linolensäure und die Omega-6-Fettsäure Linolsäure als essenziell. Aus diesen beiden Fettsäuren kann der Körper mithilfe der Enzyme Desaturase und Elongase in begrenzten Mengen die längerkettigen Verbindungen aufbauen, die er für verschiedene Stoffwechselfunktionen benötigt.

Nun hört man ja oft, dass Fische mit Quecksilber belastet sind, dass die Meere überfischt werden – hast du noch eine Alternative für die »guten Fettsäuren«? Da gibt es doch sicher auch etwas Pflanzliches? Was empfiehlst du beispielsweise Vegetariern und Veganern?

Omega-3-Fettsäuren finden sich auch im Eidotter und in Milchprodukten, besonders wenn die Tiere Zugang zu Gras haben, was überwiegend im ökologischen Landbau der Fall ist. So können sich Vegetarier mit den Vorstufen von EPH und DHA versorgen. Für die Veganer ist es tatsächlich nicht ganz so leicht, an diese positiven Öle zu kommen, aber es gibt Pflanzen, die α-Linolensäure enthalten, die Vorstufe von EPH und DHA. Die Umwandlungsrate von α-Linolensäure in EPH und DHA ist allerdings ziemlich gering. Linolensäure ist hauptsächlich in Leinsamen und ihrem Öl enthalten, aber auch Walnüsse, Raps und Hanf und ihre Öle sind wichtige Lieferanten. In Gemüse und Getreide sind diese Fettsäuren ebenfalls vorhanden, allerdings nur in sehr geringen Mengen. Da Veganer aber gerade davon ordentlich viel verzehren, reicht die Zufuhr aus, besonders wenn Leinsamen und Leinöl täglich verzehrt werden.

Und was können uns jetzt diese Omega-3-Fettsäuren bieten, wie profitiere ich von ihnen?

Die Omega-3-Fettsäuren haben eine Vielzahl positiver Wirkungen. Sie haben entzündungshemmende Eigenschaften und erweitern die Blutgefäße. Dadurch kann das Blut besser fließen, was wiederum einem hohen Blutdruck entgegenwirkt und die Konzentrationen der verschiedenen Blutfette verbessert. Damit senken Omega-3-Fettsäuren also das Risiko für Herz-Kreislauf-Erkrankungen und helfen bei rheumatischen Erkrankungen. Wenn dir Omega-3-Fettsäuren fehlen, sieht es düster aus, denn dann steigt das Risiko für entzündliche Erkrankungen und vielleicht sogar für neurologische

Störungen wie Schizophrenie, Alzheimer und Depressionen.

Die Omega-6-Fettsäuren kommen nicht so gut weg? Du sagst, sie können Entzündungen auslösen? Soll ich sie dann eher meiden?

Das nicht gerade, aber wichtig wäre ein vernünftiges Mengenverhältnis von Omega-3 zu Omega-6. In der Ernährung unserer frühen Vorfahren war dieses Verhältnis fast ausgeglichen. Davon sind wir mit unserer westlichen Ernährungsweise weit entfernt, denn wir führen uns sehr viel mehr Omega-6-Fettsäuren als Omega-3-Fettsäuren zu. Dabei kann das Verhältnis bei Vegetariern und besonders Veganern noch ungünstiger als bei Fleischessern sein, obwohl Fleischesser neben Omega-3 auch viele der ungünstigeren Fettsäuren aufnehmen.

Woran liegt das denn?

Zum einen essen Vegetarier keinen Fisch, der besonders reich an Omega-3-Fettsäuren ist; zum anderen verwenden sie oft Pflanzenöle, die überwiegend Omega-6-Fettsäuren enthalten, beispielsweise Distel- oder auch Sonnenblumenöl. Besser sind die Öle, die wir gerade erwähnt haben, die wirken sich positiver auf das Verhältnis aus.

Du meinst das Verhältnis Omega-3 zu Omega-6? Wie sollte das denn sein?

Je »gleicher«, desto besser. Gewünscht wäre ein Verhältnis der Omega-6 zu Omega-3 von 5:1 oder noch besser 3:1, am besten wäre es natürlich, wenn man auf 1:1 kommen würde. Dazu müsste aber der Konsum von Fleisch, Ei und Milchprodukten sowie der genannten Pflanzenöle stark eingeschränkt werden. Leinöl ist bei Weitem der ergiebigste Lieferant von Omega-3, darf aber nicht erhitzt werden und eignet sich deshalb nur für Salate oder andere Kaltspeisen. Leinöl sollte im Tiefkühlfach aufbewahrt werden, dort ist es länger haltbar. Ein Hinweis noch: Die Leinsamen sind sehr klein und werden meist unzureichend zerkaut, sodass dann ein Großteil der Inhaltsstoffe für das menschliche Verdauungssystem unzugänglich bleibt. Deshalb sollten Leinsamen kurz vor dem Verzehr gequetscht oder noch besser geschrotet werden.

Pflanzenöl	**Verhältnis Omega-6 zu Omega-3**
Distelöl	150:1
Sonnenblumenöl	120:1
Maiskeimöl	50:1
Erdnussöl	30:1
Olivenöl	15:1
Walnussöl	6:1
Rapsöl	2:1
Leinöl	1:4

Nun gibt es ja diese Fischölkapseln. Sind die zu empfehlen? Gerade für die Menschen, die keinen Fisch essen wollen?

Solange die genannten pflanzlichen Lebensmittel in ausreichender Menge verzehrt werden, müssen Vegetarier und Veganer kein Geld für Fischöle ausgeben. Bei Supplementen, die mehrfach ungesättigte Fettsäuren enthalten, muss sogar vor einem übermäßigen Konsum ausdrücklich gewarnt werden, da sie leicht oxidieren und die entstehenden Substanzen die Zellen schädigen können.

Noch so ein Begriff: Transfettsäuren. Klingt je erst mal nicht vertrauenerweckend! Was haben die denn für gesundheitliche Vorteile?

Gar keine! Wir haben ja gesagt, die Fettsäuren kommen in Ölen vor. Nun will man außer Butter aber auch andere feste Fette haben, also Margarine oder Backfett. Das erreicht man beispielsweise, indem man Öle hoch erhitzt – dabei entstehen diese Transfette, die den entscheidenden Nachteil haben, dass unser Körper rein gar nichts mit ihnen anfangen kann. Außerdem sie sind schädlich. Da Transfettsäuren viele Produkte aber länger haltbar machen, hat sich die Nahrungsmittelindustrie ihrer mit Freuden angenommen, mit dem Ergebnis, dass diese Fette nun fast überall zu finden sind – in Pommes, Pizza, Keksen, Backwaren, Instantsuppen, Fertiggerichten, Snacks und Süßigkeiten. Wir betonen ja immer wieder, dass man industrielle Fertigprodukte meiden soll, dafür ist die Schädlichkeit dieser Transfette ein wichtiger Grund.

Und was macht diese Transfette so gefährlich?

Sie werden als Mitverursacher von Arteriosklerose und Herzinfarkt angesehen, weil sie die unangenehme Eigenschaft haben, die Blutgefäße zu verstopfen. Das Problem ist schon lange bekannt. Bereits 1957 haben Wissenschaftler diesen Zusammenhang herausgefunden, und diese Erkenntnisse wurden seither in weiteren Studien mehrfach bestätigt. Die Weltgesundheitsorganisation fordert deshalb, die Transfette komplett zu verbieten. In den USA, die ja nicht gerade bekannt sind für eine restriktive Haltung beim Umgang mit schädlichen Nahrungsmitteln, sind sie bereits verboten; in anderen Ländern wurde wenigstens eine Obergrenze festgelegt, in Deutschland bisher nicht.

Weil die Nahrungsmittelindustrie dagegen ist?

Genau. Auch der Bäcker um die Ecke, der seine Berliner verkaufen will.

Kann man die nicht irgendwie anders produzieren?

Dazu hat das Bundeswirtschaftsministerium ein Forschungsprojekt gefördert, das nach Alternativen suchen soll und den Bäckern gesündere Fette vorschlagen wird. Schauen wir mal, was passiert.

Wir bleiben bei Fetten und reden über Cholesterin. Da gibt es angeblich eine gute und eine schlechte Variante. Was ist denn der Unterschied?

Einmal kennen wir das LDL-Cholesterin, was ausgeschrieben Low Density Lipoprotein heißt, und das HDL, also High Density Lipoprotein. Das LDL holt sich das Cholesterin in der Leber ab und bringt es zu den Zellen, die es verarbeiten können – dort sorgt es beispielsweise für einen reibungslosen Ablauf vieler Zellfunktionen. Es ist aber deswegen angeblich »böse«, weil es gerne an den Arterien hängen bleibt und diese verstopfen kann. Das HDL ist für den Rücktransport zuständig; es holt also verbrauchtes und überflüssiges Cholesterin wieder ab und hat die positive Eigenschaft, dabei auch diese LDL-Klumpen wieder aufzulösen. Also, je mehr HDL unterwegs ist, umso mehr LDL-Ablagerungen werden entfernt.

Nun schwirren ja immer Zahlen herum, wie viel von welcher Art Cholesterin gesund oder eben ungesund ist. Kannst du uns helfen? Was ist wichtig in Sachen Cholesterin, und wofür brauchen wir es überhaupt?

Also, Frank, es gibt kaum eine andere Substanz in der Ernährung, über die seit Jahrzehnten in der Wissenschaft so heftig gestritten wird wie über das Cholesterin. Mal wird vor einem zu hohen Cholesterinspiegel gewarnt, dann wieder dessen relative Bedeutungslosigkeit beschworen. Wie so oft bei kontroversen Themen liegt die Wahrheit irgendwo in der Mitte. Cholesterin ist ein Fett. Unsere Zellen freuen sich darüber, denn dieses Fett ist ein wichtiger Bestandteil für sie. Darüber hinaus dient Cholesterin als Ausgangssubstanz bei der Produktion von Gallensäuren und Vitamin D sowie von Hormonen wie Testosteron und Cortisol. Der Mensch stellt täglich bis zu 90 Prozent der im Körper vorhandenen ein bis zwei Gramm an Cholesterin selber her. Ansonsten kommt Cholesterin ausschließlich in tierischen Produkten wie Fleisch, Fisch, Eiern und Milchprodukten vor. Neben HDL und LDL ist das Gesamtcholesterin wichtig, je geringer, desto besser. Ein hoher Pegel des »schlechten« LDL-Cholesterins ist natürlich ungünstig, ein hoher Pegel des »guten« HDL-Cholesterins dagegen günstig. Ausschlaggebend ist aber das Verhältnis dieser beiden Cholesterinfraktionen zueinander, der idealerweise bei 1:1 liegt. Aber ein zweifach höherer Wert des LDL, also ein Verhältnis von 2:1, ist immer noch sehr gut, denn bei vielen Wohlstandsbürgern liegt er deutlich höher und geht bis zu 5:1 – mit entsprechenden Risiken.

Lebensmittel	**Cholesteringehalt** (mg/100 Gramm)
Hühnerei	400
Leber (Schwein)	370
Butter	220
Leberwurst	170
Aal, geräuchert	165
Scampi	140
Gouda (70% Fett)	87
Schlagsahne	84
Quelle: DGE 2012	

Was bedeutet das denn in absoluten Zahlen?

Um das Risiko zu senken, empfehlen internationale und deutsche Fachgremien einen Gesamtcholesterinspiegel von unter 200 mg/dl. Nun liegt der Cholesterinspiegel bei deutschen Erwachsenen aber durchschnittlich bei etwa 230 mg/dl, sodass nach dieser Definition ein großer Teil der Bevölkerung behandlungsbedürftig wird.

Und warum gibt es nun auch noch Empfehlungen mit ganz anderen Zahlen?

Weil nicht alle Wissenschaftler der Ansicht sind, dass es erforderlich ist, den Cholesterinspiegel unter 200 mg/dl zu drücken. Sie bezweifeln, dass ein auslösender, also direkter Zusammenhang zwischen dem Cholesterinspiegel und den angedrohten Herz-Kreislauf-Erkrankungen besteht. Ich kann das nachvollziehen, denn beim Menschen ist der Zusammenhang zwischen Ernährung und Cholesterinspiegel nur schwach ausgeprägt, sodass eine Ernährungsumstellung letztlich wenig Einfluss auf den Cholesterinspiegel ausübt. Außerdem führt ein hoher Cholesterinspiegel bei älteren Menschen nicht zu einer geringeren Lebenserwartung. Mit Medikamenten kann zwar eine Absenkung des Cholesterinspiegels erreicht werden, aber der Nutzen für die Patienten ist relativ gering. Schließlich wird unterstellt, dass die Pharmaindustrie die 200-mg/dl-Grenze aus kommerziellen Gründen befürwortet.

Also viel Lärm um Nichts?

Da der Cholesterinspiegel von Alter, Geschlecht und Körpergewicht abhängig ist, macht eine starre Grenze für Cholesterin keinen Sinn, vor allem wenn die anderen Risikofaktoren wie Übergewicht, mangelnde Bewegung, Tabak- und Alkoholkonsum unproblematisch sind. Es ist also ein individueller Wert, der jetzt möglichst nicht über 220 mg/dl liegen sollte. Gesunde Menschen, die unter diesem Wert liegen, sind daher nicht behandlungsbedürftig. Also auch hier gilt: vernünftig essen, viel bewegen, wenig Alkohol und nicht rauchen. Das hilft dann auch gegen Bauchspeck.

Was ist mit dem Bauchspeck? Ist das auch so eine neue Erkenntnis, dass ausgeprägte »Rettungsringe« gefährlicher sind als die gleiche Menge Fett an einer anderen Stelle?

Ja. Bauchfett, auch Viszeralfett genannt, umgibt die inneren Organe, vor allem die des Verdauungssystems. Normalerweise ist es nicht sichtbar, macht sich aber bei zunehmendem Körpergewicht am Bauchumfang bemerkbar. Warum sich nun bei einigen Menschen Fett gerade in diesem Körperteil anhäuft und bei anderen nicht, ist bisher nicht genau bekannt. Dieses unerwünschte und leider oft im Übermaß vorhandene Fett wurde von der Wissenschaft lange Zeit als inaktive Energiereserve des Körpers angesehen und ansonsten wenig beachtet. Inzwischen ist bekannt, dass die Bauchfettzellen, im Gegensatz zu anderen Fettzellen, sehr stoffwechselaktiv sind. Mitverantwortlich sind wohl erhöhte Cortisolwerte, die unter anderem durch Mangel an körperlicher Aktivität und andauernden Stress hervorgerufen werden. Die Bauchfettmenge wird anhand des Bauchumfangs gemessen. Ab einem Bauchumfang von 80 cm bei Frauen bzw. von 94 cm bei Männern besteht ein erhöhtes Risiko für bestimmte Krankheiten. Das Risiko erhöht sich stark ab einem Bauchumfang von 88 cm bei Frauen bzw. 102 cm bei Männern.

Das hören jetzt viele nicht so gern. Du sagst, die Bauchfettzellen sind »stoffwechselaktiv«. Was muss ich mir darunter vorstellen?

Sie produzieren eine Reihe von Hormonen und Entzündungsfaktoren, die in den Blutstrom gelangen. So trägt das von ihnen hergestellte Hormon Adiponektin zu einer Insulinresistenz bei – und damit zu einem erhöhten Risiko für Diabetes mellitus Typ 2. Du musst wissen, der weitaus größte Teil aller Diabeteserkrankungen tritt bei Männern mit einem Bauchumfang von über 94 cm auf. Außerdem entwickelt das Bauchfett Zytokine, die zu einer unterschwelligen chronischen Entzündung führen können. Diese Entzündungsfaktoren können Krebskrankheiten von Speiseröhre, Darm, Leber und Bauchspeicheldrüse fördern. Auch das Risiko für Arteriosklerose ist erhöht, meist gefolgt von Bluthochdruck und langfristig auch von Schlaganfall und Herzinfarkt. Bestimmte aus dem Bauchfett stammende Proteine können die Blutgerinnung hemmen und erhöhen das Risiko für die Entstehung von Thrombosen oder Embolien, die besonders Lunge, Beine und das Gehirn betreffen können. Es werden weitere negative Auswirkungen von Bauchfett diskutiert wie die Behinderung der Atmung, die Atemnot und asthmatische Beschwerden auslösen kann. Auch Zusammenhänge zwischen Bauchfett und einem erhöhten Demenzrisiko wurden festgestellt.

Klingt ja wirklich beängstigend!

Ist aber noch nicht alles: Bauchfett produziert auch das Hormon Leptin, das dein Hunger- und Sättigungsgefühl reguliert. Hohe Leptinwerte signalisieren dem Gehirn, dass du satt bist. Niedrige Leptinwerte melden »Hunger«. Sind die Leptinwerte aber ständig hoch, kommt es zu einer Leptinresistenz, sodass das Bauchfett gar nicht mehr registriert, dass du satt bist, und sicherheitshalber die Parole »Hunger« auslöst.

Ich meine die Frage, was man dagegen tun kann, ist ja eigentlich einfach zu beantworten.

Ja klar, körperliche Aktivität und richtige Ernährung. Dann kommt auch der Bauch wieder in Form.

Ist denn auch das Bier schuld am Bierbauch? Alkohol hat ja ordentlich Kalorien.

Das stimmt schon, aber unter den alkoholischen Getränken schneidet das Bier nicht einmal besonders schlecht ab. Allerdings hat es eine andere, oft ungute Begleiterscheinung: Bier hat eine appetitanregende Wirkung und führt über diesen Umweg zu einem dickeren Bauch.

So viel zum Thema Fett und dem Übergewicht. Vielleicht noch ein paar Sätze zum Gegenteil, zum Untergewicht.

Das trifft auch mehr Menschen, als man eigentlich vermutet. Nach Angaben des Statistischen Bundesamts sind fast zwei Millionen Menschen in Deutschland untergewichtig, deutlich mehr Frauen als Männer. Noch mehr Untergewichtige gibt es überraschenderweise in den USA und Frankreich. Dieses Untergewicht hat medizinische oder psychologische Gründe und darf nicht mit dem Untergewicht in den armen Ländern der Welt gleichgestellt werden, wo bis zur Hälfte der Menschen untergewichtig sind, weil sie zu wenig zu essen haben.

Ab wann ist man untergewichtig? Ab wann ist es gefährlich?

Untergewicht besteht bei einem BMI von unter 18,5. Normalgewicht weist einen BMI zwischen 20 und 25 auf, ab 25 hat man Übergewicht, ab 30 spricht man von Fettsucht.

Body-Mass-Index (BMI)
BMI = Körpergewicht [in kg] ÷ Körpergröße^2 [in m]
Beispiel: Eine Person, die 2 m groß ist und 100 kg wiegt, hat einen BMI von 100 ÷ 4 = 25

Sind das nun vor allem Mädchen, die Topmodel werden wollen und deshalb nichts essen? Es gibt ja gerade bei den Teenagern oft so Gruppenzwänge.

Die Magersucht, in der Fachsprache als Anorexia nervosa bezeichnet, ist eine häufig unterschätzte Krankheit. Die Betroffenen haben eine verzerrte Wahrnehmung ihres Körpers. Sie weigern sich, für sich selbst ein normales Körpergewicht zu akzeptieren, und essen daher so wenig, dass sie immer weiter abnehmen. Das Gewicht von Magersüchtigen liegt 15 Prozent oder mehr unter dem Normalgewicht. Trotz ihres Untergewichts kommen sich Magersüchtige meist zu dick vor und versuchen, weiter abzunehmen. Sie nehmen die Magersucht nicht als Krankheit wahr, sondern empfinden die Beherrschung ihres Hungergefühls als Leistung oder vielleicht auch als etwas, was ihnen Macht über Angehörige verleiht.

Also ist das eher eine psychische Störung, keine körperliche?

Ja, sie ist eher eine psychische Erkrankung, die zumindest teilweise in den persönlichen Eigenschaften der Erkrankten begründet liegt. Ein gestörtes Selbstwertgefühl, Probleme mit dem Erwachsenwerden und eine ungünstige familiäre Situation können die Entstehung der Erkrankung begünstigen. Ganz aufgeklärt sind die Ursachen der Magersucht nicht, bekannt ist jedoch, dass auch Angst- und Zwangsstörungen, sexueller Missbrauch und genetische Faktoren das Risiko erhöhen.

Inwiefern unterscheidet sich Magersucht von Bulimie?

Die Bulimie (Bulimia nervosa) oder Ess-Brech-Sucht ist eine mit der Magersucht verwandte Essstörung, bei der die Betroffenen ebenfalls hungern, aber hier wird das Hungern durch Heißhunger- und Fressattacken unterbrochen. Im Rahmen einer solchen Attacke essen die Betroffenen riesige Mengen, vorzugsweise süße und fettreiche Speisen. Durch Erbrechen oder Abführmittel versuchen sie anschließend, die aufgenommene Nahrung wieder loszuwerden, um eine Gewichtszunahme zu vermeiden. Ursache ist meist der Wunsch, dem übertriebenen Schlankheitsideal in westlichen Gesellschaften gerecht zu werden. Insbesondere von Frauen wird erwartet, dass sie dem in den Medien verbreiteten Bild der angeblich idealen Figur entsprechen. Dieses liegt deutlich unter dem Normalgewicht. Vor dem Hintergrund dieses gesellschaftlichen Drucks geraten vor allem solche Personen in eine Bulimie, die aufgrund familiärer Bedingungen oder negativer Erfahrungen ein hohes Risiko haben.

Gibt es denn noch weitere Essstörungen?

Es gibt eine recht neue Form, die sogenannte Orthorexia nervosa oder Orthorexie. Der Begriff stammt aus dem Griechischen und bedeutet so viel wie »vom gesunden Essen besessen sein«. Diese Störung des Essverhaltens entsteht bei Menschen, die ihre Essgewohnheiten umstellen, weil sie sich wegen einer Krankheit oder aufgrund von Lebensmittelskandalen gesünder ernähren möchten. Die Betroffenen schränken dabei das, was sie für »gesundes Essen« halten, immer weiter ein und entwickeln einen Zwang, sich an selbst auferlegte Diätregeln zu halten. Aber auch bei einseitiger Ernährungsweise kann es zu Untergewicht kommen, da nicht ausreichend Nahrungsenergie, also Kalorien, zugeführt werden. Es gibt noch weitere Ursachen für Untergewicht. Menschen mit chronischen Erkrankungen – Krebs, Colitis ulcerosa, Morbus Crohn, Tuberkulose, Aids – sind in der Regel untergewichtig, teilweise lebensbedrohlich. Auch eine genetische Veranlagung wie eine mangelhafte Verwertung von Nährstoffen oder eine Laktoseintoleranz kann zu Untergewicht führen. Die Tatsache, dass ältere Menschen durch eine zu geringe Nahrungsaufnahme untergewichtig sind, wird inzwischen zunehmend erkannt. Wir haben ja anfangs darüber gesprochen. Dabei können auch noch so unterschiedliche Aspekte wie finanzielle Not, körperliche und geistige Einschränkungen sowie Appetitlosigkeit eine Rolle spielen.

Die Folgen bei Übergewicht sind ja größtenteils bekannt. Was droht bei Untergewicht – außer dass man schlichtweg verhungert?

Die Folgen können recht unterschiedlich sein. Zunächst bedeutet ein BMI von unter 18,5 nicht automatisch eine Unterernährung; man kann auch durch eine energiearme Ernährung seinen Bedarf an allen Nährstoffen decken. Zugegeben, das ist eher die Ausnahme; in den meisten Fällen besteht bei Untergewicht ein Mangel an bestimmten Vitaminen und Mineralstoffen oder an Protein. Abhängig davon, welche Nährstoffe nun fehlen, kommt es zu den entsprechenden Mangelerscheinungen. Beispiele sind Skorbut aus Vitamin-C-Mangel, Osteoporose bei Kalzium- oder Vitamin-D-Mangel und Beriberi bei Vitamin-B_1-Mangel.

Nun werden viele sagen, Betroffene sollen einfach mehr essen. Es kann ja wohl nicht so schwer sein, dieses Problem zu lösen.

Im Prinzip sehr einfach, in der Praxis allerdings oft schwierig bis unmöglich. Einfach ist es am ehesten bei älteren Menschen, sie müssen mehr Kalorien aufnehmen. Eine krankheitsbedingte Unterernährung ist dann problemlos, wenn die Krankheit geheilt ist, manchmal ist eine vorübergehende künstliche Ernährung erforderlich, die bei nicht heilbaren Krankheiten lebensrettend ist. Bei einseitiger Ernährung, wie es bei bestimmten Ernährungsmoden der Fall sein kann, ist eine Aufklärung hilfreich – so sie denn angenommen wird. Die gute Nachricht: Es gibt immer mehr meist psychologisch geschulte Expertinnen auf diesem Gebiet, die Hilfe anbieten und in vielen Fällen erfolgreich helfen können. Die entsprechenden Adressen finden sich im Internet oder können bei den Verbraucherzentralen oder Krankenkassen in Erfahrung gebracht werden.

KURZ GEFASST

- Fett ist besser als sein Ruf.
- Ungesättigte Fettsäuren dienen der Gesundheit.
- Omega-3 sorgt für einen normalen Blutdruck.
- Cholesterin steht zu Unrecht am Pranger.
- Bauchspeck, die wirklich unterschätzte Gefahr.
- Bei Essstörungen psychologische Hilfe suchen.

5
Getreide: High Carb, Low Carb
oder
Sieben auf einen Streich

FRANK ELSTNER

Wie wir schon am Anfang festgestellt haben, wird ja über nahezu alle Ernährungsempfehlungen heiß diskutiert, und zu fast jeder plausiblen Behauptung gibt es eine oft ebenso plausible Gegenthese. Eines der großen Themen seit Jahren: High Carb oder Low Carb, was ist besser? Einerseits kommt die kohlenhydratreiche Kost auf die Anklagebank, weil sie angeblich ungesund ist, dann wieder soll nur das Gegenteil, die »kohlenhydratarme« Kost, uns krank machen. Kannst du uns da helfen? Dürfen wir noch Getreide essen, oder sollen wir es eher meiden?

PROF. DR. CLAUS LEITZMANN

Wir haben ja festgestellt, dass unsere Ernährung in erster Linie der Versorgung mit lebenswichtigen Nährstoffen dient. Also müssen wir uns jetzt folgende Fragen stellen: Was kann Getreide dazu beitragen? Welche Eigenschaften dienen der Gesundheit? Welche Inhaltstoffe sind für uns lebenswichtig und welche eher gefährlich? Dazu gibt es natürlich jede Menge Erkenntnisse, die uns bei der Beurteilung helfen. Zur Frage High Carb oder Low Carb ist grundsätzlich zu sagen, dass die Kohlenhydrate die primären Energielieferanten für unseren Körper sind. Die eben besprochenen Fette haben vielerlei andere Aufgaben und dienen lediglich als Energiereserve, die Proteine sind für den geregelten Aufbau unseres Körpers zuständig und werden auch nur im Notfall als Energie eingesetzt. Für die meisten Menschen auf der Welt bildet Getreide die wichtigste Nahrungsgrundlage. Nahezu die Hälfte der Nahrungsenergie, die wir aufnehmen, gewinnen sie aus Getreide. Es ist auch deshalb so wertvoll, weil es – im Gegensatz zu Fleisch, Gemüse und Obst – sehr lange haltbar ist. Du kannst es lange lagern und trotzdem noch ein leckeres, frisches Brot daraus zaubern. Der Getreideanbau ist auch ein dankbares Thema für Wissenschaftler; die einzelnen Arten wurden und werden noch ständig verbessert und immer gehaltvoller. Überdies sind große Erfolge besonders im Kampf gegen die Getreidekrankheiten erzielt worden. In unterschiedlichen Regionen haben sich unterschiedliche Getreidearten etabliert – je nach Boden und klimatischen Verhältnissen. Viel hing natürlich auch von den landwirtschaftlichen Fähigkeiten der Bauern ab. Diese Umstände prägten die jeweiligen regionalen Traditionen und lokalen Getreidevorlieben.

Gut, in Asien ist das der Reis, in Afrika eher Hirse, in Amerika Mais, in Europa meist Weizen, Roggen, Hafer und Gerste. Was gehört denn noch zu den essbaren Getreidearten?

Neben den sieben Arten, die du gerade aufgeführt hast, gibt es einige Mischformen. Dinkel beispielsweise ist ein Weizenableger, Grünkern bezeichnet das halb reif geerntete und unmittelbar darauf künstlich getrocknete Dinkelkorn. Am weitesten verbreitet ist aber der Weizen, der ein Drittel der Weltbevölkerung versorgt.

Nun gibt es diese Getreidearten seit mehr als 10 000 Jahren, und genauso lange ernähren wir uns davon. Warum soll das nun auf einmal schlecht sein? Müssen wir die Bibel umschreiben und die Passage über »unser tägliches Brot« streichen?

Also die meisten Ernährungswissenschaftler weltweit empfehlen nach wie vor, mindestens die Hälfte der täglichen Nahrungszufuhr aus Kohlenhydraten zu sich zu nehmen, die reichlich in Getreide enthalten sind.

Also ordentlich Brot und Nudeln?

Na ja, du darfst nicht vergessen, dass auch viele andere Lebensmittel – beispielsweise Bananen oder Datteln – kohlenhydratreich sind. Aber ja, Getreide ist sehr wertvoll; es enthält fast alles, was der Mensch braucht, gehört zu den wichtigsten Proteinlieferanten weltweit und ist reich an Ballaststoffen, Mineralstoffen und den B-Vitaminen. Also macht es doch überhaupt keinen Sinn, das Getreide in der Ernährung wegzulassen – besonders, wenn es in Form von Vollkornmehlen verzehrt wird.

Nun glaube ich, dass unsere Vorfahren jetzt nicht so genau darauf geachtet haben, ob sie Vollkorn verzehren oder nicht …

Am Anfang gab es nur Vollkornmehle. Erst als man die Eigenschaften von Mehl besser kennenlernte, hat sich das geändert. Getreide – das sind eigentlich Gräser, genauer: Süßgräser. Deren Samen werden zerkleinert, dazu musste man sie früher mit einem Stampfer zerquetschen oder sie zwischen Steinen zermalmen. Gemischt mit Wasser entsteht ein Teig, und wenn man den über das Lagerfeuer hält, bekommt man Fladenbrot. Das war früher sicher eine recht schweißtreibende Angelegenheit. Die Ägypter entdeckten dann die Hefe, für uns unsichtbare Pilze, die sich, wenn es warm wird, explosionsartig vermehren. Gemischt mit dem Mehl sorgten die also für mehr Volumen, und aus dem Teig wurde beim Erhitzen Brot. So ein Teig lässt sich generell einfacher verarbeiten, wenn er keine groben Teile mehr enthält; deswegen wird das Mehl ja gemahlen. In den folgenden Jahrhunder-

Frühe Vermutungen: Was ist Hefe? Kuriose Erkenntnisse des Chemikers Justus Freiherr von Liebig (1803–1873): »Mit Wasser zerteilte Bierhefe löst sich in unendlich kleine Kügelchen auf. Bringt man diese Kügelchen in Zuckerwasser, so entwickeln sich daraus kleine Tiere. Sie besitzen eine Art Saugrüssel, mit dem sie den Zucker aus der Auflösung verschlucken. Die Verdauung ist sogleich und auf das Bestimmteste an der erfolgenden Ausleerung von Exkrementen zu erkennen. Sie entleeren aus dem Darmkanal Weingeist und aus den Harnorganen Kohlensäure. So sieht man also aus dem Anus dieser Tiere unaufhörlich eine spezifisch leichtere Flüssigkeit in die Höhe steigen, und aus ihren übergroßen Genitalien spritzt in sehr kurzen Zwischenräumen ein Strom von Kohlensäure.«

ten wurde das Mahlen immer weiter verbessert. Es gab große Mühlen, die durch Wasser, Wind, Menschen oder Tiere angetrieben wurden, bis in London 1879 die erste Dampfmühle in Dienst gestellt wurde und ihren Job sehr ernst nahm. Die Randschichten des Getreides wurden entfernt, und das Mehl wurde noch feiner, sah schön weiß aus – was aber gesundheitlich nicht unbedingt zu empfehlen ist.

Je intensiver die Mühle arbeitete, umso teurer wurde die Mehlherstellung. Deshalb konnten sich ursprünglich nur die reichen Leute, der Adel und der Klerus, »weißes Brot« leisten, das dadurch schnell zum Statussymbol wurde, während die Normalbürger mit dem ordinären dunklen Roggenbrot vorliebnehmen mussten – wenn es für sie überhaupt Brot gab. Die hätten aber auch gerne das weiße Gebäck gekostet. Als dann die Mühlen größer und effektiver wurden und damit die Mehlherstellung günstiger, konnten sich bald alle das weiße Brot leisten. Die Nachfrage stieg auch deshalb, weil sich Ernährungswissenschaftler gewaltig irrten, denn die haben damals behauptet, die Randschichten des Korns, die beim Mahlen des Getreides abgetrennt werden, seien unnützer Ballast – ja, und so nahm das Unglück seinen Lauf.

Wie viele Mineralstoffe im Mehl vorhanden sind, erkenne ich an dem Typ, oder? Und je dunkler – umso besser? Woran liegt das?

Die Typenzahl gibt an, wie viele Mineralstoffe im Mehl enthalten sind, diese reichen von 405 bis 1800 Milligramm pro 100 Gramm Mehl. Und je mehr Mineralstoffe im Mehl enthalten sind umso dunkler ist das Mehl. Außerdem sind die positiven Inhaltsstoffe nicht gleichmäßig im Korn verteilt. Der Mehlkörper enthält hauptsächlich Stärke (siehe Seite 37) und – vor allem bei Weizen und Dinkel – Gluten, ein »Kleberprotein«, das den Backprozess erst möglich macht. Im Keim finden sich die wertvollen Fettsäuren und die Randschichten enthalten große Mengen an Ballaststoffen. Aber gerade der Keim und die Randschichten werden bereits vor dem Mahlen weitestgehend entfernt. Und was noch an Vitaminen übrig ist, wird teilweise beim Backen inaktiviert, besonders die Folsäure ist kein großer Freund von Hitze!

Na ja, aber das Vollkornbrot wird ja auch gebacken, wo ist da denn der Unterschied?

Da hast du recht. Allerdings geht das Vollkornbrot mit einem deutlich höheren Anteil an Vitaminen und gesunden Mineralstoffen ins Rennen, sodass da letztlich mehr gesunde Substanzen den Backprozess überstehen! Deswegen ist das Mehl umso wertvoller, je höher der Ausmahlgrad ist.

Typenbezeichnung für Weizenmehl

Vollkornmehl muss die gesamten Bestandteile der gereinigten Weizenkörner einschließlich des Keimlings enthalten. Die Körner dürfen vor der Vermahlung von der äußeren Fruchtschale befreit sein (Steinmetz-Verfahren/Steinmetz-Mehl). Wurde der Keimling vorher entfernt, spricht der Müller von »Backschrot« – bei Weizen von Type 1700. Mineralstoffgehalt etwa zwei Prozent oder darüber. Vollkornmehl ist beim Backen schwerer zu verarbeiten (relativ wenig Kleber). Aus diesem Grund wird es oft mit Type 550 gemischt.

Als Anhaltspunkte lassen sich folgende Aussagen über den Ausmahlungsgrad machen:

- Ausbeute ca. 50–60 Prozent: Type 405
- Ausbeute ca. 75 Prozent: Type 550
- Ausbeute ca. 83 Prozent: Type 1050
- Ausbeute mindestens 98 Prozent: Vollkornmehl

Der Ausmahlgrad zeigt also nicht an, wie fein das Mehl gemahlen ist, sondern wie viele Nährstoffe des ursprünglichen Korns jetzt noch übrig sind?

Genau genommen zeigt es an, wie viel Mineralstoffe noch vorhanden sind. Das normale Weizenmehl mit der Nummer 405 hat beispielsweise einen Ausmahlgrad von 50 bis 60 Prozent. Das heißt, gut die Hälfte der ursprünglichen Substanz ist übrig geblieben – und von den meisten Nährstoffen deutlich weniger, denn die meisten Nährstoffe befinden sich im Keim und in den Randschichten, und diese sind ja nicht mehr vorhanden. Vollkorn hat dagegen einen Ausmahlgrad von fast 100 Prozent, sämtliche Vitamine, Mineral- und Ballaststoffe sind also noch an Bord. So, warum willst du wertvolles Getreide zu einem blütenweißen Mehl verarbeiten, obwohl das gesundheitlich viel weniger nützt als Vollkornmehl?

Gute Frage. Und warum setzt sich diese Sichtweise nicht durch?

Na ja, das wollen wir ja gerade ändern. »Vollkorn« bedeutet also nicht, dass vorwiegend oder ausschließlich ganze Körner gegessen werden sollen. Auch Vollkornbrot kann aus sehr fein gemahlenem Mehl bestehen. Wichtig ist eben, dass Vollkornprodukte aus gemahlenen, geschroteten, geflockten oder gekeimten *vollständigen* Getreidekörnern hergestellt werden. Der Art der Zubereitung sind dabei kaum Grenzen gesetzt: Vollkornbrot und -brötchen, Vollkornnudeln, Vollkornflocken, Vollkornfeinbackwaren, Aufläufe, Bratlinge, Brei, Grütze usw. Als ganzes gekochtes Korn – beispielsweise Vollkornreis – oder grob geschrotet – beispielsweise Bulgur – ist Getreide eine hervorragende Ergänzung für Gemüse- oder Hülsenfruchtgerichte. Ein Teil des Getreides kann auch in Form von Frischkorn(-Müsli) aus unerhitztem Vollkorn gegessen werden – je nach Wunsch und Bekömmlichkeit gekeimt, frisch geflockt, geschrotet oder gequetscht und eingeweicht.

Auf diese Weise sind abwechselnde Geschmackserlebnisse möglich, außerdem werden die zahlreichen Inhaltsstoffe genutzt, die in den Getreidearten in unterschiedlicher Konzentration enthalten sind.

Bulgur
Der Bulgurweizen ist ein vorgekochter Weizen, von dem nach der Trocknung die freigelegte Kleie mechanisch entfernt wird. Danach wird das Korn grob oder fein mit einem Grützeschneider zerkleinert. Bulgur wird meist aus Hartweizen hergestellt und kann wie Reis mit verschiedenen Beilagen zubereitet werden. Ähnlich wie der Couscous in Nordafrika kann Bulgur gedämpft oder nach Einweichen ohne Kochen als Taboulé oder als Bulgursalat verzehrt werden. Unverarbeiteter Bulgur enthält pro 100 g 360 kcal und 8 g Ballaststoffe, 12,5 g Protein, 69 g Kohlenhydrate und nur 1,75 g Fett, überwiegend als ungesättigte Fettsäuren.

Okay, Weißmehl hat weniger wertvolle Inhaltstoffe als Vollkornmehl. Aber ist es deshalb gleich ungesund?

Weißmehl ist kontraproduktiv besonders für diejenigen, die abnehmen wollen. Da im Weißmehl kaum Ballaststoffe vorhanden sind, wird die Stärke rasch abgebaut und der Zucker relativ schnell in die Blutbahnen abgegeben. Bei den langkettigen Kohlenhydraten, die mit reichlich Ballaststoffen bestückt sind, wie in Vollkornmehlen, dauert es länger, bis diese Ketten aufgespalten sind. So wird der Zucker langsamer abgegeben und kann nach und nach direkt in den Zellen verarbeitet werden; er treibt deshalb den Blutzuckerspiegel also nicht so schnell nach oben – und hält länger satt. Wie schnell der Zucker in das Blut kommt, hängt neben den Ballaststoffen auch von den weiteren Nährstoffen ab, die in der Kost vorhanden sind, und wie aufwendig diese verdaut werden müssen. Damit nochmals zurück zum Vollkorn: Vollkornprodukte enthalten viele zusätzliche Begleitsubstanzen, die in den Weißmehlprodukten dagegen – du ahnst es – in deutlich geringerer Menge vorkommen.

Halten wir fest: Durch Vollkornlebensmittel haben wir eine geringere Gefahr, an Diabetes Typ 2 zu erkranken. Welche weiteren gesundheitlichen Vorteile gibt es?

Es gibt mehrere belastbare Studien, die einen Zusammenhang zwischen einer Ernährung mit Vollkornprodukten und Krankheiten untersucht haben. Immer wurde ein vermindertes Risiko für Krebs und Herz-Kreislauf-Erkrankungen festgestellt, das Krebsrisiko sank um etwa ein Drittel. Auch die Gefahr eines Schlaganfalls ist für Menschen, die Vollkornprodukte bevorzugen, geringer. Ein Grund ist, dass bei der Ernährung mit Vollkornprodukten die Blutcholesterinwerte, über die wir ja gerade geredet haben, sinken – wichtig, wenn diese über 220 mg/dl liegen.

Gehen wir einmal zum Weizen. Du sagst, die Nährstoffe sind, zumindest was das helle Mehl angeht, im Vergleich mit Vollkornmehl deutlich vermindert. Warum gibt es trotzdem so viele Backwaren aus hellem Weizenmehl? Warum macht man nicht mehr Teigwaren wie Brot oder Brötchen aus anderen Körnern? Ist das nur eine Frage des Geschmacks?

Da gibt es einen recht banalen Grund: Weizenmehl hat einfach die besten Backeigenschaften. Da schneiden die anderen Mehle schlechter ab und sind dazu deutlich aufwendiger bei der Verarbeitung.

Nun war es eine Zeit lang Mode, vor Weizen zu warnen. Man hat dem armen Getreide jede Menge Nachteile nachgesagt; angeblich soll er uns dick und dumm machen und letztendlich für viele Krankheiten mitverantwortlich sein.

Es gibt Menschen, die vertragen Weizen nicht, weil sie an einer Unverträglichkeit leiden. In Deutschland sind das etwa drei Prozent der Bevölkerung – weniger also, als man gemeinhin annimmt, aber für die Betroffenen ist das natürlich äußerst unangenehm; sie müssen ihre Ernährung notgedrungen umstellen. Schuld daran ist das Gluten. Genau diese Substanz ist es aber, die das Backen mit Weizenmehl so einfach macht, weil es beim Befeuchten elastisch wird. Nun gibt es immer mehr Menschen, die zwar keine Glutenunverträglichkeit haben, aber glauben, wenn sie Getreide vom Esstisch verbannen, bringt ihnen das gesundheitliche Vorteile. Aber das ist nicht so.

Gluten
Der Glutengehalt verschiedener Getreide ist recht unterschiedlich. Der höchste Glutengehalt findet sich in Dinkel (10,3 g/100 g Mehl Typ 630), gefolgt von Weizen (8,7 g/100 g Mehl Typ 405), Hafer (5,6 g/100 g Vollkornmehl), Gerste (5,6 g/100 g, entspelzt) und Roggen (3,2 g/100 g Mehl Typ 815). Getreidearten wie Reis, Mais, Hirse und Teff sowie die Pseudogetreide Buchweizen, Quinoa und Amarant sind glutenfrei.

Sagt wer?

Natürlich gab es auch dazu Studien, unter anderem wurden zwischen 1986 und 2010 entsprechende Daten von 100 000 US-Amerikanern gesammelt und ausgewertet. Und die Forscher kamen zum Ergebnis, dass eine glutenarme Diät bei gesunden Menschen eher Nachteile hat. Vor allem, weil sie auch oft auf die positiven Wirkungen des Vollkorns verzichten, die wir geschildert haben.

Also kann man, wenn man gesund ist, bedenkenlos zugreifen?

Eigentlich schon. Am besten, man greift zu Vollkornprodukten, und wenn man abnehmen will – einfach weniger davon essen. Auch beim Vollkornbrot sollte man sich mit dem Aufstrich zurückhalten, denn meistens werden mit dem Aufstrich deutlich mehr Kalorien zugeführt als mit dem Brot.

Kommen wir zum Roggen.

Der wurde auch einmal als Unkraut verkannt. Dann hat man bemerkt, dass er von Tieren gut vertragen wird, und setzte ihn als Viehfutter ein. Nach diesen altertümlichen »Tierversuchen« wurde er auch für die menschliche Ernährung interessant. Roggen ist sehr ballaststoffreich – und ein beliebter Rohstoff für Wodka.

Die Gerste ist natürlich als Bestandteil des Biers bekannt, sonst aber nicht so präsent wie ihre eben vorgestellten Verwandten.

Dabei ist sie wahrscheinlich das älteste Getreide, Gerste gab es schon vor 17 000 Jahren. Sie hat deutlich mehr Qualitäten, als man glaubt. Man kann Suppen daraus machen, sie als Flocken ins Müsli mischen, und aus Gerstenkörnern lässt sich auch Brot backen. Überraschend ist, dass die so unspektakulär daherkommende Gerste einen hohen Gehalt an Vitaminen und Mineralstoffen mitbringt. Dann besitzt Gerste – wie auch der Hafer – Beta-Glucane, Ballaststoffe, die, je nach Herkunft, spannende Aufgaben übernehmen. So stimulieren sie beispielsweise die Fress- und Killerzellen, deren Aufgabe du ja am Anfang des Buchs ausführlich beschrieben hast und die für unser Immunsystem immens wichtig sind. Außerdem haben Wissenschaftler entdeckt, dass einer der Stoffe, das Phycarin, die Chemotherapie bei Lungenkrebs unterstützt, weil es Antikörper gegen den Krebs anregt. In Japan wurde festgestellt, dass durch Phycarin das Immunsystem des Darms gestärkt wird und dass dieser Stoff die körpereigene Tumorpolizei in Marsch setzt. Das sind gesicherte Ergebnisse aus Tests bei Mäusen. Aber die Erkenntnisse von der Maus kann man nicht einfach auf den Men-

Die griechische Göttin der Fruchtbarkeit war unter anderem zuständig für die Saat und Ernte. Deswegen wird sie auch mit einer Ähre in der Hand abgebildet. Ihr Name: Demeter – bis heute hat sich der Kult um diese Göttin bei großen Teilen der griechischen Landbevölkerung erhalten.

schen übertragen, das ist noch ein langer Weg mit vielen Überraschungen und auch Enttäuschungen.

● Gut, aber es ist immerhin ein Anfang. Noch besser wäre es, wenn man auf Tierversuche verzichten könnte.

● Neben Tierversuchen gibt es auch Untersuchungen in Gewebe- und Zellkulturen, die krebsverhindernde Wirkungen nachweisen können. Allerdings ist der Weg vom Reagenzglas bis hin zu einer Anwendung am Menschen noch einmal ein Stück weiter. Erst muss man wissen, welcher Stoff überhaupt wirkt, wie er wirkt, in welcher Konzentration, in welcher Kombination und – ebenfalls sehr wichtig – welche Nebenwirkungen zu erwarten sind.

● Eignet sich Gerste bei Glutenunverträglichkeit?

● Gerste enthält zwar weniger Gluten als Roggen und Weizen, aber immer noch genug, um im Darm zu rumoren. Deshalb: Nein, sie eignet sich nicht. Deswegen haben Betroffene auch keinen Spaß daran, ein Bier zu trinken!

● Hafer – gesund nicht nur für Pferde?

● Sehr gesund. Wir haben häufig über Lebensmittel geredet, die den Blutzuckerspiegel in die Höhe treiben, was nicht so günstig ist. Hafer bewirkt das Gegenteil – er hilft dabei, den Blutzuckerspiegel zu senken, denn er besitzt langkettige Kohlenhydrate, die, wie wir jetzt wissen, in Kombination mit Ballaststoffen langsamer abgebaut werden, den Blutzuckerspiegel nicht so arg anheben und lange satt machen. Und bei Durchfall: Statt den kontraproduktiven Tipp Salzstangen mit Cola zu befolgen, macht Haferbrei mit Banane deutlich mehr Sinn.

Oder eine Möhrensuppe – wie wir noch sehen werden. Und gibt es vom Hafer auch verschiedene Produkte?

Hafer gibt es als Großblattflocken, Kleinblattflocken und Schmelzflocken. Aber alle sind Vollkornflocken! Und was Gluten angeht: Es gibt spezielle Haferprodukte für Menschen, die das Gluten nicht vertragen. Allerdings enthält Hafer Avenin, einen Stoff, der dem Gluten ähnelt und deswegen bei manchen Menschen auch wieder zu unangenehmen Nebenwirkungen führen kann. Betroffene sollten sicherheitshalber auf Hafer verzichten.

Kommen wir zum Reis. Auch da haben wir es mit verschiedenen Farben zu tun. Was bringen die unterschiedlichen Sorten an Nährstoffen mit?

Sehr gesund ist der braune Reis; er ist unbearbeitet, alle Nährstoffe sind noch vorhanden. Brauner Reis wird direkt nach der Ernte getrocknet. Dann gibt es den Parboiled-Reis, da werden zwar die nährstoffreiche Silberhaut und der Keimling entfernt, aber damit nicht zu viele der guten Inhaltsstoffe verloren gehen, werden die anschließend wieder in das Innere des Korns gepresst, dadurch bleiben doch recht viele der Nährstoffe erhalten. Beim weißen Reis werden in mehreren Durchgängen die Silberhaut und der Keimling entfernt, deswegen ist er weiß.

Und was ist mit dem Wildreis?

Der kommt aus Nordamerika, ist ebenfalls sehr gesund, enthält viele Vitamine und mehr Protein, aber weniger Fett als die anderen Arten. Aber dieser sogenannte Wilde Reis ist gar kein Reis, sondern die Frucht einer wild wachsenden Wassergrassorte – dafür allerdings noch etwas gesünder. Bei den Indianern ist er sehr begehrt; die traditionelle Art der Ernte ist allerdings recht aufwendig: Die Indianer paddeln mit ihren Kanus in die Uferregionen zu den Gräsern, ziehen die Halme zu sich heran und können so die Körner ernten. Natürlich fallen dabei einige ins Wasser – und sorgen so dafür, dass es auch zukünftig wieder Ernten geben kann.

Wer fällt ins Wasser – die Indianer oder die Körner?

Im Zweifel beide!

Gut, da ist die Maisernte definitiv trockener und einfacher.

Das stimmt. Die Ähre ist auch deutlich größer als bei seinen Artgenossen. Mais gehört zu den Pflanzen, die Christoph Kolumbus aus Amerika mitgebracht hat. Man muss zwei Sorten unterscheiden, den Zuckermais und den Futtermais, den man, welche Überraschung, hauptsächlich an Tiere verfüttert – oder zu Bioethanol verarbeitet dem Benzin zusetzt. Der Zuckermais – der Name deutet schon darauf hin – bringt ordentlich Kalorien mit, etwa 350 in getrockneter Form; in der Dose enthält er, da aufgequollen, nur noch 90 Kilokalorien auf 100 Gramm. Er enthält viel an Ballaststoffen, und hier treffen wir auch auf die sekundären Pflanzenstoffe Lutein und Zeaxanthin, denen wir bei den Möhren wieder begegnen werden. Sie haben einen besonders guten Einfluss auf unser Sehvermögen. Mais ist jetzt endlich ein Getreide, das komplett glutenfrei ist. Und wenn du Mais zusammen mit Hülsenfrüchten zubereitest, hast du jede Menge für deine Gesundheit getan, denn Hülsenfrüchte enthalten reichlich diejenigen Aminosäuren, die im Mais nur in geringen Mengen vorhanden sind. Damit ergibt sich eine deutliche Erhöhung der biologischen Wertigkeit des Proteins.

Ich vermute mal, man kann den Mais auch gut roh essen?

Ja. Aber du darfst jetzt nicht glauben, das nächste Maisfeld bietet dir einen wohlschmeckenden Genuss. Denn da wird

Futtermais angebaut, der weder süß noch lecker ist, sondern eher hart und mehlig. Eine gute Vollkornalternative dazu: Popcorn. Je weniger Öl du dazu nimmst, umso besser – und am besten keinen Zucker!

Hirse spielt in dem Getreideorchester mengenmäßig wohl die kleinste Rolle?

Weltweit stimmt das, aber in einigen afrikanischen Ländern ist sie das wichtigste Grundnahrungsmittel überhaupt. Und Hirse ist das Getreide, das die meisten Nährstoffe bietet: Natrium, Kalzium und Eisen sowie viel Magnesium, Kalium und Phosphor. Sie ist reich an B-Vitaminen, ein hochkarätiger Lieferant von Kohlenhydraten und enthält hochwertiges Protein. Besonders fällt ihr Gehalt an Kieselsäure ins Gewicht, denn damit gilt die Hirse heute – zusammen mit dem Hafer – als »Schönheitsgetreide« für Haut und Haar.

Und natürlich erfahren wir jetzt das Geheimnis, wie die Kieselsäure uns schöner macht.

Ein Geheimnis ist es jetzt nicht unbedingt. Kieselsäure ist die verflüssigte Variante von Silizium, das ist das Element, das nach Sauerstoff und Kohlenstoff am meisten auf der Erde vorkommt – allerdings selten allein. Pflanzen verleiht die Kieselsäure unter anderem die Fähigkeit, bei starkem Wind lustig in alle Richtungen zu schwingen, ohne abzubrechen; sie sorgt also für die Stabilität. Unser Zellgewebe bekommt seine Festigkeit durch das Kollagen, das lagert in Knochen, Zähnen, in der Haut und in den Haaren. Im Bindegewebe, in Sehnen und in der Haut finden wir dagegen Elastin; der Name sagt ja schon alles. Und an der Herstellung und der Speicherung dieser beiden Stoffe ist eben die Kieselsäure beteiligt. Wie wir allerdings schon oft festgestellt haben, ist nicht genau bekannt, ob, was und wie das tatsächlich hilft. Auch wie viel benötigt wird, darüber gibt es wenige belastbare Ergebnisse. Sicher ist nur: Wenn wir viel Gemüse und Obst sowie besonders Hafer essen, haben wir sehr wahrscheinlich genug Kieselsäure in uns und müssen uns weniger Sorgen um unser gutes Aussehen machen.

Nun kommt ja Brot auch häufig in der Bibel vor, unter anderem im *Vaterunser*. Was war denn damals die angesagte Brotsorte?

Na ja, das Brot wird schon viel früher erwähnt. Als Adam für Eva den Apfel – ich vermute mal, das war ein köstlicher Granatapfel – entgegen der göttlichen Verfügung gepflückt hat, wurden, wie vorher angedroht, die beiden Herrschaften mit sofortiger Wirkung aus dem Paradies entlassen mit den wenig aufmunternden Worten: »Du sollst das Kraut auf den Feldern essen. Im Schweiße deines Angesichts sollst du dein Brot essen.« So steht es im ersten Buch Moses, das den Sündenfall behandelt. Und da wir gerade bei der Bibel sind: »Du, nimm dir Weizen, Gerste, Bohnen, Linsen, Hirse und Dinkel; tu sie zusammen in ein Gefäß und mach dir Brot daraus! Solange du auf der Seite liegst, 390 Tage lang, sollst du davon essen«, das fordert der Prophet Hesekiel.

Und warum musste man sich auf die Seite legen?

Um Buße zu tun.

Das müssten einige Brotverkäufer heute vielleicht auch, anscheinend ist es ja um das tägliche Brot nicht zum Besten bestellt. Es gibt kaum noch die kleinen Bäckereien, in denen der Meister am frühen Morgen liebevoll seinen Teig knetet und ihn tagelang ruhen lässt. Stattdessen Großbäckereien, die Backwaren zu Dumpingpreisen auf den Markt werfen. Ist das denn überhaupt noch essbar?

Grundsätzlich dazu: An dem Sterben der kleinen Bäckereien sind auch die Brotesser schuld. Wer jammert, wenn er zwei Euro für ein frisches Brot ausgeben soll, kann kaum etwas anderes erwarten als Industrieware. Die Konsequenz: Fast jeden Tag macht ein Bäcker dicht. Stattdessen übernehmen Großkonzerne mit ihren Backshops das Feld. Und das Geld, das man so spart, gibt man dann am Sonntagmorgen bei der Tankstelle aus, wenn man dort die – angeblich frischen – Brötchen holt.

Und auch im Supermarkt werden durchgehend frische Brötchen gebacken. Ich weiß natürlich auch, dass das gar nicht funktionieren kann. Da werden vorgebackene Teiglinge aufgewärmt, das war's. Damit das Gebäck tatsächlich frisch schmeckt, dafür braucht es einiges an Chemie – wird zumindest oft behauptet. Ist das tatsächlich so?

Wenn du schon einmal zugeschaut hast, wie Teig gemacht wird, dann ist dir sicher aufgefallen, dass je nach handwerklichem Geschick die Küche mehr oder weniger in Mitleidenschaft gezogen wurde – klebrige Teigreste, zu feste oder zu feuchte Bestandteile, Spuren von Mehl etc. Eine riesige Teigmaschine kann das nun überhaupt nicht brauchen, die kann nur dann die vorgesehene gewaltige Menge an Teiglingen vorbacken, wenn alles reibungslos abläuft. Also kommen Hilfsmittel zum Einsatz. Und zwar jede Menge. Die Produkte der Großbäckereien sind führend in der Anzahl der Zusatzstoffe.

Da kommt natürlich die Frage auf: Welche Stoffe sind das? Und: Sind die schädlich? Oder tut man den Backshops unrecht, und ihr Brot ist sogar besser als ihr Ruf?

Über die Stoffe, die verwendet werden, haben wir schon häufig gesprochen. Da sind unter anderem diejenigen, die auf »ase« enden, stark vertreten!

Also Enzyme! Bisher waren die für uns immer recht nützlich.

Bei der industriellen Brotproduktion gibt es ja einige Stellschrauben, an denen man optimieren kann. Wichtig ist beispielsweise, dass der Teig eine maschinenfreundliche Fließgeschwindigkeit an den Tag legt. Dafür gibt es ein Enzym. Dann soll das Ergebnis riechen und schmecken wie handgemachte Backwaren. Dafür gibt es ein Enzym. Dann sollen die Waren auch noch lange haltbar bleiben – und natürlich gibt es auch dafür ein Enzym, das dafür sorgt, dass Toastbrot neun Wochen frisch bleibt. Der traditionelle Bäcker weiß sehr genau, dass ein gutes Brot bei der Herstellung Zeit braucht. Der Großbäcker will das alles beschleunigen. Dafür gibt es ein Enzym – und Vitamin C, das macht Mehl schnell backfähig.

Deutsche Brotkultur
Die deutsche Brotkultur basiert auch auf dem Ausbildungsgang zum Bäckermeister, den es in anderen Ländern selten gibt. Die deutsche Brotkultur wurde im Dezember 2014 von der Kultusministerkonferenz als eine von 27 Kulturformen in das bundesweite Verzeichnis des »immateriellen Kulturerbes« aufgenommen. Und der Zentralverband des Deutschen Bäckerhandwerks bemüht sich darum, dass die deutsche Brotvielfalt zum Weltkulturerbe erklärt wird. Das Deutsche Brotinstitut in Ulm ernennt jährlich eine Brotsorte zum »Brot des Jahres«. Die Deutsche Post bringt seit 2018 eine Briefmarke »Deutsche Brotkultur« zu 2,60 Euro heraus.

Dann müssten ja die Hinweise auf die Inhaltsstoffe der industriellen Brote ellenlang sein …

Sind sie aber nicht. Weil sie nur bei einem Vorprodukt eingesetzt werden, im fertigen Brot findet man sie – angeblich – nicht mehr, deswegen braucht man sie auch nicht zu erwähnen.

Aber schaden sie denn?

Die Enzyme, über die wir reden, werden in speziellen Labors hergestellt, manche werden neu entwickelt. Es ist letztlich schwer zu sagen, was sie langfristig anrichten, wenn man sie beispielsweise über Jahre hinweg aufnimmt. Vielleicht lösen sie ganz neue Formen von Allergien aus. Vermutlich sind sie aber eher harmlos, denn durch die Erhitzung wird die biologische Aktivität der Enzyme in der Regel zerstört. Jedenfalls sind sie alle offiziell zugelassen, sonst dürften sie nicht eingesetzt werden.

Man hört ja oft von Konservierungsstoffen im Brot. Was haben die für Auswirkungen?

Die sind nur in den abgepackten Broten erlaubt und müssen auch deklariert werden. Bei den offenen Backwaren dürfen keine Konservierungsstoffe zugegeben werden.

Nun trifft man bei solchen Themen wie Brot – ähnlich wie beim Fleisch oder der Milch – oft auf radikale Einstellungen, da gibt es nur gut oder böse. Ist denn das traditionelle Backhandwerk den Industriebäckern immer überlegen?

Na ja, auch der kleine Bäcker in der Nachbarschaft kann Backmischungen verwenden ebenso wie die Großbäckerei. Damit reagiert er vielleicht auf eine veränderte Nachfrage oder neue Trends wie das sogenannte Eiweißbrot, also Proteinbrot. Backmischungen müssen auch nicht aus Chemie bestehen, sondern sind oft eine Mischung aus verschiedenen natürlichen Rohstoffen.

Fazit? Was ist deine Empfehlung? Hände weg vom Supermarktbrot? Selber backen?

Das Supermarktbrot hat eine lange Reise hinter sich, teilweise wird es vorgebacken durch halb Europa kutschiert. Schon das klingt ja nun nicht nach einer Empfehlung. Außerdem gilt auch bei den Großbäckereien: Zeit ist Geld; deswegen versuchen sie ja auch, den Turboteig zu mischen, der nicht mehr lange ruhen muss, sondern gleich verarbeitet werden kann. Nun hat man aber festgestellt, dass manche Menschen nach dem Verzehr von Brot Magenschmerzen bekommen, weil sie auf FODMAPs reagieren, das sind bestimmte Zucker im Weizen. An der Universität Hohenheim wurde herausgefunden, dass ein Brot weniger von diesen problematischen Stoffen entwickelt, wenn der Teig länger ruhen kann. Also ein klares Votum für ausgewogene traditionelle Brote vom Bäcker – am besten Vollkorn, wie besprochen. Und das hat seinen Preis, weil es eben dauert. Bis ein ordentlicher Sauerteig entsteht, braucht es drei Tage. Die Zubereitung der Fertigmischung dauert dagegen gerade einmal ein paar Stunden. Seit 2018 nimmt allerdings die Zahl junger Menschen zu, die das Bäckerhandwerk erlernen wollen, vielleicht braucht der Bäckermeister dann bald keine Backmischungen mehr. Denn ein Brot braucht Mehl, Wasser, Salz und entweder Hefe beim Weizenbrot oder Sauerteig beim Roggenbrot – und natürlich Zeit. Basta! Mehr nicht!

Offenbar reicht das den Deutschen noch nicht. Es gibt ja unglaublich viele Brotsorten.

Heute werden bei uns über 80 Prozent der Brote aus weißen oder gemischten Mehlen aus Weizen, Roggen und Dinkel hergestellt, teilweise werden weitere Getreide oder diverse Produkte zugesetzt. Dazu zählen verschiedene Nüsse und Samen, Trockenfrüchte, Zwiebeln und vielerlei Gewürze. Auch die in der Nachkriegszeit mit Kartoffeln, Steckrüben, Mais oder Möhren gestreckten Brote werden heute gelegentlich wieder als exotische Varianten angeboten. Ob diese verschiedenen Versionen noch als gutes Brot bezeichnet werden können, hängt nicht nur von den eingesetzten Zutaten ab, sondern wird vom Verbraucher auch nach Geschmack, Konsistenz und dem jeweils angesagten Trend entschieden.

Du hast ja eben das Eiweiß- bzw. Proteinbrot angesprochen. Nun ist Deutschland ja ganz sicher das Land mit den meisten Brotspezialitäten. In den vergangenen Jahren ist dieses Eiweißbrot dazugekommen, das vor allem abends bekömmlicher sein soll. Ist denn da etwas dran?

Eiweißbrot ist sehr gut geeignet – für Diabetiker! Denn die profitieren von wenig Kohlenhydraten, also von einem Low-Carb-Brot. Wenn abends eher Eiweiß bzw. Protein als Kohlenhydrate aufgenommen werden, ist das günstiger für den Insulinspiegel und den Fettabbau über Nacht. Nun sind 90 Prozent unserer Bevölkerung nicht von Diabetes betroffen, vertreten aber die merkwürdige Meinung, dass auch für sie etwas Positives dabei herausspringt, wenn sie sich ernähren, als hätten sie die Krankheit. Es ist ähnlich wie bei der Laktoseintoleranz und der Glutenunverträglichkeit – nur wenige sind betroffen, aber viele fühlen sich angesprochen und folgen dem Trend.

Was sind da denn die Motive?

Die Werbung für Eiweißbrot verspricht neben Gesundheit auch Erfolg beim Abnehmen, weil es durch den hohen Proteingehalt besser sättigen soll. Dabei werden auch die Unwahrheiten bemüht, dass Kohlenhydrate generell schädlich sind und normales Brot ein Dickmacher sei. Dabei zeigt ein Vergleich der wichtigsten Inhaltsstoffe, dass ein typisches Eiweißbrot mehr Kalorien enthält als normales Mischbrot. Die Angaben gelten für jeweils 100 Gramm Brot:

	Energie kcal	Protein g	Kohlenhydrate g	Fett g	Ballaststoffe g	H_2O g
Normales Mischbrot	215	7	45	1	7	40
Typisches Eiweißbrot	270	33	2	13	7	45

Viele Eiweißbrote enthalten kein Mehl, sondern werden aus Weizenkleie, Magerquark, geschroteten Leinsamen, gemahlenen Mandeln, Eiern und einem Proteinpräparat hergestellt.

Mit Brot hat das genauso wenig zu tun wie Sojadrinks mit Kuhmilch.

Also für die Mehrheit der Menschen eher überflüssig?

Genau! Eine hohe Proteinzufuhr kann für professionelle Kraftsportler sinnvoll sein, da sie für ihren Muskelaufbau mehr Protein benötigen, obwohl sie offensichtlich auch ohne Spezialbrote die gleiche Leistung bringen. Für den gesunden Durchschnittsbürger sind diese Brote sogar problematisch, weil sie aufgrund des höheren Kaloriengehalts nichts zum Abnehmen beitragen können, dafür aber durch den hohen Proteingehalt sowohl die Nieren als auch – durch den Preis – den Geldbeutel belasten. Bei uns wird im Durchschnitt bereits zu viel Protein zugeführt, deshalb wäre genau das Gegenteil, nämlich proteinarme Brote, für die Gesundheit wohl besser. Bevor dieser Trend sich breitmacht, ist normales Roggen- oder Dinkelbrot immer noch die beste Wahl. Also: Ein Hoch auf das gute deutsche Vollkornbrot. Ein hoher Verzehr von Vollkornprodukten senkt das Risiko, an Herz-Kreislauf-Erkrankungen, Bluthochdruck, Diabetes Typ 2 und Krebs zu erkranken. Neben Kohlenhydraten und Protein liefert Vollgetreide reichlich Vitamine wie B_1, B_2, B_6, Niacin, Pantothensäure, Folat und Vitamin E sowie die Mineralstoffe Kalium, Magnesium, Eisen, Zink, Kupfer, Mangan und Chrom.

Rund um das Brot

- Das Wort »Brot« bedeutet auch Nahrung ganz allgemein und Lebensunterhalt.
- Der Dichter Juvenal prägte für die römischen Massenveranstaltungen den Begriff »Brot und Spiele« (*panem et circenses*).
- Marie Antoinette sagte (angeblich): »Wenn die Armen kein Brot haben, sollen sie doch Kuchen essen.«
- »Wasser und Brot« gelten als Symbol für karge Kost (für Strafgefangene) oder in Notzeiten.
- Der Brauch, Brot und Salz etwa zum Bezug einer neuen Wohnung oder zur Hochzeit zu schenken, soll Wohlstand sichern.

Kommen wir zu einem weiteren beliebten Nahrungsmittel, der Pizza.

In Deutschland werden annähernd eine Milliarde Pizzen pro Jahr verzehrt. Oft tiefgekühlt – Schachtel auf, rein in den

Pizza
Die größte Pizza der Welt war über zwölf Tonnen schwer und wurde 1990 in Südafrika gebacken. Sie war 37,4 qm groß und mit 3960 kg Käse, 1763 kg Pilzen und 1984 Liter Tomatensoße belegt. Die Japaner belegen ihre Pizza am liebsten mit Tintenfisch – und übrigens: Die Pizza Hawaii wurde von Kanadiern erfunden.

Backofen, und fertig! Vermutlich hast du so etwas in den vergangenen 50 Jahren nicht gegessen, oder?

Eigentlich ist gegen eine Pizza nichts einzuwenden. Der Teig ist schnell gemacht, dazu frische Zutaten – was sollte denn dagegensprechen? Und was die Tiefkühlpizza angeht – die Nachteile sind ganz einfach: meist zu fett und meist zu salzhaltig, vor allem wenn sie noch mit der beliebtesten Zutat, der Salami, belegt ist, hat man dann locker über 800 Kalorien auf einen Streich.

Und die vegetarische Variante?

Die teilt ein Problem mit ihren fleischlichen Kollegen, das betrifft den Boden. Damit sich der Teig ordentlich verhält, wird ihm meist eine Reihe von Backtriebmitteln zugegeben.

Also lieber die Finger davon lassen?

Wie so oft, lieber Frank, kommt es auf die Menge und Verzehrhäufigkeit an. Die meisten Menschen vertragen auch die zugelassenen Zusatzstoffe ohne Probleme. Wenn man sich überwiegend von Fertiggerichten ernährt, lauern schon gewisse Gefahren; die werden nun mal mit Aromen und Geschmacksverstärkern versetzt. Je seltener man sie zu sich nimmt, umso besser. Aber bei nur gelegentlichem Verzehr muss man sich deswegen keine Sorgen machen. Eine Pizza selbst zu backen ist jedoch deutlich besser. Oder du gehst zum Italiener deines Vertrauens und lässt dir dort eine handgemachte, frisch zubereitete Pizza schmecken.

Was die anderen Backwaren wie Kuchen angeht, kann ich mir deine Meinung schon vorstellen – zu viel Zucker, zu viel Fett, zu viel von den Dingen, die eigentlich gut schmecken.

Da hast du recht. Das Leben ist einfach ungerecht!

KURZ GEFASST

- Getreide ist die wichtigste Nahrungsgrundlage weltweit.
- High Carb und Low Carb – beides nicht empfehlenswert.
- Vollkorn senkt das Krebsrisiko.
- Glutenunverträglichkeit – viele (eingebildete) Kranke?
- Unter falscher Flagge: der Wildreis.
- Eiweißbrot braucht keiner.

6
»Rin in die Kartoffeln ...«
oder
Die unterschätzte Knolle

FRANK ELSTNER

Bleiben wir noch bei den Kohlenhydraten – was müssen wir über Kartoffeln wissen?

PROF. DR. CLAUS LEITZMANN

Es ist allgemein bekannt, die Kartoffel hat – wie viele andere Nahrungsmittel auch – Kolumbus aus Mittelamerika mitgebracht. Leider wird sie deutlich unterschätzt und hat unverdienterweise keinen guten Ruf. Kartoffeln sind sogenannte Sprossenknollen. Der Begriff Kartoffel kommt übrigens aus dem Italienischen von »tartufo« oder »tarathopholi«, was eigentlich Trüffel heißt, aber wörtlich »Erdknolle« bedeutet. Daran sieht man, dass die Kartoffeln früher wohl viel kleiner gewesen sind.

In Deutschland galt sie aber nicht immer als Delikatesse.

Nein, im Gegenteil, kaum jemand hatte Interesse an der Knolle. Dass sich das später änderte, ist unter anderem dem Alten Fritz (Friedrich der Große, 1712–1786) zu verdanken; der sorgte nämlich dafür, dass die Knolle verstärkt angebaut und gegessen wurde. Er erließ nicht weniger als 15 »Kartoffelbefehle«, um die Verbreitung der »Tartoffeln«, wie sie damals noch hießen, zu fördern. Dummerweise wussten nur die wenigsten, was man mit dieser neumodischen Pflanze machen konnte, einige kochten die Beerenfrüchte mit ihren vielen Samen oder gar das Kraut statt der Knolle und weigerten sich daraufhin, das ungenießbare Zeug anzubauen. »Was der Bauer nicht kennt …« – du kennst den Spruch. Der alte Fuchs Friedrich der Große verfiel deshalb angeblich auf einen ganz speziellen Trick: Er ließ königliche Kartoffelfelder anlegen und postierte dort ganz auffällig Wachleute.

Da dachten die Leute natürlich, da muss etwas sehr Wertvolles beschützt werden.

Genau, und deshalb schlichen sich die Menschen bei Nacht und Nebel hin und klauten Kartoffeln, was das Zeug hielt. Die Wache tat dann natürlich so, als würde sie davon nichts bemerken. Es gab noch jede Menge andere Aktivitäten zur Einführung der Kartoffel, und irgendwann hat sie sich dann bei uns durchgesetzt, auch dank dem Alten Fritz. Deswegen findet man übrigens auch heute noch oft Kartoffeln auf seinem Grabstein.

Und warum war der Alte Fritz eigentlich so scharf auf Kartoffeln?

Weil er erkannt hat, dass man mit dieser Knolle, die recht anspruchslos und trotzdem ertragreich ist, außerdem recht robust auftritt und lange gelagert werden kann, die Hungersnöte lindern kann, die es auch in Preußen immer wieder gab – meistens aufgrund schlechter Getreideernten. Und als es dann um die Nahrungsmittelversorgung in den vielen Kriegen schlecht bestellt war, begann der große Siegeszug der Erdäpfel, wie sie gelegentlich genannt werden. Dass der Alte Fritz selbst Kartoffeln gerne aß, bezweifele ich übrigens. Historiker haben sich Küchenzettel des Königs angesehen – darunter aber kein einziges Gericht mit Kartoffeln gefunden.

Vielleicht hatte der alte »Pommes-Fritz« Angst, dick zu werden, die Kartoffel schien ja mit am Übergewicht schuld zu sein …

Das ist ein Irrglaube, zumindest was die Pellkartoffel angeht, die zu fast 80 Prozent aus Wasser besteht. Wenn Kartoffeln allerdings stark verarbeitet und mit Fett getränkt werden, sieht es wieder ganz anders aus.

Also – Tipps und Infos zur Kartoffel. Wie viele Sorten gibt es?

Geschichte wiederholt sich doch – nun kommt auch aus Peking ein »Kartoffelbefehl«. Die chinesische Regierung hat festgestellt, dass Kartoffeln dazu beitragen können, die Ernährungsprobleme zu lösen. Für den bisher bevorzugten Anbau von Reis und Weizen gibt es allmählich zu wenig Wasser. Nun hat das Ernährungsministerium verkündet, dass die Kartoffel ein ideales Nahrungsmittel ist. Also, Zeit für die Chinesen, sich langsam umzustellen.

Im Forschungszentrum für Kartoffeln bei Lima, der Hauptstadt von Peru, werden über 5000 Sorten gelagert. In Deutschland gibt es rund 200 Sorten und verschiedene Reifegruppen – sehr früh, früh, mittelfrüh und mittelspät bis sehr spät reifende Kartoffeln. Geerntet wird von Mai bis Oktober. Kartoffeln sind sehr empfehlenswert – am besten ungeschält gekocht, also als Pellkartoffeln. Und wie nahezu alle Lebensmittel sollten sie möglichst aus ökologischer und regionaler Landwirtschaft kommen, wenn man sich, der Umwelt und den Bauern etwas Gutes tun will. Kartoffeln enthalten zwar nicht viel, aber dafür wertvolles Protein, dazu Ballaststoffe, eine Reihe von Mineralstoffen sowie wichtige Vitamine wie C, B_1, B_2, B_3 und B_6. Bei den Mineralstoffen punkten Magnesium, Kalzium und Eisen, besonders wenn man die Kartoffeln mit der Schale kocht. Sie enthalten auch Kalium, das ist zwar bei gesunden Menschen meist ausreichend vorhanden, aber ältere Menschen – über deren Ernährungsbedürfnisse wir ja gesprochen haben – können unter einem Mangel leiden, besonders wenn sie entwässernde Tabletten nehmen, um die Nierentätigkeit anzuregen, oder Herzmedikamente brauchen. Und das kann dann tatsächlich lebensgefährlich werden. Falls du Lust an Fachbegriffen hast: Das nennt sich dann Hypokaliämie.

Hypokaliämie – Hypokaliämie – Hypokaliämie. Jetzt werd ich's nicht mehr vergessen.

Wie gesagt: Die Kartoffel besteht zu fast 80 Prozent aus Wasser, und du siehst allein an dieser Zahl: So arg viel Fett kann die Knolle dann nicht mehr haben, es sind nur 0,1 Gramm pro 100 Gramm. Die Stärke aus rohen Kartoffeln kann unser Körper nicht verwerten, denn sie muss erst durch Erhitzen verkleistert werden, damit die Amylasen sie zu Zucker abbauen können.

Das heißt, man kann Kartoffeln nicht roh essen?

Doch, kann man – und wir haben es als Kinder in der Nachkriegszeit auch gemacht. Aber zu empfehlen ist es nicht. Kartoffeln sollten erhitzt werden. Da rohe Kartoffeln kaum Kalorien liefern, werden sie aber in Reduktionsdiäten eingesetzt. Sie füllen den Magen und sättigen allein schon dadurch.

Gibt es auch noch weitere Vorteile?

Neuere Studien haben gezeigt, dass (gekochte) Kartoffeln sogar den Blutdruck senken können, besonders die blauen Kartoffeln. Außerdem halten sie lange satt. Und wer unbedingt etwas Weiches essen will: Kartoffelpüree ist dann das Richtige, besonders für Senioren, die Kauschwierigkeiten haben – allerdings nicht so oft wie oben beschrieben.

Und warum gerade die blauen Kartoffeln? Das hat sicher etwas mit den ominösen sekundären Pflanzenstoffen zu tun.

Genau. Wir wissen, dass farbige Früchte und Gemüse geradezu von diesen gesunden Stoffen strotzen. Die blauen

Farbpigmente heißen Anthocyane. Die geben eben auch dieser Kartoffel ihre Farbe. Das ist im Übrigen kein Marketinggag oder eine Neuzüchtung; im Gegenteil, die blaue Kartoffel ist eine sehr alte Art, quasi eine Urknolle. Und wenn die es über die Jahrhunderte geschafft hat zu überleben, spricht das ja auch für sie. Schmecken tut sie übrigens genauso wie ihre bleichen Artgenossen.

Anthocyane (»Kyanos« – griechisch für Dunkelblau)
Die Anthocyane sind verantwortlich für die Rot- oder Blaufärbung von Pflanzen. Besonders dem blauen Farbstoff werden viele gesundheitliche Wirkungen bescheinigt; er soll die Alterungsprozesse verlangsamen, die Sehkraft stärken und den Zellabbau im Gehirn reduzieren. Also eine klare Empfehlung für Rote Bete, Brom- und Heidelbeeren, Pflaumen, Trauben und eben die blaue Kartoffel! Anthocyane sorgen auch für die Rotfärbung von Bäumen im Herbst und werden zur Färbung von Lebensmitteln eingesetzt.

Na ja, da werden meine Gäste erst mal etwas skeptisch schauen, wenn sie bei uns einen blauen Kartoffelsalat kredenzt bekommen. Wo bekomme ich diese Blaublüter denn überhaupt? Frage ich auf dem Markt einfach nach blauen Kartoffeln?

Ja, oder ganz speziell nach den Sorten Hermanns Blaue, Vitelotte oder Blauer Schwede. Die war übrigens Kartoffel des Jahres 2006.

Hast du sonst noch Erkenntnisse über die Knolle?

Wenn du rund 700 Gramm Kartoffeln zusammen mit einem Ei isst, dann hast du die höchste biologische Wertigkeit für Protein, die du überhaupt durch kombinierbare Lebensmittel erreichen kannst – das bedeutet, dass du mit einer minimalen Proteinmenge deinen Bedarf decken kannst. Gut, ob das nun auf Dauer ein leckeres Menü ergibt, muss natürlich jeder selbst wissen, aber es ist eine wichtige Alternative für Nierenkranke – die grundsätzlich weniger Protein essen, aber sehr Hochwertiges zuführen sollen, das haben wir auch oben in dem Kapitel über Ernährung im Alter dargestellt.

Nun wissen die kluge Hausfrau und der kluge Hausmann, dass Kartoffeln unter Umständen giftig sein können. Wie stellen die das an?

Kartoffeln sind nur giftig, wenn sie grüne Stellen aufweisen, denn dort befindet sich Solanin, das schwach giftig ist, aber Magenbeschwerden, Übelkeit und Nierenreizung auslösen kann. In größeren Mengen kann es das Nervensystem schädigen. Die grünen Stellen sollte man großzügig wegschneiden, ebenso übrigens wie angekeimte Stellen. Allerdings müsstest du etwa drei Kilo rohe Kartoffeln verzehren, um ernsthaft gefährdet zu sein. Aber trotzdem: Kartoffeln erhitzen, mit Schale, in wenig Wasser oder noch besser im Wasserdampf, dann hat man alles richtig gemacht und ein vollwertiges, gesundes Lebensmittel. Und noch ein Tipp: Im Gegensatz zu Kochwasser von anderem Gemüse sollte das Kartoffelwasser wegen des bereits erwähnten Solanins weggeschüttet werden. Die anderen Teile der Kartoffeln, die früher in Unkenntnis verspeist wurden und die ebenfalls giftig sind, isst heute natürlich niemand mehr.

Wie sieht es aus mit Pommes und Chips? Die haben ja nicht gerade einen guten Ruf. Was ist da eigentlich das Problem? Das bisschen Fett kann es ja wohl nicht sein.

Pommes und Chips haben ihren schlechten Ruf zu Recht, leider. Zum einen enthalten sie nach der industriellen Verarbeitung kaum noch Vitamine, zum anderen entstehen durch Frittieren und starkes Erhitzen die gesundheitlich ziemlich bedenklichen Transfettsäuren, über die wir ja schon geredet haben.

Okay, Kartoffeln – ja, Pommes frites oder Chips eher nicht.

Genau.

Noch ein Stichwort: Acrylamid. Panikmache oder ernsthaftes Risiko?

Das ist noch umstritten.

Deine Meinung?

Ernsthaftes Risiko.

Wo kommt das Acrylamid her?

Acrylamid bildet sich, wenn kohlenhydratreiche Lebensmittel stark erhitzt werden, also über 120 Grad, insbesondere wenn diese nur einen geringen Wassergehalt aufweisen. Die hohen Temperaturen sorgen natürlich dafür, dass die Lebensmittel schön braun und knusprig aussehen – das passiert beim Grillen, Rösten, Braten, Backen. Neben Keksen oder Knäcke- und Toastbrot trifft das viele Kartoffelprodukte: Rösti, Kroketten, Bratkartoffeln und eben die Chips und Pommes frites. Und je höher die Hitze und je länger die Hitzeeinwirkung, umso mehr Acrylamid wird gebildet. Umgekehrt heißt das: generell eine starke Bräunung verhindern, die richtigen hoch erhitzbaren Öle benutzen (z. B. Rapsöl) oder Backpapier verwenden und zu scharfes Anbraten meiden.

Alles, was unter 120 Grad gegart wurde, ist also nicht betroffen?

Genau. Also Kartoffelbrei oder Püree und natürlich Pellkartoffeln sind nicht belastet.

Kartoffeln
Geerntet werden weltweit pro Jahr rund 370 Millionen Tonnen, Deutschland bringt es auf 10 Millionen Tonnen und ist damit Spitzenreiter in der EU. 60 Prozent werden industriell genutzt (Chips, Mehl etc.), der Rest kommt in den Keller oder wird gleich gegessen.

Worin liegen denn die Gefahren?

Wie gesagt, man weiß es nicht so genau. In Tierversuchen hat man festgestellt, dass Acrylamid das Krebsrisiko erhöht. Studien mit Menschen haben noch keine eindeutigen Belege erbracht. Aber sicher ist: Gesund ist es nicht, und vor allem Kinder sind gefährdet, weil sie viel und gerne Chips und Pommes Frites essen und das im Wachstum ganz sicher nicht zuträglich ist. Also ganz klar: Es besteht definitiv die Gefahr, dass Kinder dadurch gesundheitlichen Schaden nehmen können. Wie gesagt, Pellkartoffeln und Püree sind eindeutig vorzuziehen. Aber kennst du die wertvollsten Kartoffeln der Welt?

Keine Ahnung, wo gibt es die?

Im Van-Gogh-Museum in Amsterdam. Ein frühes Gemälde von van Gogh trägt den Titel *Die Kartoffelesser*. Selbst die Studien, die van Gogh für dieses Gemälde gemacht hat, sind ungeheuer wertvoll. Ein kleines Bild mit dem Kopf einer Bauersfrau wurde 2015 für 600 000 Euro verkauft! Interessant ist aber, was er über seine Intention an seinen Bruder schreibt: »Ich habe mich nämlich sehr bemüht, den Betrachter auf den Gedanken zu bringen, dass diese Leutchen, die bei ihrer Lampe Kartoffeln essen, mit denselben Händen, die in die Schüssel langen, auch selber die Erde umgegraben haben; das Bild spricht also von ihrer Hände Arbeit und davon, dass sie ihr Essen ehrlich verdient haben.«

Wir sehen, die Kartoffel bietet einige Vorteile. Wie steht es denn um die flüssige Variante?

Sehr zu empfehlen. Kartoffelsaft hilft bei Magenbeschwerden, kann den Blutzucker senken und auch den Cholesterinspiegel. Und er hilft gegen Sodbrennen. Von dieser Eigenschaft profitieren vor allem schwangere Frauen, denn sie wollen ja möglichst keine Medikamente einnehmen.

Also: ein Hoch auf die Kartoffel mit all ihren Facetten?

Na ja, »alle« würde ich nicht sagen.

Ich ahne, was du meinst. Reden wir über den Kartoffelschnaps – viele behaupten ja, dass er gesund sei und bei der Verdauung helfe.

Der Kartoffelschnaps hat eine wirklich unrühmliche Geschichte hinter sich. Als nämlich die Bauern entdeckten, wie einfach man aus dem billigen Massenprodukt einen hochprozentigen Schnaps brennen kann, gab es kein Halten mehr, und überall entstanden Brennereien. Möglich wurde das übrigens erst, nachdem ein spezielles Destillationsgerät erfunden worden war, das die Herstellung von Branntwein ungemein erleichterte. Ein willkommener Nebeneffekt war, dass die Rückstände sich auch noch vorzüglich als Schweinefutter vermarkten ließen. Und es passierte, was passieren musste – immer mehr Menschen verfielen dem billigen Fusel. Du musst wissen, dass im Zeitalter der frühen Industrialisierung viele Fabrikarbeiter und Fabrikarbeiterinnen kaum noch Zeit hatten, ordentlich zu essen; viele mussten 12 bis 14 Stunden arbeiten, und das sechs Tage die Woche. Also konsumierten sie schnell ein paar Gläser Schnaps, um zu ihren benötigten Kalorien zu kommen – und natürlich auch, weil sie damit ihren Stress vermeintlich besser in den Griff bekamen. Das eigentlich war schon verhängnisvoll genug und die Basis für viele traurige

Friedrich Engels
»Preußischer Schnaps im deutschen Reichstag«

»Namentlich im Bergischen ... verfiel die Masse der arbeitenden Bevölkerung dem Trunk. Scharenweise Arm in Arm, die ganze Breite der Straße einnehmend, schwankten von 9 Uhr abends an die ›besoffenen Männer‹ unter disharmonischem Gejohle von Wirtshaus zu Wirtshaus und endlich nach Hause.«

Der Volksstaat, Nr. 23 vom 25. Februar 1876

Alkoholikerbiografien. Der Gipfel aber war, dass in den Fabriken, beim Militär und vor allem natürlich in der Landwirtschaft ein Teil des Lohns direkt in Kartoffelschnaps ausgezahlt wurde; der Alkohol war also allgegenwärtig. Schon Kleinkinder beruhigte man mit einem in Alkohol getränkten Stoffzipfel. Die Folgen waren natürlich verheerend, denn Alkohol ist in jedem Alter hirnschädigend, besonders aber in der frühen Lebensphase, wenn die Gehirnentwicklung noch nicht abgeschlossen ist. Dass die Menschen damals unter diesen äußerst schlechten Lebensbedingungen litten, verarmten und oft krank waren, machte sie schnell empfänglich für den vermeintlichen »Seelentröster«. Einige Historiker sprechen in diesem Zusammenhang von der »Branntweinpest« oder vom »Elendsalkoholismus«, wobei beide Begriffe nicht unumstritten sind. Der Philosoph und Revolutionär Friedrich Engels hat eine solche Szenerie beobachtet und eindrucksvoll beschrieben.

Wie ist man dieser Katastrophe Herr geworden? Das war doch sicher nicht leicht, die Menschen vom Alkohol abzubringen?

Doch, eigentlich war es recht einfach – man hat eine Steuer erhoben und den Schnaps dadurch teurer gemacht. In der Schweiz war das Kartoffelschnapsbrennen sogar bis 1999 völlig verboten.

Das ist gerade erst 20 Jahre her. Wie ist das mit Wodka – der wird ja auch aus Kartoffeln gemacht.

Wodka kann aus vielen Grundstoffen hergestellt werden – aus Weizen, Roggen, Mais und auch aus Kartoffeln.

Und Wodka bedeutet übersetzt ja ganz harmlos »Wässerchen«. Ein »Wässerchen« in Ehren … oder ein Kartoffelschnaps kann ja nicht schaden.

Der Kartoffelschnaps ist wirklich oft hilfreich, beispielsweise um die Haut zu reinigen, als Spülung für das Haar, zum Fiebersenken usw. Nur trinken sollte man ihn möglichst nicht. Ob Alkohol überhaupt positive gesundheitliche Wirkungen hat, ist umstritten, aber darüber werden wir ja noch reden. In erster Linie ist Alkohol ein Gift!

Böse Zungen behaupten, dass bei dem Kinderreichtum in der damaligen Zeit einigen Kleinkindern bewusst eine gewisse Hirnschädigung mit Schnaps zugefügt wurde, damit sie später als billige und willige Arbeitskräfte zur Verfügung standen. So ist vielleicht auch der Ausdruck Dorftrottel entstanden, eine Bezeichnung für einen geistig Behinderten. Möglicherweise waren es aber auch Kinder von Blutsverwandten.

Um das Thema abzuschließen – stimmt es, dass früher Kartoffelalkohol ins Benzin gemischt wurde?

Monopolin hieß das Zeug, heute nennt man es Bioethanol. Das ist uns ja bereits beim Mais begegnet. In den 1930er-Jahren wollte man die Landwirtschaft stärken, und die Treibstoffhersteller mussten deshalb auf eine staatliche Anordnung hin 20 000 Tonnen Spiritus abnehmen. Man braucht rund acht Kilo Kartoffeln für einen Liter Rohspiritus. Allerdings konnte die Landwirtschaft gar nicht so viel bereitstellen, und man suchte noch nach anderen Zugaben. Interessant ist in diesem Zusammenhang: Auch das erste Auto von Carl Benz fuhr mit Kartoffelalkohol.

KURZ GEFASST

- Per Befehl – so wurde die Kartoffel in Deutschland eingeführt.
- Kartoffeln senken den Blutdruck.
- Kartoffelsaft – bewährtes Hausmittel gegen Magenbeschwerden.
- Acrylamid: Ab 120 Grad wird es gefährlich.
- Kartoffelalkohol – mehr Schaden als Nutzen.
- Pellkartoffeln – die Königin der Erdäpfel.

7
Fleischeslust und Fleischesfrust
oder
Sind Vegetarier die besseren Esser?

FRANK ELSTNER

Über die ethische Frage, wie wir mit Tieren umgehen, sollten wir noch reden. Lass uns erst einmal grundsätzlich über Fleisch und Wurst sprechen. Aber vielleicht bist du als Vegetarier zu sehr befangen?

PROF. DR. CLAUS LEITZMANN

Ich bemühe mich, nicht befangen zu sein, denn von Wissenschaftlern wird erwartet, neutral zu sein. Aber ganz kann sich wohl keiner von seinen persönlichen Erfahrungen und Überzeugungen trennen. Deshalb sind auch die Themen Fleisch und Fisch wichtig bei der Suche nach der besten Ernährung. Denn wenn man die Absicht hat, sich mit allen Nährstoffen optimal zu versorgen, spricht zunächst nichts gegen den Verzehr dieser Lebensmittel. Aber wieder einmal kommt es auf die Menge und in diesem Fall besonders auf die Qualität und auch die Zubereitung an.

Ein bisschen Steak darf also sein?

Fleisch liefert Eisen und viele der B-Vitamine – also viele Nährstoffe, die vom Körper gut aufgenommen und verwertet werden können. Neben Wasser besteht Muskelfleisch mit durchschnittlich rund 22 Prozent hauptsächlich aus hochwertigem Protein, das reich an essenziellen, also lebensnotwendigen Aminosäuren ist. Es gehört deshalb zusammen mit Ei- und Milchprotein zu den Proteinen mit der höchsten biologischen Wertigkeit. Und das hat sich in der Evolution ausgezahlt, denn unsere ganz frühen Vorfahren waren Vegetarier, also Pflanzenfresser. Sie ernährten sich meist von Blättern, Beeren und Wurzeln, bis sie wahrscheinlich vor rund 1,5 Millionen Jahren entdeckten, wie man Fleisch verträglich zubereiten kann. Diese Kenntnisse haben sie dann wohl ordentlich genutzt, was einige Vorteile hatte, denn die Menschen wurden größer, und das Gehirn bildete sich aus, sodass unsere Vorfahren gute Einfälle hatten, die wiederum ihrer Ernährung zugutekamen. Und sie haben sich wohl zunächst von toten Tieren oder Knochenmark ernährt, das die Raubtiere – außer den Hyänen, die Knochen knacken können – zurückgelassen hatten. Vielleicht bevorzugten sie aber auch eher kleine Tiere, eventuell auch Maden – und Fische, die viel leichter zu fangen sind als Jagdwild. Natürlich hatten dann diejenigen ersten Menschen, die außer Pflanzen auch Fleisch aßen, eine breitere Auswahl an Nahrungsmitteln als die reinen Pflanzenfresser, die oft unter großer Konkurrenz standen.

🍎 Und wieso wuchs das Gehirn der Fleischesser?

🍏 Weil Fleisch und besonders Knochenmark nicht nur viele Nährstoffe, sondern auch die bereits erwähnten langkettigen ungesättigten Fettsäuren enthalten, die für den Gehirnaufbau wichtig sind. Dadurch verbesserte sich der Gesamtstatus, und das Denken wurde angeregt – leider nicht immer nur zum Vorteil. Jetzt konnten auch effektivere Strategien für die Jagd entwickelt werden, was zu einem noch besseren Nahrungsangebot führte. Später wurden Tiere gehalten und gezüchtet und Pflanzen angebaut, die Auswahl an Lebensmitteln wurde immer größer, und sie waren jetzt verfügbarer.

Und ohne Fleischkonsum wären wir nicht so weit gekommen?

Die Experten sind sich nicht ganz einig, denn die genannten, wohl ausschlaggebenden Fettsäuren finden sich ja auch in Fischen. Und da unsere Vorfahren bevorzugt an Gewässern siedelten, wären wir wahrscheinlich ohne Fleisch zu essen genauso weit gekommen.

Also stellt sich jetzt die Frage, warum nun das Fleischessen schlecht sein soll, wo es uns doch gehirnmäßig weitergebracht hat?

Weil wir heute einfach zu viel davon essen und nicht immer die beste Qualität. Die offiziellen Empfehlungen für den Fleischverzehr liegen bei 500 bis 600 Gramm. Nicht pro Tag, sondern pro Woche! Außerdem ist das Wildfleisch qualitativ entschieden höherwertig als das Fleisch der Tiere, die heute in der Massentierhaltung ohne viel Bewegung gemästet werden. Übrigens hat unser Großhirn, das sich durch den Fleischverzehr so prächtig entwickelt haben soll, den Menschen auch zu schrecklichen Untaten verleitet – und tut es immer noch. Höchste Zeit also, ein weiteres Wachstum dieses Organs zu unterbinden.

Und was ist das Problem beim Fleisch? Zu viel Fett? Zu viel Zusatzstoffe? Die vielen Studien zu diesem Thema bringen ja auch wieder widersprüchliche Ergebnisse.

Wir haben ja am Anfang über die Problematik bei Studien gesprochen. Und auch bei den Forschungen zum Fleisch gibt es so viele Nebenaspekte zu beachten, dass es nicht leicht ist, wirklich belastbare objektive Ergebnisse zu bekommen. So bedeutet die Aussage, dass Vegetarier gesünder leben, ja noch nicht, dass das jetzt nur daran liegt, dass sie kein Fleisch essen. Denn es ist ja bekannt, dass Vegetarier generell gesundheitsbewusster leben, weniger rauchen und weniger Alkohol trinken. Vegetarier sind auch generell körperlich aktiver, was auch einen sehr großen Einfluss auf die Gesundheit sowie Lebensqualität hat, wie du ja weißt und in deinem schönen Buch *Bonusjahre* publiziert hast. Deswegen sind die Studienergebnisse, die Vegetariern beispielsweise ein längeres Leben bescheinigen, nicht falsch, aber wenn diese zusätzlichen Aspekte einbezogen werden, können auch andere Ergebnisse generiert werden, was die Sache nicht einfacher macht. Letztlich ist aber richtig, dass Vegetarier allgemein seltener übergewichtig sind und weniger an den bekannten Zivilisationskrankheiten leiden und sterben. Außerdem ist gut belegt, dass Vegetarier im Alter länger gesund bleiben. Und wenn wir sehen, dass heute viele ältere Menschen oft lange dahinsiechen, sollte man sich ernsthaft überlegen, ob man sich nicht auch der vegetarischen Lebensform anschließt. Experten sind sich wenigstens hier ausnahmsweise einmal einig, dass der Hauptfaktor für die bessere Gesundheit und Lebensqualität der Vegetarier ihre andere, gesündere Ernährung ist. Wie und ob und in welchem Umfang Fleisch tatsächlich schädlich ist, ist weiterhin umstritten.

🍎 Was lernen wir daraus?

🍏 Na ja, wir drehen den Spieß einfach um. Ich habe noch nie von einer Studie gehört oder gelesen, die behauptet hätte, viel Fleisch und Wurst zu essen wäre gesund oder zumindest unproblematisch. So haben die ursprünglich lebenden Eskimos, heute Inuits genannt, die sich fast ausschließlich von Fleisch ernährten, eine deutlich geringere Lebenserwartung gehabt als deren Zeitgenossen in wärmeren Zonen. Und wir können anhand bestimmter Bestandteile in Fleisch und vor allem der Wurst davon ausgehen, dass sich diese negativ auf unsere Gesundheit auswirken. Beginnen wir mit dem Positiven: Fleisch liefert Eisen und viele der B-Vitamine – also viele Nährstoffe, die vom Körper gut aufgenommen und verwertet werden können. Neben Wasser besteht Muskelfleisch mit durchschnittlich rund 22 Prozent hauptsächlich aus hochwertigem Protein, das reich an essenziellen, also lebensnotwendigen Aminosäuren ist. Fett spielt heute allerdings dabei keine so große Rolle mehr wie früher, denn seit Jahren wird Fleisch immer fettärmer. Schweinefleisch beispielsweise enthielt 1990 noch rund neun Gramm Fett pro 100 Gramm Fleisch, heute gerade mal zwei Gramm. Und auch die fetten Partien haben abgespeckt, der beliebte Schweinebauch verlor in den vergangenen 20 Jahren rund 40 Prozent Fett. Diese Tatsache will ich aber nicht als eine Empfehlung für Schweinefleisch verstanden wissen, denn die Probleme, die mit der Aufzucht, dem Transport und der Schlachtung von Schweinen bekannt sind, werfen neben gesundheitlichen auch ökologische sowie ethische Fragen auf, die wir später noch vertiefen werden.

Fleischerzeugung

Gemäß dem Statistischen Bundesamt wurden 2015 insgesamt 8,2 Millionen Tonnen Fleisch erzeugt. Darunter sind:

- 29,2 Millionen Schweine,
- 1,7 Millionen Rinder sowie
- 349 Millionen Hühner, Puten, Enten und anderes Geflügel.

Schweinefleisch hat einen Anteil von mehr als zwei Drittel (67,6 Prozent) an der Gesamtproduktion, Geflügelfleisch 18,6 Prozent und Rindfleisch 13,5 Prozent. Auf lediglich 0,3 Prozent kommen Schaf-, Ziegen- und Pferdefleisch.

Der durchschnittliche Fleischkonsum in Deutschland betrug 2015 pro Kopf 59,9 Kilogramm.

Bleiben wir mal beim Schweinefleisch – was sind die Vor- und Nachteile?

Wissenschaftlich betrachtet, enthält Schweinefleisch viel Vitamin B_1 und B_6. Diese Kombination ist interessant, weil sie einen entscheidenden Einfluss auf unser Nervensystem hat; da unterstützen sie zusammen nämlich körpereigene Reparaturmaßnahmen. Und B_1 ist das Vitamin, mit dem die ganze Vitaminwissenschaft begonnen hat. Rindfleisch ist in den vergangenen Jahren ebenfalls immer magerer geworden und gehört zu den Lieferanten von Protein mit einer hohen Menge an essenziellen Aminosäuren. Erwähnenswert ist auch die Menge an Eisen, das ja vom Menschen besser verwertet werden kann als das Eisen aus Pflanzenkost. Am besten für die Eisenversorgung ist eine Kombination aus Fleisch und eisenhaltigem Gemüse. Neben den alten Bekannten wie Vitamin B_1 und B_6 liefert Rindfleisch – wie die anderen Fleischsorten – das viel diskutierte Vitamin B_{12}, das wir zwar nur in geringen Mengen brauchen, das aber fast nur in tierischen Nahrungsmitteln vorkommt. Vitamin B_{12} ist unter anderem für die Blutbildung wichtig. Menschen, Tiere und Pflanzen können B_{12} übrigens nicht selbst herstellen.

Da bleibt ja nicht mehr viel übrig. Wer produziert es denn dann?

Mikroorganismen, speziell Bakterien, üben diesen Job aus, und die kommen überall in der Natur sowie in den tierischen Organen vor, die mit der Verdauung zu tun haben. Die größten Anteile an Vitamin B_{12} finden sich deshalb in den Innereien, beispielsweise in der Leber und den Nieren.

Kommen wir zum Lamm. Im Vergleich zu ihren Kollegen haben Lämmer in der Regel ein angenehmeres Leben, sie werden ja nicht unter so katastrophalen Bedingungen in Intensivhaltung zusammengezwängt.

Das stimmt, jedenfalls deutlich weniger als bei den anderen sogenannten Nutztierarten. Die Tiere sind oft unterwegs, deshalb ist das Fleisch nicht so fettreich. Lammfleisch ist sehr zart, es enthält Protein, viele Vitamine und Mineralstoffe. Es spielt aber in Deutschland – im Gegensatz zu vielen Mittelmeerländern – nur eine untergeordnete Rolle.

Gehen wir zum Geflügel, was gehört in diese Gruppe?

Hühner, Puten, Gänse, Enten, Tauben und Wildgeflügel wie Fasan, Reb- und Perlhühner. Eher Nischenprodukte sind Straußen- und Emufleisch. Vorteile des Geflügelfleisches: Eisen von Geflügel ist auch gut verwertbar, weitere wichtige Mineralstoffe sind Zink und Kalium.

Ist weißes Fleisch vom Geflügel generell gesünder als rotes vom Schwein oder Rind?

Nur bedingt. Ausschlaggebend für den gesundheitlichen Aspekt ist vor allem die Art der Fettsäuren, die bei Geflügel etwas günstiger für unsere Gesundheit sind. Schwein sowie Rind enthalten dafür mehr Mineralstoffe als Geflügel, besonders Eisen.

Wachteln
Wachteleier gelten seit 3000 Jahren als Heilmittel. Besondere Wirkungen wurden bei Allergien festgestellt, außerdem lindern sie Hauterkrankungen und können dabei helfen, den Blutdruck zu senken.

Wie verhält sich das bei Wild? Die Tiere lebten ja nun in der freien Wildbahn. Ist deren Fleisch eher empfehlenswert?

Wie bei allem gibt es Für und Wider. Für das Wild spricht, dass das Fleisch nicht so fett ist und die Fettzusammensetzung günstiger ist. Darüber hinaus ist Wildfleisch cholesterinärmer als das der gemästeten Tiere. Es ist natürlich auch frei von Medikamentenrückständen. Es kann aber mit höheren Mengen an Schwermetallen belastet sein und auch mit Pestiziden. Zusätzlich besteht die Gefahr, sich Parasiten einzuhandeln, weil die Tiere ja nicht im Schlachthof unter kontrollierten Bedingungen verarbeitet werden, sondern vor Ort im Wald. Beim Wild ist deshalb der Jäger für die notwendige Hygiene verantwortlich. Und da gibt es jede Menge Regeln, die die Waidmänner beachten müssen. Wildschweine beispielsweise leiden manchmal unter Trichinellen, das sind Darmwürmer, die für Menschen wirklich gefährlich werden können, deswegen wird deren Fleisch ganz besonders überprüft. Es wird zwar empfohlen, Wild sicherheitshalber immer durchgegart zu verzehren, aber manchen Fleischstücken wie Rücken oder Filet bekommt das geschmacklich nicht so gut; das muss – im Vertrauen auf den Jäger – rosa gebraten werden.

Ich kann mich gut erinnern, früher wurde das Wildfleisch immer in Buttermilch eingelegt, damit es gut schmeckte. War das denn sinnvoll?

Das stammt aus einer Zeit, in der es noch keine Kühlschränke gab, da verdarb das Fleisch schnell, und man musste dann dem leicht fauligen Geschmack entgegenarbeiten, den nennt man auch »Hautgout«. Nein, heute braucht man keine Buttermilch mehr; Wild kann genauso verarbeitet werden wie Rind oder Schwein. Der Vorteil von Wild: Es ist »bio« und meist regional.

Erlegte Wildtiere 2016/17	
Rotwild	79 132
Damwild	64 895
Schwarzwild	589 417
Rehwild	1 214 458
Feldhasen	212 452
Wildkaninchen	15 778
Wildenten	317 843

Quelle: Deutscher Jagdverband

Und wie ist die Qualität?

Die hängt entscheidend von den letzten Minuten des Tierlebens ab. Wenn das Wild durch eine Treibjagd gehetzt wird, verursacht ihm das einen enormen Stress, was wiederum

Auswirkungen auf die Fleischqualität hat – im Übrigen steigt auch bei den Haustieren der Stresspegel stark an, wenn sie zum Schlachthof transportiert werden. Wenn nun ein Wildtier flieht, braucht es Energie, also Glukose; die holt es sich aus dem Glykogen, dem Energiespeicher in den Muskeln. Und die Glukose wird dann zu 2-Hydroxypropionsäure abgebaut.

Hydroxy… was? Gibt's das auch auf Deutsch?

Ja, Milchsäure, der werden wir noch öfter begegnen … die hat nämlich die sympathische Eigenschaft, zu verhindern, dass sich Keime ausbreiten. Wenn das Tier nun durch den Stress der Jagd und vielleicht angeschossen und bereits ernsthaft verletzt geflüchtet ist und dabei die ganze Energie verbraucht hat, die Glykogenspeicher also leer sind, kann keine Milchsäure mehr gebildet werden. Es fehlt deshalb diese schützende Funktion. Die Folge: Das Fleisch wird schlecht und zäh. Wichtig ist also, dass das Tier möglichst stressfrei erlegt wurde und der Jäger dann in der Verarbeitung alles richtig macht.

Also, zusammengefasst: Fleisch enthält wertvolles Protein und viele Mineralstoffe, die gut verwertet werden können.

Unter den Aminosäuren findet sich auch reichlich das Tryptophan, das dich glücklich machen kann.

Und wie macht mich ein Schnitzel glücklich?

Tryptophan – unabhängig von der Herkunft – wird im Körper zu dem Hormon Serotonin umgewandelt.

Das Hormon sorgt angeblich für gute Stimmung. Warum hat Fleisch dann so einen schlechten Ruf? Zum einen sicher wegen der oft katastrophalen Tierhaltung, klar. Aber vom

Ernährungsstandpunkt her – was spricht gegen Fleisch und Wurst?

Dass man eben nicht nur die wertvollen Nährstoffe aufnimmt, sondern auch einiges, was uns nicht guttut. Fleisch erhöht den Cholesterinspiegel, was nicht immer gut ist. Außerdem nehmen wir zu viele gesättigte Fettsäuren und Purine auf. Purine werden einerseits von unserem Körper gebildet und sind in jeder Zelle vorhanden; andererseits werden sie auch mit der Nahrung zugeführt. Einfache Rechnung: Je mehr purinreiche Lebensmittel du verspeist, umso mehr Purine reichern sich im Körper an. Hat sich auf diese Weise viel mehr angesammelt, als du tatsächlich brauchst, macht dein Körper das, was er immer macht, wenn von einem Stoff zu viel vorhanden ist – er versucht, die Substanz schnellstmöglich loszuwerden. Dazu muss er aber die Purine abbauen, wobei Harnsäure entsteht. Je mehr Purine abgebaut werden, umso mehr steigt natürlich der Harnsäurespiegel im Blut an. Wenn die Nieren die Ausscheidung nicht mehr schaffen, bildet die Harnsäure Kristalle. Diese lagern sich vorzugsweise in den Gelenken ab, was zu schmerzhaften Entzündungen führen kann, zur Gicht. Alle Gelenke können betroffen sein, aber es sind zunächst die Zehen und die Finger. Um eine Gicht zu vermeiden, musst du also den Verzehr von purinhaltigen Nahrungsmitteln reduzieren; das betrifft alle tierischen Lebensmittel, aber besonders Meeresfrüchte, Fisch und Fleisch und hier vor allem die Innereien. Pflanzliche Lebensmittel enthalten deutlich weniger Purine, bis auf die Hülsenfrüchte. Ach ja – und das Bier! Auch dadurch kannst du das Zipperlein bekommen!

Gicht
Früher war die Gicht die Krankheit der Könige und der Reichen, denn nur die konnten sich die Lebensmittel in Hülle und Fülle leisten, die diese Symptome auslösten. Doch nicht nur den Adel traf die schmerzhafte Krankheit, auch der ein oder andere Dinosaurier wurde von dem Zipperlein geplagt.

Zipperlein? Welches Zipperlein? Woher kommt das Wort denn?

Im Mittelalter sagte man zum Trippeln »zippern«: Die Gichtkranken »zipperten«, weil sie so schmerzverzerrt vor sich hin schlurften. Und der Grund für das Zippern war eben das Zipperlein. Dagegen gibt es aber das »Zipperleinskraut«, eine Pflanze, die jahrhundertelang als Heilmittel angebaut wurde und über die wir noch reden werden, es handelt sich dabei nämlich um den Giersch. Wer zu viel rotes Fleisch und Wurst isst, nimmt meist auch zu viel Eisen und Protein auf, und das schadet dem Herz, kann zu Diabetes Typ 2 und im schlimmsten Fall zu Darmkrebs führen.

Nun haben wir uns aber die ganze Zeit gefreut, wenn Lebensmittel proteinreich waren – und nun soll man die Menge reduzieren?

Es kommt dabei sehr auf die Proteinquelle an. Pflanzenproteine aus Getreide, Hülsenfrüchten und Nüssen haben eher positive Auswirkungen, ebenso diejenigen, die in Hühnchen vorkommen, wenn man sie in vernünftigen Mengen verzehrt. Problematisch ist vor allem wieder einmal verarbeitetes Fleisch, also Wurst – besonders wenn diese zusätzlich gepökelt oder geräuchert wurden.

Wenn Wurst schädlicher ist als Fleisch, dann bedeutet das ja, dass bei der Verarbeitung Stoffe entstehen oder hinzugefügt werden, die teilweise richtig gesundheitsschädlich sind. Was ist das denn genau?

Wurst besteht zu sehr unterschiedlichen Mengen aus Fleisch. Das wird zerkleinert und je nachdem, welches Endprodukt entstehen soll, weiterverarbeitet. Es werden beispielsweise Speck und Innereien hinzugefügt, auch Wasser, Blut, Gewürze, Nüsse, Salz und gelegentlich Käse, Pilze etc.

Man kann auch Separatorenfleisch mitverarbeiten, was die Herstellung billiger macht.

Es geht um die Wurst!

Brühwurst: Hat den größten Anteil der Wurstsorten; dazu gehören Würstchen, Fleischwurst, Bierschinken, Lyoner, Leberkäse und auch die Weißwurst.

Rohwurst: Durch Pökeln lange haltbar – beispielsweise Krakauer, Mettwurst, Landjäger, Salami, Schinkenwurst.

Kochwurst: Wird aus Fleisch hergestellt, das vorher erhitzt wurde – Blut – und Leberwurst, Schwartenmagen etc.

Separatorenfleisch, das sind die Reste?

Genau, das ist hauptsächlich das Fleisch, das noch an den Knochen klebt, das wird maschinell abgetrennt und manchmal mitverarbeitet. Das ist jetzt per se nicht ungesund, aber auch nicht unbedingt lecker. Problematisch sind dagegen Konservierungsmittel wie Phosphat, und wer viel Wurst und Fleisch zu sich nimmt, hat möglicherweise irgendwann auch zu viel Eisen im Körper, das ist genauso schädlich wie zu wenig.

Das heißt, übermäßiges Eisen wird nicht einfach ausgeschieden?

Nein, es wird gespeichert. Und als Speicherplatz muss unter anderem wieder einmal die arme Leber herhalten. Ebenfalls gerne genommen wird das Herz, die Milz, Schilddrüse oder die Bauchspeicheldrüse. Wenn man nicht rechtzeitig gegensteuert, kann das zur Entstehung von Bauchspeicheldrüsenkrebs beitragen sowie zu Herzschwäche, Leberzirrhose und auch wieder Diabetes Typ 2.

Welche Symptome treten auf? Auf welche Alarmzeichen muss ich achten?

Das können Bauchkrämpfe sein oder auch Gelenk- oder Brustschmerzen. Es gibt auch eine Erbkrankheit, bei der es zu einer verstärkten Eisenablagerung im Körper kommt, die Hämochromatose.

Und was macht man dagegen?

Den berühmten Aderlass, der schon früher gegen alle möglichen Wehwehchen eingesetzt wurde. Man entnimmt dabei regelmäßig Blut, dadurch sinkt der Eisenanteil. Ein gefährlicher Eisenüberschuss tritt viel häufiger bei Männern auf, weil Frauen durch Menstruation und Schwangerschaft oft Blut verlieren und damit auch überschüssiges Eisen.

Aderlass
Der Aderlass gehört zu den ältesten Behandlungsformen der Menschheit. Früher wurde er oft als das medizinische Allheilmittel angesehen, das er natürlich nicht war. Heute wird diese Methode nur noch selten angewandt, beispielsweise um den Eisengehalt des Bluts zu reduzieren und die Fließeigenschaften zu verbessern. Häufig zur Ader gelassen werden Blutspender, die dadurch angeblich auch langfristig ihren Blutdruck senken.

Gibt es weitere Risikofaktoren in Sachen Wurst?

Ja, noch einige. Um Wurst haltbar zu machen und ihr eine schöne rote Farbe zu verleihen, wird sie oft mit Salz und Nitrit behandelt, also gepökelt. Salz entzieht der Wurst Wasser und macht sie dadurch haltbarer. Der rote Blutfarbstoff Hämoglobin verbindet sich mit dem Nitrit, das sorgt beim Fleisch für die appetitlich rote Farbe. Pökeln ist eine sehr alte Form der Konservierung, die auch noch den Nebeneffekt hat, dass sich das Aroma verbessert. Etwa 90 Prozent der Fleischerzeugnisse sind gepökelt. Nun hat übermäßiger Salzverzehr allerdings keine guten Auswirkungen auf unsere Gesundheit, im Gegenteil. Und wenn gepökeltes Fleisch dann auch noch stark erhitzt wird, bilden sich aus dem Nitrit krebserregende

Nitrosamine. Deswegen hat gepökelte Ware – wie Salami, Schinken, Kassler, Würstchen – nichts in der Pfanne oder auf dem Grill zu suchen. Ein weiteres Verfahren, Fleischprodukte haltbarer zu machen, ist das Räuchern. Auch hier wird Wasser entzogen; das macht unter anderem die Außenhaut härter, was schädliche Bakterien und Pilze wirksam vom Eindringen abhält – und der Geschmack verändert sich natürlich durch den Rauch. Dabei entsteht aber auch Benzpyren, ein gefürchteter Stoff, der zu den polyzyklischen aromatischen Kohlenwasserstoffen zählt. Eine sehr ungemütliche Substanz, die man auch in Kohle, Erdöl und Teer findet; sie macht Autoabgase so gefährlich und kommt im Zigarettenrauch vor. Benzpyren ist nachweislich krebserregend.

Gibt es denn belegbare Daten über die Gefahren?

Es gibt verschiedene Untersuchungen, die sich mit diesem Thema befasst haben. Zum einen hat man festgestellt, dass in Regionen, in denen viel gepökeltes und geräuchertes Fleisch oder auch auf diese Weise behandelter Fisch verzehrt wird, die Krebsrate höher ist als in anderen Gegenden. Und man hat herausgefunden, dass mit der Einführung der Kühlschränke die Magenkrebshäufigkeit deutlich gesunken ist. Machen wir beide mal eine Beobachtungsstudie: Was lässt sich daraus schließen?

Dass durch die Möglichkeiten einer effektiveren Kühlung weniger geräuchert und gepökelt wurde?

Genau.

Wie sieht denn dein Fazit aus?

Eine der größten Langzeitstudien, die jemals zu diesem Thema durchgeführt wurden, ist die sogenannte EPIC-Studie, die übrigens immer noch läuft. Es wurden mehr als eine halbe

Million Menschen befragt. Dabei kamen die Forscher zu dem Ergebnis, dass mehr als 40 Gramm Fleisch oder Wurst pro Tag das Krebsrisiko erhöht, vor allem für Magen- und Darmkrebs. Je mehr Fleisch und Wurst, umso größer die Gefahr. Also gilt auch hier die etwas abgegriffene Weisheit: Weniger ist mehr!

Wie sieht es bei Fisch aus? Einerseits ist der ja gesund, andererseits sind zahlreiche Arten gefährdet oder werden unter zweifelhaften Bedingungen gehalten.

Ja, beides ist richtig. Fische punkten durch ihren hohen Gehalt an Omega-3-Fettsäuren. Der wiederum ist abhängig vom Gesamtfettgehalt, vom Futter, von der Wassertemperatur, von der Größe und der Jahreszeit, in der der Fisch gefangen wurde. Ganz vorne liegen dabei Makrele, Hering, Thunfisch, Heilbutt, Lachs und Aal. Weil Fische auch zur Jodversorgung beitragen können, wäre es vom gesundheitlichen Standpunkt her perfekt, wenn du mehrmals in der Woche 100 bis 150 Gramm Fisch essen würdest.

Wenn auch der Fisch gesund wäre …

Genau. Von der ökologischen Seite sieht das allerdings ganz anders aus. Die meisten Fischarten sind überfischt – werden also nicht nachhaltig gepflegt. Oft werden sie gefangen, bevor sie geschlechtsreif werden und für Nachwuchs sorgen können. Natürlich nehmen dadurch die Bestände rapide ab. Dazu kommt, dass Millionen Tonnen gefangener Fisch tot oder sterbend ins Meer zurückgeworfen werden – das ist der sogenannte Beifang, der nicht verwertet wird. Und – die Meeresfische schwimmen in der Regel nicht gerade am Ufer entlang, um sich hier fangen zu lassen, das bedeutet, die Fischfangflotten müssen lange Wege zurücklegen, was ökologisch auch nicht unproblematisch ist. Außerdem sind die Fische zunehmend mit Quecksilber und anderen Substanzen belastet.

Nun gibt es ja auch die Aquakulturen – was ja erst einmal beruhigend klingt, aber auch nicht unbedingt zu empfehlen ist.

Inzwischen stammt der überwiegende Teil der angebotenen Lachse und Forellen aus solchen Kulturen, die aber sehr problematisch sind. Die Tiere werden meist mit Fischmehl aufgezogen, und du musst wissen, dass ein Lachs etwa die fünffache Menge des eigenen Gewichts verspeist. Also brauchst du für ein Kilo Lachs fünf Kilo andere Fische als Futter. Dazu kommt, dass die Abwässer dieser Farmen erheblich sind und mit Dünger, Exkrementen, Pestiziden und Antibiotika belastet sind.

Also, Claus, das alles spricht ja nicht dafür, dass wir raten können, mehr Fisch zu essen. Gibt es denn überhaupt noch einige Arten, die nicht bedroht sind? Kannst du etwas empfehlen?

Also: Was du mit einigermaßen gutem Gewissen essen kannst, sind Makrele und Hering. Dann Karpfen, Forelle und Lachs, wenn sie aus ökologischen Aquafarmen stammen. Besonders der Karpfen ist zu empfehlen, weil der keine großen Ansprüche an seinen Lebensraum stellt.

Wie sieht es aus mit anderen Meeresfrüchten?

Auch da lohnt es sich, genau auf die Herkunft zu achten. In Thailand gibt es riesige Shrimps-Aquakulturen, die massiv die Umwelt schädigen, weil sie die wertvollen Mangrovenwälder gefährden.

Also Wälder, die im Wasser stehen.

Genau, Wälder salztoleranter Mangrovenbäume stellen ein Ökosystem im Gezeitenbereich tropischer Küsten dar, die ein Lebensraum für zahlreiche Fische sind, weil sie unter anderem für viele Arten quasi als Kinderstube dienen. Natürlich hat das dramatische Auswirkungen, wenn diese Wälder immer mehr den Shrimps-Farmen weichen müssen, wo oft viel zu viele Tiere eingesetzt werden. Deswegen: Auch hier unbedingt auf Bioprodukte achten, wenn man der Umwelt keinen großen Schaden zufügen will.

Wir haben jetzt mehrfach festgestellt, dass sich die Einschätzung bestimmter Nahrungsmittel im Laufe der Zeit geändert, manchmal sogar radikal gewandelt hat. Das trifft ja auch auf das Frühstücksei zu. Früher hieß es, man dürfe maximal ein Ei pro Woche verzehren, heute erzählen Hundertjährige stolz, dass sie täglich Eier essen.

Wie bereits erwähnt, Hühnerei-Protein hat die höchste biologische Wertigkeit, die mit 100 angegeben ist. Das Ei-Protein wird also optimal in körpereigenes Protein umgewandelt. Dazu enthalten Eier Mineralstoffe und Vitamine, besonders Vitamin A. Es bringt natürlich auch ordentlich Fett mit, aber im Prinzip ist gegen ein bis zwei Eier pro Woche nichts einzuwenden – und darüber, dass wir nur Eier aus ökologischer Haltung kaufen, müssen wir ja nicht mehr reden.

Verpönt waren Eier ja gerade wegen des Fettgehalts. Du hast ja erklärt, dass die Angst vor einem hohen Cholesterinspiegel übertrieben ist, also auch ein Freispruch für das Ei?

Wenn dem Körper mehr Cholesterin zugeführt wird, bildet er selbst weniger – zumindest ist das bei gesunden Menschen so. Bei Menschen, deren Fettstoffwechsel beeinträchtigt ist oder die an Diabetes leiden, kann das aber möglicherweise nicht funktionieren; die sollten dann den Verzehr von Eiern weitgehend meiden.

KURZ GEFASST

- Protein und Vitamine – Fleisch liefert viele wertvolle Nährstoffe.
- Fleisch – ein Stück Lebenskraft.
- Nicht nur Gicht: Zu viel Fleisch und Wurst macht krank.
- Vegetarier leben gesünder.
- Fisch – auf die Herkunft kommt es an.
- Eier – je weniger, desto besser.

8
Milch – nur für Rindviecher?
oder
Wer kann, der darf?

FRANK ELSTNER

Noch so ein Thema, an dem sich die Geister scheiden – die Milch. Wenn ich durch einen Supermarkt gehe, fällt mir auf, dass es immer mehr unterschiedliche Pseudomilchsorten gibt. Allerdings heißen sie gar nicht Milch, sondern »Drink«. Früher gab es Schulmilch und einen Werbespruch, der hieß: »Die Milch macht's.« Was macht die Milch?

PROF. DR. CLAUS LEITZMANN

Angeblich »müde Männer munter« – das war auch so ein Spruch, an den sich viele erinnern werden. Vorneweg: Milch ist lebensnotwendig – für Säuglinge, aber nicht mehr nach dem Säuglingsalter! Milch und Milchprodukte enthalten zwar eine Reihe wichtiger Nährstoffe wie Kalzium und die Vitamine B_2 und B_{12}, aber Milch kann problemlos durch andere Lebensmittel ersetzt werden. Außerdem gibt es Menschen, die den Milchzucker nicht vertragen – bekannt als Laktoseintoleranz – oder die allergisch auf Milchprotein reagieren. Diese Menschen müssen den Verzehr von Milch und Milchprodukten ohnehin meiden.

Die Laktoseintoleranz ist ja eigentlich der Normalzustand.

Ja, das Thema zeigt, dass die Menschen sich bestimmte Ernährungsmöglichkeiten erschlossen haben. Bei unseren frühen Vorfahren ging nach dem Säuglingsalter die Fähigkeit zur Verdauung von Laktose verloren, weil sie nach dem Abstillen nicht mehr gebraucht wurde; schließlich gab es schlichtweg keine Milch mehr. Die Folge war, dass Milchzucker im Körper nicht mehr gespalten werden konnte, um sie verdaulich zu machen. Ganz allmählich wurde in einigen Regionen wie zunächst in Kleinasien und später in Europa begonnen, Tiermilch als Nahrung zu verwenden – aber längst nicht überall auf der Welt. So sind in Afrika über 70 Prozent der einheimischen Bevölkerung laktoseintolerant. Auch unter Afroamerikanern zeigen bis zu 70 Prozent der Erwachsenen diese Eigenschaft. Bei ihnen gelangt der unverdaute Milchzucker in den Dickdarm, und da machen sich Bakterien darüber her und produzieren dabei jede Menge Gase und leider auch Bauchschmerzen. Bereits geringe Mengen reichen aus, um diese Symptome auszulösen. Demgegenüber haben nur etwa zehn Prozent der weißen amerikanischen Bevölkerung – wie bei Kaukasiern allgemein – eine Laktoseintoleranz.

Trotzdem empfiehlst du, Milchprodukte zu verzehren?

In Maßen, wohlgemerkt, und die richtigen Produkte, auf die wir noch zu sprechen kommen. Wenn man sie gut verträgt, spricht nichts dagegen. Wie gesagt, sie liefern uns einige wertvolle Nährstoffe. Also: Wer kann, der darf!

Über welche Nährstoffe reden wir da?

Vor allem Kalzium, über das wir ausführlich gesprochen haben.

Welche Milchsorten kannst du besonders empfehlen? Und was sind die grundlegenden Unterschiede?

Die heute angebotenen Milchsorten sind durchaus unterschiedlich zu bewerten, denn sie unterscheiden sich besonders im Fettgehalt und auch durch ihre Haltbarkeitsdauer. Es geht von Rohmilch, Vorzugsmilch und Frischmilch über Vollmilch (3,8 Prozent Fett), fettarme Milch (1,5 Prozent Fett) und Magermilch (0,1 Prozent Fett) bis zu ESL-Milch (*extended shelve life*), die besonders lange haltbar ist. Für alle Sorten gilt, dass Milch nicht als Durstlöscher dienen sollte, sondern bei der Zubereitung von Speisen sparsam eingesetzt oder als Milchprodukt verzehrt wird. Vorzugsmilch, meist als Biomilch angeboten, ist eine Rohmilch, die weder homogenisiert, ultrahocherhitzt noch pasteurisiert wird. Sie kann gesundheitsschädliche Keime übertragen, deshalb sollten YOPIs pasteurisierte Milch bevorzugen.

Was bitte sind YOPIs?

Das steht für »**Y**oung, **o**ld, **p**regnant, **i**mmunosuppressed« also Kinder, Senioren, Schwangere und Personen mit eingeschränkter Immunabwehr.

Was kann denen denn passieren?

Dass die Kuhmilch viele lebenswichtige Nährstoffe enthält, sieht man am schnellen Wachstum der Kälbchen. Allerdings bildet sie auch einen idealen Nährboden für schädliche Bakterien und Pilze. Wenn die Milch abgekocht wurde, sind diese abgetötet und haben nichts mehr zu melden. Roh können uns krank machende Bakterien – »Pathogene« genannt – allerdings gefährlich werden, besonders wenn das Immunsystem noch nicht komplett ausgebildet oder beeinträchtigt ist wie bei den YOPIs. Rohmilch kann man nur ab Hof kaufen; der Bauer muss allerdings ein Warnschild aufhängen, dass die Milch abgekocht werden muss. Nicht alle folgen dieser Anweisung. Vorzugsmilch gibt es auch in den Geschäften, die wird speziell kontrolliert und muss unter besonders strengen hygienischen Bedingungen gewonnen, verpackt und gelagert werden.

Was bringen uns die anderen Milcherzeugnisse?

Grundsätzlich gilt: Sauer- oder Dickmilch, Joghurt, Kefir, Buttermilch und Quark sind empfehlenswert; sie enthalten nämlich meist unsere bekannten Milchsäuren, die sie haltbar machen. Am besten ist es, wenn sie keine Zutaten wie angebliche oder tatsächliche Früchte, Aromen oder Zucker beinhalten. Dass Sahne eher weniger oder sehr sparsam zum Einsatz kommen sollte, versteht sich bei deren Fettgehalt von selbst, Kondensmilch sowie H-Milch sind auch nicht unbedingt zu empfehlen.

Nun schwören viele auf Kefir, was kann der denn besonders gut? Und warum spielt es eine Rolle, ob ich linksdrehende oder rechtsdrehende Milchsäure bekomme? Wo bitte dreht sich die denn? In meinem Joghurt hat sich noch nie etwas bewegt.

Die dreht sich auch gar nicht; sie lässt drehen, gewissermaßen. Wenn du sie in einer Wasserlösung mit einer speziellen Art Licht bestrahlst, dann dreht eine Milchsäurevariante das Licht nach rechts, die andere nach links ab. Und je nach Richtung wird die dann benannt. Diese unterschiedlichen optischen Eigenschaften haben für uns eine simple Bedeutung: Wir können die rechtsdrehende Variante etwas besser verarbeiten, deshalb ist die für unsere Ernährung günstiger als die linksdrehende. Die Unterschiede sind allerdings nicht so gravierend, wie man früher angenommen hat. Und was den Kefir angeht, der enthält Protein, die Vitamine A und D sowie B-Vitamine, Folsäure, Kalzium, Magnesium, Eisen und Jod, andererseits wenig Fett und Kalorien.

Was hältst du von den anderen »probiotischen« Produkten?

Sie sollen durch ihre lebenden Mikroorganismen die Darmflora bereichern, können das aber nur, wenn sie nicht pasteurisiert oder anderweitig erhitzt wurden. Man weiß zwar nicht, wie viele dieser lebenden Bakterien man tatsächlich aufnehmen muss, um eine sichere Wirkung zu bekommen, aber es gibt tatsächlich Hinweise darauf, dass sie Durchfallerkrankungen und auch Verstopfung abklingen lassen, das Immunsystem stimulieren und die Entstehung krebserregender Verbindungen hemmen können. Eventuell helfen sie auch noch gegen Heuschnupfen und Asthma – wie sie das anstellen, weiß man aber ebenfalls noch nicht genau. Diese ganzen Wirkungen erzielen aber die oben genannten Milchsäure enthaltenden Sauermilchprodukte auch, sie werden als Präbiotika bezeichnet, sie beeinflussen die Darmflora positiv, die ja auch für unser Immunsystem eine wichtige Rolle spielt. Synbiotika sind eine Kombination aus Probiotika und Präbiotika. Übrigens wurden die Erkenntnisse von Elias Metschnikoff, unter anderem über die gesundheitlichen Wirkungen fermentierter Milch, bereits im Jahr 1908 mit einem Nobelpreis ausgezeichnet.

Elias Metschnikoff (1845–1916) war ein russischer Zoologe, Bakteriologe und Immunologe. Er entdeckte 1883 die Mechanismen der Immunabwehr gegen Bakterien durch die weißen Blutkörperchen (Phagozytose) und erforschte die Heilung und Bekämpfung der Cholera. Metschnikoffs weitere wissenschaftliche Leistungen sind beeindruckend:

- Begründer der modernen Immunologie.
- Erforschung des Alterns; er prägte den Begriff »Gerontologie«.
- Erfindung der probiotischen Ernährung.
- Versuche zur Entdeckung eines Heilmittels gegen Syphilis.

Ach, stimmt – wir hatten ja jetzt lange keinen Nobelpreisträger mehr … Kommen wir zum Käse! Der ja angeblich den Magen schließen soll. Ist denn da etwa dran?

Die Aussage geht zurück auf den Römer Cajus Plinius Secundus, Plinius der Ältere genannt (um 23–79), der ein bedeutendes Werk zur Naturkunde verfasste – wir werden ihm noch öfter begegnen. Nun ist Käse in der Regel recht fett, und allein das signalisiert dem Körper, dass er nun bald satt sein könnte. Also: Der Käse wird im Dünndarm verdaut, dabei werden Fettsäuren freigesetzt. Wenn die Darmschleimhaut diese erkennt, tritt Enterogastron auf den Plan, das ist ein Hormon, das die Magenbeweglichkeit abbremst. In der Folge bleibt nun der Magen länger gefüllt, und das Gehirn geht daraufhin davon aus, dass man genug gegessen hat – so eine Erklärung für den Ursprung dieser Weisheit. Geschlossen wird dabei allerdings nichts.

De Gaulle und der Käse
Unser Nachbarland Frankreich hat wohl die größte Vielfalt an Käse überhaupt. Der frühere französische Volksheld und Staatspräsident Charles de Gaulle (1890–1970) kommentierte das mit der Befürchtung: »Wie soll ich ein Land regieren, das mehr Käsesorten als Tage im Jahr hat?« Voll und ganz gelungen ist es ihm nicht – 1969 trat er als Präsident der Vierten Republik zurück.

Welchen Einfluss hat Käse tatsächlich auf unsere Gesundheit?

Die meisten Käsesorten sollten nicht zu häufig verzehrt werden, sie sind eben recht fett. Käse, die mit weiteren Stoffen behandelt sind – wie beispielsweise Nitrat –, sind gar nicht zu empfehlen. Außerdem wird manchen Sorten Natamycin beigemischt, das ist ein Antibiotikum, das den Käse vor Schimmelbefall bewahren soll. Da ja immer die Gefahr einer Antibiotikaresistenz besteht, sollte das nicht verzehrt werden. Laut Käseverordnung darf nur so viel von diesem Mittel auf die Rinde aufgebracht werden, dass es nicht tiefer als fünf Millimeter eindringen kann. Das heißt also, wenn du einen Käse kaufst, der damit behandelt worden ist, solltest du immer mindestens fünf Millimeter tief abschneiden und die Rinde nicht verzehren.

Und wie finde ich heraus, ob mein Käse behandelt wurde?

Bei verpacktem Käse muss es deklariert werden, da steht dann »Konservierungsstoff« und die Nummer E 235. An der Käsetheke muss es ebenfalls gekennzeichnet werden.

Es gibt ja bei einigen Käsen so eine rote Rinde, die ich immer wegschneide. Was ist das eigentlich?

Das macht man bei Schnittkäse, beispielsweise bei Edamer; da wird eine Wachs- oder Kunststoffschicht aufgebracht. Und du tust gut daran, die nicht zu verspeisen. Es muss dazu auch immer den Hinweis geben: »Rinde nicht zum Verzehr geeignet.« Bei unbehandeltem Käse kann man dagegen die Rinde mitessen. Grundsätzlich müssen bei Käse alle Inhaltsstoffe deklariert werden; am besten sucht man also eine Variante, die ohne eine ellenlange Liste an Zusätzen auskommt. Nicht zu empfehlen sind übrigens Schmelzkäse, auch hier werden – wie bei Wurst – Phosphate zugesetzt, mit all ihren Nebenwirkungen.

Nun aber zu den wirklich wichtigen Themen. Woher kommen die Löcher im Käse?

Unter anderem von den bereits erwähnten Milchsäurebakterien.

Den Hydroxypropo…

Genau. Während der Käse reift, bilden Milchsäurebakterien Milchsäure, die im Stoffwechsel zu Gasen abgebaut wird. Durch die feste Rinde – wie beispielsweise beim Emmentaler – können die nicht nach außen entweichen. Die Gase ziehen sich im Käse zurück, es entstehen Gasblasen. Je mehr Gase, umso größere Löcher. Mit einem kleinen Hammer überprüft der Käser die Reifung: Je hohler der Klang beim Klopfen, desto mehr Löcher sind vorhanden und desto reifer ist der Käse. Da bei Rohmilch noch deutlich mehr Bakterien vorhanden sind, produzieren die auch größere Löcher. Es herrschte vor einigen Jahren übrigens eine große Aufregung, weil die Löcher plötzlich immer kleiner wurden. Natürlich waren vor allem die Schweizer Käseproduzenten äußerst besorgt darüber.

Und hat man die Ursachen gefunden? Gab's vielleicht Schlupflöcher in der Rinde?

Nein, es lag am Heu. Oder besser gesagt: am fehlenden Heu. Jahrhundertelang gaben kleinste Heupartikel in der Milch den Bakterien die Möglichkeit, sich dran anzudocken. Nun aber wurde die Milch immer reiner, es gab kaum noch solche Teilchen. Die Bakterien fanden sozusagen keinen Halt mehr und waren der Möglichkeit beraubt, Gase zu bilden, um dem Lochschwund entgegenzutreten.

Eine Katastrophe! Wie sorgt man jetzt dafür, dass der Käse wieder Löcher bekommt?

Indem man der Milch hygienisch einwandfreie Partikel beimengt, an denen sich die Bakterien wieder anheften können. Also gibt es im Käselaib wieder größere Löcher, dafür aber, das hat schon Aristoteles (384–322 v. Chr.) festgestellt, weniger Käse. Der brachte es auf die Formel: »Je mehr Käse, desto mehr Löcher! Je mehr Löcher, desto weniger Käse. Also: Je mehr Käse, desto weniger Käse. Oder?«

Nun hat Käse doch hoffentlich auch ein paar gute Eigenschaften, worüber sich die zahlreichen Käseliebhaber weltweit freuen können?

Käse enthält Protein, das relativ viel an lebenswichtigen Aminosäuren enthält, von denen also unsere Zellen begeistert sind. Außerdem liefert Käse, wie die Milch auch, Kalzium, was bei einem Mangel an Kalzium gegen Osteoporose helfen kann, und darüber hinaus Zink, was unser Immunsystem stärkt. Außerdem enthält Käse Spermidin, was das Altern verzögern soll.

Und das sagst du so beiläufig. Was ist das denn für ein Wunderstoff? Und ist der Name ein Hinweis auf das, woran ich spontan dachte?

Je nachdem, woran du gedacht hast! Spermidin kommt nahezu überall im menschlichen Körper vor, auch im Sperma, aber ebenfalls in Vollkornprodukten, Soja und in anderen Hülsenfrüchten. In Tierversuchen hat sich gezeigt, dass Spermidin vor allem die Entwicklung von Lebererkrankungen hemmt – und wie sehr unsere Leber belastet ist, haben wir ja mehrmals festgestellt.

Nun ist die Hauptaufgabe des Spermidin im eigentlichen Sinne ja wohl eine ganz andere …

Ich weiß, was du meinst, aber in diesem Fall ist es so, dass das Spermidin die Aufgaben der Müllabfuhr übernimmt. Es sorgt also für die Selbstreinigung der Zellen und baut unnötigen Ballast ab; die Zelle bleibt sauber und leistungsfähig. Außerdem hilft das Spermidin auch gegen Herzkrankheiten und schützt neuesten Erkenntnissen zufolge eventuell vor Demenz.

Okay, welchen Käse muss ich essen? In welchen kommt das Spermidin vor?

Es gibt noch jede Menge anderer Lebensmittel, in denen es zu finden ist, beispielsweise in Champignons, Äpfeln und Trauben. Die beste Wirkung wurde aber tatsächlich in Verbindung mit Käse erzielt, und hier vor allem Cheddar, Brie und Parmesan.

Also hält Käse tatsächlich jung?

Ja, lieber Frank, das haben zumindest einige Tierversuche ergeben. Aber du weißt ja – der Weg von der Maus zum Menschen …

… und warum heißt das Spermidin so?

Weil es erstmalig in Sperma entdeckt wurde.

Ich habe es vorher erwähnt. Es gibt ja in den Geschäften mittlerweile ein reichhaltiges Angebot an Milchersatz für diejenigen, die unter Laktoseintoleranz leiden oder keine Milch trinken wollen, weil sie beispielsweise vegan leben. Nun hört man ab und zu, Sojadrinks bestünden ja nur aus Wasser. Ist da was dran?

Das Wässrige liegt an der Herstellungsweise, denn die Sojamilch ist ein Sojabohnenextrakt, der aus den gequollenen Sojabohnen hergestellt wird. Die werden gemahlen und in sehr viel Wasser stark erhitzt. Dann wartet man 20 Minuten und hat eben die Sojaflüssigkeit. Dabei wird aber nirgends gemolken, und deswegen darf die Sojamilch nicht Sojamilch heißen, sondern firmiert unter der Bezeichnung »Sojadrink«. Und der ist tatsächlich wässriger als normale Kuhmilch, wie an den Gehalten an Fett, Protein und Kalzium deutlich zu erkennen ist. Neben dem Sojadrink gibt es eine ganze Reihe weiterer Milchdrinks auf pflanzlicher Basis, die auch alle wässriger sind als normale Kuhmilch; es sei denn, ein Nährstoff wurde zugesetzt, wie es mit Kalzium oft der Fall ist. Zu diesen Milchalternativen zählen neben den in der folgenden Tabelle aufgeführten Drinks unter anderem die Extrakte aus Hafer, Dinkel, Hirse, Cashew, Haselnuss und Kokos.

Nährwertgehalte verschiedener pflanzlicher Milchalternativen in g/100 ml						
Nährstoff	**Kuhmilch Vollmilch**	**Kuhmilch fettarm**	**Sojadrink**	**Reisdrink**	**Weizendrink**	**Mandeldrink**
Wasser	87,0	89,0	≈90,0	≈90,0	≈90,0	≈90,0
Kohlenhydrate	4,5	4,6	3,5	7,0	6,0	8,5
Fett	3,5	1,6	1,2	1,2	1,4	2,0
Protein	3,3	3,4	2,4	0,3	0,6	1,0
Kalzium (mg)	120,0	120,0	20,0	120,0*	120,0*	120,0*
Kalorien (kcal)	64,0	47,0	36,0	41,0	40,0	56,0
≈ = etwa; * = zugesetzt						

Neben der Kuhmilch wird auch die »Babynahrung« von anderen Säugetieren in unserer Ernährung eingesetzt. Wie schneiden die im Vergleich zur menschlichen Milch ab?

Die Nährstoffgehalte der Milch von verschiedenen Säugern variieren stark, sind aber von Natur aus natürlich immer optimal für die arteigenen Säuglinge konzipiert. Die Tabelle zeigt die Unterschiede bei den wichtigsten Nährstoffen im Vergleich zur Frauenmilch.

Zusammensetzung der Milch verschiedener Säugetiere im Vergleich zur Frauenmilch, Prozent					
Inhaltsstoff	**Mensch**	**Kuh**	**Schaf**	**Ziege**	**Pferd**
Wasser	87,0	87,0	83,0	86,0	90,0
Kohlenhydrate	7,0	4,8	6,3	5,9	2,8
Fett	4,0	4,2	5,3	3,7	1,5
Protein	1,5	3,5	4,6	4,2	2,1
Mineralstoffe	0,3	0,7	0,9	0,4	1,2

Die Milch einiger Säugetiere wird auch zu Heilzwecken eingesetzt. In Osteuropa und Nordasien trinkt man seit Jahrhunderten Pferdemilch, meist Stutenmilch genannt, als stärkendes und gesundheitsförderndes Lebensmittel bei verschiedenen Erkrankungen. Bei uns hat sich Stutenmilch in der Behandlung von Neurodermitis als hilfreich erwiesen. Sie wirkt entzündungshemmend und leicht antibiotisch. Gerne genommen wird auch Kumys, eine vergorene Stutenmilch mit einem Alkoholgehalt von etwa 2 Prozent, der zur Alltagsnahrung asiatischer Steppenvölker zählt. Aufgrund seines hohen Gehalts an Vitaminen und Mineralstoffen diente er notgedrungen als Ersatz für frisches Obst und Gemüse. Kumys wird bei Krankheiten wie Tuberkulose und Blutarmut eingesetzt, er kann bei regelmäßigem Konsum leicht abführend wirken. Auch Schaf- und Ziegenmilch werden als Alternative bei Kuhmilchallergie empfohlen, da sie besser vertragen werden. Kamelmilch enthält gegenüber Kuhmilch die dreifache Menge an Vitamin C, das vorhandene Lanolin und Elastin wirken sich überdies positiv auf die Haut aus. Kamelmilch soll Juckreiz und Rötungen bei Neurodermitis lindern und durch eine bessere Fettverträglichkeit bei Tuberkulose helfen. Übrigens geben Kamele keine Milch, wenn sie sich nicht wohlfühlen. Interessant ist auch Eselsmilch, die weist eine große Ähnlichkeit zur Frauenmilch auf. Früher hielten Kinderheime deshalb oft einige Eselinnen, um so die Waisenkinder zu versorgen. Und auch äußerlich angewendet sorgt die Milch für Schönheit – angeblich soll ja Nofretete regelmäßig in Eselsmilch gebadet haben. Und Cleopatra, die in Wahrheit wohl keine ausgesprochene Schönheit war – dafür allerdings sehr intelligent, was ja auch viel wichtiger ist.

Eselsmilch
Wer es sich leisten kann: Ein Kilo Käse aus Eselsmilch kostet 1000 Euro – angeboten wird das Ausnahmeprodukt nur von einem Bauern, Slobodan Simic in Serbien. Grund für den hohen Preis: Es gibt kaum noch Esel, und die Eselinnen geben generell weniger Milch als ihre vierbeinigen Mitbewerberinnen. Bleibt die Frage: Warum haben nicht auch andere Bauern dieses lukrative Geschäft entdeckt? Simic verweist darauf, dass es fast unmöglich ist, aus Eselsmilch Käse herzustellen. Wie ihm das gelingt, bleibt sein Geheimnis.

Was macht das Bad denn so wertvoll? Gibt es da sichere Erkenntnisse?

Eselsmilch enthält einen hohen Anteil von Coenzym Q10, das als Anti-

Aging-Mittel gilt; sie soll auch gegen Alterung und Krankheiten der Haut helfen.

Nun, wenn es hilft … Esel sind ja bei vielen Menschen nicht sonderlich gut angesehen. Und wenn jemand als solcher bezeichnet wird, freut der sich nicht unbedingt darüber.

Das hängt davon ab, in welchem Kulturkreis du dich aufhältst. In der Türkei beispielsweise gilt es als Kompliment, wenn du einer Dame sagst, sie habe schöne Eselsaugen. In anderen Ländern würde ich es eher nicht ausprobieren.

Zum Schluss noch eine Frage: Warum kocht die Milch immer im ungünstigsten Moment über? Was gibt es da für einen hinterhältigen Mechanismus?

Das Protein in der Milch gerinnt, wenn es erhitzt wird, und steigt an die Oberfläche. Dort bildet es eine dünne Haut, sodass der beim Kochen entstehende Wasserdampf nicht entweichen kann. Wird der Dampf allerdings stärker, hebt er die Haut hoch – und die Milch kocht über.

KURZ GEFASST

- Milch ist für Babys.
- Keine Rohmilch für YOPIs.
- Gut für uns: Sauer- und Dickmilch, Joghurt, Kefir, Buttermilch sowie Quark.
- Sojamilch heißt korrekt Sojadrink.
- Eselsmilch kann Muttermilch ersetzen.
- Löcherschwund im Schweizer Käse aufgeklärt!

9
Frisch und fit: Gemüse
oder
Der Königsweg der Ernährung?

FRANK ELSTNER

Kommen wir zum Gemüse. Wir haben bisher festgestellt, dass es unterschiedliche und oft konträre Meinungen zu nahezu allen Erkenntnissen aus der Ernährungswissenschaft gibt. Dass es aber vor allem Gemüse ist, das uns gesund und fit hält, scheint ja wenigstens Allgemeingut zu sein; daran zweifelt wohl niemand mehr ernsthaft. Und gelernt habe ich ja mittlerweile auch, dass der große Nutzen des Gemüses zu einem nicht unerheblichen Teil auf den sekundären Pflanzenstoffen beruht.

PROF. DR. CLAUS LEITZMANN

Gemüse verfügt über jede Menge positive Eigenschaften. Beispielsweise hat es einen geringen Energiegehalt, was für alle wichtig ist, die auf ihr Gewicht achten. Deswegen macht Gemüse nicht dick, trägt aber durch einen hohen Wassergehalt und die enthaltenen Ballaststoffe zur Sättigung bei. Dazu kommt eine hohe Nährstoffdichte für Vitamine, Mineralstoffe und sekundäre Pflanzenstoffe. Für die Biochemiker unter uns: Gemüse leistet einen wesentlichen Beitrag zu unserer Versorgung mit Vitamin C, Folat, Betacarotin, also das zitierte Provitamin A, dann Kalium und Magnesium. Auch für die Vitamine B_6 und Niacin sowie die Mineralstoffe Eisen und Kalzium sind einige Gemüsearten gute Quellen – und wofür diese Vitamine und Mineralstoffe speziell gut sind, findet man im Anhang.

Wir haben ja auch darüber geredet, dass unzählige Studien zur Ernährung gemacht wurden. Nicht wenige vermeintlich »neue« Erkenntnisse widersprechen dabei gleich wieder anderen »neuen« Erkenntnissen, was es ja auch so schwer macht, den Königsweg der Ernährung wissenschaftlich exakt zu definieren. Die Frage an dich: Was ist denn unbestritten, welche Erkenntnisse hast du aus deiner jahrzehntelangen Arbeit gewonnen? Welche Zusammenhänge gibt es definitiv zwischen Gemüse und Gesundheit?

Gemüse liefert wertvolle Nährstoffe, bietet einen natürlichen Schutz vor zahlreichen chronischen Krankheiten und senkt das Risiko für Herz-Kreislauf-Erkrankungen, Krebs und frühzeitige Sterblichkeit insgesamt. Neben dem Nichtrauchen ist also ein täglicher Gemüse- und Obstverzehr die effektivste Möglichkeit, das Risiko für Herzinfarkt und vorzeitigen Tod zu senken.

Welche Unterschiede gibt es zwischen den einzelnen Gemüsearten?

Was die Herz-Kreislauf-Erkrankungen angeht – dabei haben sich grünfarbige Gemüse sowie Kohlgewächse als besonders wirkungsvoll erwiesen.

Okay – unser Herz bleibt gesund, und wir werden nicht dick. Weitere Vorteile?

Wenn wir Übergewicht vermeiden, sinkt indirekt das Risiko für Diabetes mellitus Typ 2. Auch ein erhöhter Blutdruck, also das Risiko für Hypertonie, wird reduziert. Menschen, die viel Gemüse und Obst essen, haben eine höhere Knochenmineraldichte und damit ein geringeres Osteoporoserisiko.

Obst und Gemüse wirken sich also gesundheitsfördernd auf unsere Knochen aus, damit diese stabil bleiben.

Nicht nur das. Bei Erwachsenen sind die Knochen, genauer das Knochenmark, der Platz, an dem die Blutkörperchen gebildet werden. Nun leben diese Blutkörperchen nicht allzu lange. Deswegen müssen permanent neue nachgeliefert werden, und zwar in einer ordentlichen Menge, denn pro Tag werden mehrere Milliarden Zellen gebraucht. Am wichtigsten bei diesem Prozess sind die Stammzellen; die können sich nämlich teilen, an veränderte Bedingungen anpassen und selbst weitere Stammzellen produzieren.

Risikofaktoren für Osteoporose
Alter (zweifache Risikoerhöhung pro Dekade)
Geschlecht (ca. zweifache Risikoerhöhung für Frauen vs. Männer)
Fertilitätsphase (späte Menarche, frühe Menopause) bzw. niedriger Östrogenspiegel
kaukasische oder asiatische Abstammung
familiäre Belastung
Untergewicht BMI $< 20 kg/m^2$, Anorexia nervosa
kalziumarme Ernährung (< 500 mg/d)
Vitamin-D-Mangel (Plasmaspiegel < 25 nmol/l)
Bewegungsmangel
Alkoholabusus
Nikotinkonsum
Osteoporose fördernde Medikamente (z. B. Corticoide, Glitazone, Antiepileptika)
niedrige Zufuhr an Folsäure und Vitamin B_{12}

An dem Zusammenhang zwischen Ernährung und Osteoporose besteht also kein Zweifel. Was ist noch gesundheitlich interessant – auch wenn vielleicht der letzte definitive Beweis fehlt?

Ein reichlicher Verzehr von nicht stärkehaltigem Gemüse, also grünem Blattgemüse, Brokkoli, Auberginen, Chinakohl, Karotten, Artischocken, Sellerieknollen, Steckrüben und Kohlrabi senkt sehr wahrscheinlich das Risiko für Krebs von Mund, Rachen, Kehlkopf, Speiseröhre, Magen und Dickdarm, möglicherweise auch für Mastdarm- und Lungenkrebs.

Nun gibt es einige dieser Substanzen ja auch in Tabletten- oder Kapselform und Trinkampullen, oder es besteht die Möglichkeit, sie als aufgelöstes Pulver oder Brausegetränke einzunehmen. Aber ich glaube, du bist kein Freund von sogenannten Nahrungsergänzungsmitteln. Warum nicht?

Das ist ein Thema, das auch von meinen Kollegen oft sehr kontrovers diskutiert wird. Und schnell findet man sich bei diesen Diskussionen eher im kommerziellen Bereich und weniger im medizinischen wieder. Wissenschaftlich seriös betrachtet kann ich sagen: Es gibt überhaupt keinen Zweifel daran, dass eine vielseitige Ernährung, über die wir ja hier im Grunde reden, in der Lage ist, den Nährstoffbedarf des gesunden Menschen abzudecken. Das kann bei einer sehr einseitigen Ernährung oder bestimmten Krankheiten anders sein; das kann ein Arzt aber testen und entsprechend reagieren.

Eine der Thesen ist, dass bei Vegetariern oft Eisenmangel auftritt. Stimmt das?

Es ist so, dass Eisenmangel bei Vegetariern nicht häufiger vorkommt als bei Nichtvegetariern. Aber der Eisenspeicher von Vegetariern befindet sich meist im unteren Teil des Normbereichs. Das ist aber im Hinblick auf manche chronische Erkrankung durchaus günstig.

Was sind denn die Nachteile der Nahrungsergänzungsmittel?

Bei der Ernährung kommt es ja nicht auf einzelne Inhaltsstoffe an, sondern auf die Kombination schützender Substanzen, also beispielsweise den Verzehr von Gemüse und Obst als Ganzes. Das zeigt sich besonders bei Krebs, denn die krebsverhütende Wirkung von Gemüse kann bisher nicht einzelnen Substanzen zugeordnet werden. Auch hier stellen wir wieder fest, dass die Effekte einer gemüsereichen Kost auf dem vielschichtigen Zusammenspiel der zahlreichen Inhaltsstoffe dieser Lebensmittel beruhen. Zusammenfassend kann man zu Nahrungsergänzungsmitteln sagen, dass sie in Fällen echter Unterversorgung vorübergehend eine Hilfe sein können. Aber frisches Gemüse und Obst zu essen ist besser, als Nahrungsergänzungsmittel einzunehmen. Ein Viertel der Deutschen nimmt sie, doch die wenigsten brauchen sie. Im Gegenteil, Menschen, die sie brauchen könnten, nehmen sie nicht – wir haben es mit einem echten Wohlstandsproblem zu tun. Groß angelegte Studien zeigen, dass Vitamine und Mineralstoffe in Tablettenform keinen Unterschied bei Krankheiten machen – und wir haben gesehen, dass sie eher schädlich sein können, weil sie sich oft gegenseitig behindern. In Gemüse und Obst kommen Vitamine und Mineralstoffe in ihrem natürlichen Verbund vor. Sie sollten täglich in größeren Mengen verzehrt werden. Ergänzend lohnen sich immer regelmäßige körperliche Bewegung, das Meiden von Tabak und größeren Mengen an Alkohol.

Wann kann ich denn sicher sein, dass ich ausreichend versorgt bin mit allem, was mein Körper so braucht?

Du hast sicher schon von der »Fünf am Tag«-Kampagne gehört, die in vielen Ländern propagiert wird. Dabei wird empfohlen, mindestens drei Portionen Gemüse und mindestens zwei Portionen Obst pro Tag zu verzehren. Da viele der gesundheitsfördernden Inhaltsstoffe, auch die der sekundären Pflanzenstoffe, durch Erhitzen teilweise oder auch ganz zerstört werden, sollte täglich, je nach Bekömmlichkeit, ein Teil des Gemüses als unerhitzte, also rohe Frischkost gegessen werden. Gut ist es, wenn sich die Gemüseauswahl nach dem saisonalen Angebot richtet und möglichst aus der Region stammt. Dabei lohnt es sich, zwischen den verschiedenfarbigen Gemüsearten zu wechseln, um von der Vielfalt der sekundären Pflanzenstoffe zu profitieren – ein Rat, den besonders die asiatischen Küchen hervorragend beherzigen. Dies ist schon der Grundstock für eine vollwertige Ernährung, die auch noch gut schmeckt.

Klingt erst mal nicht so kompliziert. Wobei ich viele Menschen kenne, denen leider die Genussfähigkeit abhandengekommen ist.

Das kann man wieder ändern, es gibt Genusstrainingsangebote. Da kann man lernen, wieder zu genießen.

Also mache ich mit meiner Frau lieber einmal ein Genusswochenende statt einem Fitnessurlaub! Du betonst oft, dass wir pflanzliche Lebensmittel bevorzugen sollen, obwohl ja auch in Fleisch, in Wurst, in Milchprodukten und in Fisch jede Menge gesunder Stoffe vorhanden sind. Wir werden an anderer Stelle sicher noch auf die ethischen Fragen der Massentierhaltung kommen, aber wenn wir biologisch artgerechte Tierhaltung miteinbeziehen, was spricht zugunsten der Pflanzenkost?

Wir wissen sicher, dass chronische Krankheiten wie Übergewicht, Diabetes Typ 2, Bluthochdruck, Herz-Kreislauf-Erkrankungen und Krebs durch eine falsche Ernährung begünstigt werden. Die bei uns übliche Kost hat einen zu hohen Anteil tierischer Produkte wie Fleisch, Milchprodukte und Eier. Diese liefern zwar Energie, aber meist zu viel. Auf der anderen Seite verdrängen wir gesundheitsfördernde pflanzliche Lebensmittel, was ebendeswegen ein großer Fehler ist, weil es gerade die pflanzliche Kost ist, die uns ausreichend mit

Antioxidantien, Ballaststoffen und sekundären Pflanzenstoffen versorgt. Und diese Stoffe haben eben sehr positive Auswirkungen – von der Verbesserung der Haut bis zur Linderungen oder gar Heilung von Entzündungen.

Wie hängt das zusammen – Ernährung mit Entzündungen? Und welche Lebensmittel sind da erste Wahl?

Wenn der Körper Fremdstoffe oder Krankheitserreger loswerden will, setzt er dazu das Immunsystem ein. Dabei werden Schmerzbotenstoffe ausgeschüttet, die dir mitteilen, dass da etwas nicht in Ordnung ist, dass du dich schonen sollst, um weitere Schäden zu verhindern und damit möglichst viel Energie für den Heilungsprozess zur Verfügung steht. Das Immunsystem bekämpft also die Eindringlinge, der Schaden wird behoben, und das betroffene Gewebe oder Organ wird wieder gesund. So sollte es zumindest sein. Nun kann es aber passieren, dass das Immunsystem diese Aufgabe nicht mehr bewältigen kann, weil du Stress hast, weil auch andere Körperteile erkrankt sind oder du durch Alkohol oder Nikotin belastet bist. Dann kann es vorkommen, dass sich Entzündungen einfach weiter unbemerkt ausbreiten und nicht mehr komplett ausheilen. Und dies wiederum erhöht die Wahrscheinlichkeit, dass man an Krebs erkrankt. Allerdings hat nicht jeder Mensch das gleiche Risiko, da Krebs auch genetisch bedingt sein kann.

Und was macht jetzt unser Gemüse?

Einige Gemüse- und Obstarten enthalten Stoffe, die entzündungshemmend wirken. Sie erkennen diese Schwelbrände in unserem Inneren und können sie bekämpfen.

Wenn es Lebensmittel gibt, die Entzündungen hemmen können, gibt es sicher auch welche, die Entzündungen fördern können?

Du hast recht, die gibt es. So enthält Schweinefleisch bestimmte Substanzen, die Entzündungen fördern können. Das Gleiche gilt für Weizen und auch für süße Lebensmittel.

Vielleicht beginnen wir an dieser Stelle mit einer genauen Definition. Was ist Gemüse? Was ist Obst? Wozu zählen Kräuter und Gewürze? Bei Fleisch, Wurst, Käse und Eiern ist die Zuordnung ja kein Problem.

Gerne. Gemüse bedeutete ursprünglich »Mus aus Nutzpflanzen«. Wir verwenden den Begriff für alle Pflanzenteile, die der Mensch essen kann, roh oder erhitzt. Dann gibt es die Früchte mehrjähriger Pflanzen, die fallen unter die Kategorie Obst. Wenn wir die Gemüsearten weiter unterscheiden wollen, orientieren wir uns meist an dem jeweiligen Pflanzenteil, der bei uns auf den Teller kommt, das kann also Wurzelgemüse, Blattgemüse, Blütengemüse, Zwiebelgemüse, Stängel- oder Sprossengemüse sein. Beim Obst unterscheidet man in Kernobst, Steinobst, Beerenobst und Schalenobst sowie Wildobst. Wurzelgemüse sind beispielsweise Karotten, Steckrüben sowie Rettich und Radieschen. Blattgemüse sind die vielen verschiedenen Salate, aber auch Spinat, Petersilie sowie Löwenzahn. Blütengemüse sind Blumenkohl, Brokkoli, Artischocken. Dann gibt es noch die Pflanzen, die Zwiebeln als Wurzel haben, dazu zählen auch Schalotten, Perlzwiebeln und die Höri-Bülle.

Welche Bülle?

Die Höri-Bülle. Das ist eine rote Zwiebelsorte, die eigentlich nur auf der Halbinsel Höri am Bodensee angebaut wird. Die gibt es schon sehr lange; sie wurden früher vor allem im September auf den Märkten verkauft, unter anderem auf dem Konstanzer Zwiebelmarkt. Da haben sich dann die Metzger und Wirte mit gewaltigen Mengen an Zwiebeln eingedeckt, denn das musste reichen bis zum nächsten Jahr!

Und was ist der Vorteil dieser Zwiebel?

Na ja, sie ist sehr mild, leicht süßlich und wird deswegen sehr gerne roh gegessen. Und sie hat einen weiteren Vorteil: Sie ist flach, und deswegen kann man mit ihr gut Zwiebelzöpfe flechten – was eine hohe Kunst ist!

Ich kann mich erinnern, dass ich solche Zöpfe früher öfter gesehen habe.

Ja, sie wurden häufig an den Häusern und in Ställen aufgehängt, weil man glaubte, die Zwiebeln könnten Krankheiten und größeres Unheil verhindern. Die Höri-Zwiebel aber ist – wie leider viele andere alte Gemüsearten auch – vom Aussterben bedroht, weil die Aufzucht recht mühselig ist, der Ertrag dagegen bescheiden. Sie hat aber viele Anhänger, und die haben es geschafft, dass die Zwiebel seit 2014 das EU-Gütesiegel g. g. A. (geschützte geografische Angabe) trägt.

Also weiter – Stängel- und Sprossengemüse …

Dazu zählen Spargel, Stangensellerie und Rhabarber, aber auch Bambussprossen.

Und was ist mit Bohnen, Erbsen etc.?

Die bilden eine eigene Gruppe, die Hülsenfrüchte.

Und die Vanille?

Die gehört botanisch zu den Orchideengewächsen und ist übrigens die einzige Vertreterin dieser edlen Familie, die man essen kann.

Fangen wir oben an. Welche Gemüse haben welche Vorteile und welche Inhaltsstoffe? Und da du vorschlägst, so oft wie möglich unerhitztes Gemüse zu essen, gib uns doch bitte einen Hinweis, welche Arten am besten geeignet sind. – A wie Artischocke.

Artischocken
Die Gattung: Cynara cardunculus
Cynara war eine hübsche Blondine mit einer grauen Strähne im Haar. Göttervater Zeus verguckte sich in das hübsche Mädchen und machte sie zu einer Göttin, damit sie ihm auf den Olymp folgen konnte. Dort sollte sie für etwas Abwechslung sorgen, wenn Zeus' Gattin Hera außer Haus war. Cynara war das Göttinnendasein aber bald leid und machte sich auf und davon. Zeus war darüber gar nicht amüsiert, er verwandelte die abtrünnige Schöne in eine stachelige Distel – eben die Artischocke.

Um Castroville, eine Stadt in Kalifornien, liegt das größte Artischockenanbaugebiet der USA. 1947 wurde Norma Jeane Baker hier kalifornische Artischockenkönigin. Weltberühmt wurde sie aber unter einem anderen Namen: Marilyn Monroe.

Enthält Vitamin C, Biotin, Folsäure. Artischocken regen den Gallenfluss an. Das hilft vor allem, wenn fettes Essen verdaut werden muss, was ja im schlimmsten Fall auch noch zu stärkeren Bauchschmerzen führt. Zusätzlich wird Cholesterin ausgeschieden. Es gibt spezielle Extrakte, die diesen Effekt unterstützen.

Das gibt's auch in flüssiger Form, Cynar ist ein beliebter italienischer Artischockenlikör. Ich trinke ihn gelegentlich als Digestif. Gehen wir weiter zur Aubergine.

Vitamin C, Kalium und Folsäure. Giftig, wenn sie nicht ausgereift ist, wegen des Solanins, das wir bereits bei den Kartoffeln kennengelernt haben; daher darf man sie nicht roh essen. Ansonsten erhitzt zu empfehlen, sie enthält auch wenig an Kalorien.

Und wenig Geschmack, wie ich finde …

Na ja, sie besteht ja fast nur aus Wasser, braucht also schon etwas Fett. Außerdem schmeckt sie deutlich besser, wenn man sie mit Kräutern und Gewürzen zubereitet. Sie gehört in jede Ratatouille und in das griechische Moussaka. Auberginen sind, wie Tomaten und Kartoffeln, Nachtschattengewächse, die von

Natur aus den Bitterstoff Solanin enthalten. Im gekochten Zustand sind reife Auberginen, die eine typisch dunkelviolette Farbe aufweisen, unproblematisch. Neue Züchtungen sind zwar nicht giftig, aber leider auch nicht sehr schmackhaft, da die Bitterstoffe weggezüchtet wurden. Daher entfällt auch die alte Empfehlung, Auberginen vor dem Garen in Scheiben zu schneiden und zu salzen, um die Bitterstoffe mit dem austretenden Pflanzensaft zu beseitigen.

Was ich überhaupt nicht wusste: Eine bedeutende Rolle in der Geschichte der Ernährung spielen die vielen und auch recht unterschiedlichen Kohlsorten, die du ja auch schon erwähnt hast. Wenn ich über den Markt gehe, habe ich aber das Gefühl, dass der Kohl selbst kaum gekauft wird – eher Blumenkohl, Brokkoli etc.

Früher waren die Menschen in der kalten Jahreszeit auf das sogenannte Wintergemüse angewiesen, insbesondere um ihren Bedarf an Vitaminen zu decken. Neben den Vitaminen enthalten Wintergemüse auch die häufig zitierten Mineralstoffe, Ballaststoffe und die wertvollen sekundären Pflanzenstoffe. Und zu diesen Gemüsen gehören vor allem die vielen Kohlarten.

Was haben die denn gemeinsam?

Alle Kohlarten sind nährstoffreich. Sie enthalten reichlich Kalium, das eine zentrale Rolle im Säure-Basen-Haushalt des Körpers spielt. Grünkohl enthält am meisten Kalzium und Carotin, Rosenkohl steht beim Eisen und Zink an erster Stelle. Wenn du tiefer in die bioaktiven Bestandteile einsteigen willst: Glucosinolate im Weißkohl haben eine antibiotische Wirkung und unterstützen den Körper bei der Entgiftung, das Sulforaphan in Brokkoli senkt das Risiko, an Krebs zu erkranken. Weitere sekundäre Pflanzenstoffe im Kohl senken die Zucker- und Cholesterinwerte im Blut und regulieren das Körpergewicht. Die antioxidativ und entzündungshemmenden Substanzen in Kohl wirken sich positiv in der Vorbeugung und Therapie von entzündlichen Krankheiten aus. So ist es nicht übertrieben, wenn Kohl auch als Heilmittel geschätzt wird.

Kohl

Kohl bildet eine Gattung der Familie der Kreuzblütler, der viele wichtige Kulturpflanzen angehören. Bereits in der Antike war Kohl als Allheilmittel bekannt, und die Volksmedizin setzte schon lange Kohl gegen verschiedene Krankheiten ein. Die Wissenschaft kann die Heilkraft bestätigen, denn die verschiedenen Kohlarten (Weiß-, China-, Rot-, Grün-, Blumen- und Rosenkohl, Brokkoli) enthalten unterschiedliche Mengen der Vitamine A, B, C, E und K sowie der Mineralstoffe Kalzium, Eisen und Magnesium. Der hohe Gehalt aller Kohlarten an Ballaststoffen bindet die im Verdauungsapparat befindlichen Schadstoffe und Gifte und führt zu deren Ausscheidung. Im Dickdarm werden die Ballaststoffe von Bakterien abgebaut – zugegeben, teilweise zu übel riechenden Gasen. Als Gegenmittel haben sich Kümmelkörner bewährt, die traditionsgemäß dem Kohl zugegeben werden. Die Heilkraft von Kohl beruht primär auf seinem Gehalt an sekundären Pflanzenstoffen. So können die Glucosinolate das Risiko senken, an Krebs zu erkranken. Sie eignen sich auch zur Vorbeugung von Sodbrennen sowie Entzündungen der Speiseröhre und Magenschleimhaut. Das in Brokkoli enthaltene Sulforaphan führt bei Menschen mit verengten Bronchien und Lungenerkrankungen zu einer Linderung der Beschwerden. Kohlsaft enthält eine besondere Aminosäure, das Methylmethionin, das sich bei Magen- und Darmgeschwüren bewährt hat.

Welche Zubereitungsarten sind zu empfehlen?

Sehr viele: Neben Kohl als Beilage zu Kartoffeln können auch herzhafte Eintöpfe und schmackhafte Aufläufe zubereitet werden. Für Salate eignen sich alle Kohlarten, die dafür sehr fein geschnitten und mit milden Salatsoßen serviert werden. Ein beliebtes Gericht sind Kohlrouladen, die nicht immer mit Hackfleisch gefüllt werden müssen. Es gibt auch pflanzliche Alternativen aus Tofu- oder Getreidebratlingen sowie Nüssen oder Pilzen. Auch hier werden blanchierte Kohlblätter mit der entsprechenden Masse gefüllt, aufgerollt, kurz angebraten und anschließend geschmort.

Weiter zum Blumenkohl.

Da gibt es einiges zu nennen: die Vitamine C, B_1, B_6, K, Folsäure, Pantothensäure. Und die Mineralstoffe Kalium, Kalzium, Magnesium, Phosphor, Eisen, Jod und Zink. Blumenkohl ist äußerst empfehlenswert. Gesund sind im Übrigen alle Farben des Blumenkohls, er muss nicht immer weiß sein. Lila-violetter Blumenkohl beispielsweise besitzt fast genau so viel von dem schon erwähnten Farbstoff Anthocyan wie Blaubeeren.

Der Schauspieler Louis de Funès (1914–1983)
Seine eigentliche Leidenschaft war das Gärtnern. Mit einer Pistole bewaffnet – weil er große Angst vor Einbrechern hatte – zog er sich am liebsten in den Garten zurück, zu den geliebten Rosen und dem Gemüse. Einer seiner größten Filmerfolge handelte von Außerirdischen, die auf die Erde gelockt werden – durch Kohlsuppe.

Also ein absolutes Muss, der Blumenkohl. Kochen oder roh essen?

Sowohl als auch, das gilt wie gesagt für fast alle Gemüsearten. Die meisten positiven Inhaltsstoffe mögen nämlich keine Hitze. Und wenn schon gegart, dann in Dampf. Je mehr Wasser im Topf, umso schlechter. Beim Kochen gehen jede Menge Nährstoffe verloren. Man kann das ein bisschen wettmachen, indem man das Kochwasser für Suppen oder Soßen verwendet, dann rettet man dadurch noch einen Teil der für die Gesundheit wichtigen Inhaltsstoffe, beispielsweise die ausgeschwemmten Mineralstoffe.

Reden wir über Brokkoli. In meiner Jugend war der ja in Deutschland so gut wie unbekannt.

Der Brokkoli kam Anfang der 1980er-Jahre verstärkt über die Alpen. Wurde am Anfang etwas misstrauisch beäugt, dann aber bald zu einem der beliebtesten Gemüse überhaupt.

Leider wird er oft zu lange gekocht, dabei schmeckt auch er roh sehr gut. Als Garverfahren sind Dünsten und Dampfgaren zu empfehlen.

Du warst ja lange in den USA. Da kannte man den Brokkoli ja schon viel früher.

Brokkoli, auch Spargel-, Winterblumen- oder Sprossenkohl genannt, stammt ursprünglich aus Kleinasien und war in Europa zunächst nur in Italien bekannt. Er gelangte im 16. Jahrhundert nach Frankreich und als »italienischer Spargel« nach England und wurde schließlich vom amerikanischen Präsidenten Thomas Jefferson im 18. Jahrhundert in die USA eingeführt. Heute ist Kalifornien ein großer Brokkoliproduzent, dort habe ich über die riesigen Brokkolifelder gestaunt. Gut, auch in den USA mag nicht jeder das gesunde Gemüse. Man weiß, dass der Ex-Präsident George Bush senior von seiner Mutter schon in frühester Jugend Brokkoli bekam, obwohl er ihm nicht geschmeckt hat. Später sagte er einmal ganz trotzig: »Ich bin Präsident der Vereinigten Staaten, ich esse keinen Brokkoli mehr!« Aber dafür ist Brokkoli angeblich das Lieblingsessen des ehemaligen amerikanischen Präsidenten Barack Obama.

Na ja, den erwischt man häufiger mit einem Hamburger als mit Brokkoli, glaube ich.

Zumindest als er im Weißen Haus bei einem Galadinner für Kinder nach seinem Leibgericht gefragt wurde, brachte er den Brokkoli ins Spiel und erntete viel Lob für seinen Appell zur gesunden Ernährung. Definitiv gehört Brokkoli zu den wertvollsten Gemüsen, denn er ist besonders reich an Mineralstoffen wie Kalium, Kalzium, Eisen, Zink und Natrium sowie Vitaminen wie B_1, B_2, B_6, E und besonders Vitamin C und Carotin (Provitamin A). Nicht nur die Röschen, sondern auch die zarten Blätter und die Stängel, die sich wie Spargel anrichten lassen, sind essbar. Als Gewürz passen zu Brokkoli frisch geriebene Muskatnuss, Knoblauch und geröstete Pinienkerne oder Mandelblätter. Weiterhin enthält er zahlreiche sekundäre Pflanzenstoffe (Flavonoide und Glucosinolate wie Indole und Isothiocyanate, besonders das Sulforaphan).

Wir bleiben bei Kohl – Chinakohl.

Vitamine A und C, Folsäure, Kalium, etwas Kalzium und Eisen. Chinakohl hat – wie Brokkoli – erst in den vergangenen Jahrzehnten den Weg nach Deutschland gefunden, möglicherweise weil chinesisches Essen bei uns immer populärer wurde.

Hat denn der Chinakohl irgendwelche Vorteile gegenüber den heimischen Varianten?

Durchaus. Er ist leicht verdaulich, das bedeutet, Menschen mit einem empfindlichen Magen-Darm-Trakt vertragen ihn oft besser als andere Kohlarten. Einfach mal ausprobieren. Er macht sich auch gut im Salat, und wenn man ihn ganz fein schneidet, werden Senföle frei, die auch zu den sekundären Pflanzenstoffen zählen und sehr wahrscheinlich einigen Krebserkrankungen vorbeugen können. Wenn man größere rohe Stücke bevorzugt – als Dekoration oder Unterlage bei einem belegten Brot –, sollte man besonders gut kauen, damit diese Öle freigesetzt werden. Ansonsten ist er in der Küche sehr vielseitig verwendbar.

Nun eine Kohlsorte, die es dir persönlich besonders angetan hat, wie ich weiß, der Grünkohl.

Von allen Kohlarten hat Grünkohl den höchsten Gesundheitswert – die Vitamine C, B_1, B_2, B_6, E, Folsäure, A und Provitamine, also Carotinoide, dazu Kalium, Kalzium, Magnesium, Phosphor, Eisen, Jod. Der Grünkohl, den wir im eigenen Garten anpflanzen, liefert uns den ganzen Winter täglich einige Blätter für den Salat, die ihm – fein geschnitten wie Petersilie – einen nussigen Geschmack verleihen.

Viele Süddeutsche kennen das Gemüse, vielleicht vom Hörensagen, als typische norddeutsche Spezialität – Kohl und Pinkel –, also Grünkohl mit einer wirklich fetten Wurst.

Pinkel hat eine sehr lange Tradition. Mindestens seit dem 16. Jahrhundert kennt man diese Kombination mit dem Grünkohl. Auch heute gibt es noch die berüchtigten Kohl- und Pinkeltouren – das sind oft ausgelassene Vereinsausflüge. Manche Teilnehmer machen einen Wettkampf daraus, nehmen eine Waage mit, und derjenige, der nach dem Essen am meisten zugenommen hat, hat gewonnen. Wer's mag … Grünkohl muss nicht immer mit einer Fleisch- oder Wursteinlage zubereitet werden; er schmeckt auch vorzüglich, wenn neben Graupen mit allerlei Gewürzen und Kräutern der Geschmack verfeinert wird. Auch etwas Räuchersalz ergibt einen besonderen Geschmack.

Kohlrabi – was mich überrascht hat, der heißt auch in England Kohlrabi.

Er gilt als typisch deutsch! Enthält wenig Kalorien, schmeckt gut und hat eine weitere positive Eigenschaft; er ist relativ lange haltbar. Während viele andere Kohlarten nach wenigen Tagen unansehnlich werden, kannst du Kohlrabi im Kühlschrank bis zu vier Wochen problemlos aufbewahren. Man kann auch als Koch nur wenig falsch machen, der Kohlrabi lässt sich so einiges gefallen. Und – wieder einmal – am besten verzehrt man ihn roh. Mit dem Kohlrabi ist übrigens auch ein Gemüse verwandt, das Millionen Menschen das Leben gerettet hat.

Kohlrabi
Kohlrabi sollte nicht in unmittelbarer Nähe von Erdbeeren, Knoblauch und Eichen gepflanzt werden. Diese Pflanzen vertragen sich nicht gut mit dem Kohlrabi und umgekehrt.

Wahrscheinlich bei einer der vielen Hungersnöte, die es in den vergangenen Jahrhunderten gab.

Genau. Und gemeint ist die Steckrübe, bei der viele ältere Leser jetzt unangenehme Erinnerungen an die Nachkriegszeit bekommen werden. Steckrüben sind eine Mischung aus Kohlrabi und Rüben. Sie sind allerdings mit dem Kohl nicht verwandt, sondern gehören zu der Familie der Rapspflanzen. Vor allem im Kriegswinter 1916/17 war sie für viele überlebensnotwendig, weil es im Deutschen Reich nach zwei Jahren eines unheilvollen Kriegs kaum andere Nahrungsmittel mehr gab. Anscheinend hatte keiner mit einer so langen Kriegsdauer gerechnet.

Ich dachte, die Kartoffel wäre die Alternative für Essen in schlechten Zeiten gewesen?

Na ja, 1916 gab es eine katastrophale Missernte. Es wurden nur halb so viel Kartoffeln geerntet wie sonst üblich. Die hungernde Bevölkerung griff also in der Not auf die Steckrübe zurück; die war großflächig als Viehfutter angebaut worden und deshalb sehr weitverbreitet. Und um dem eintönigen Speiseplan etwas Abwechslung zu geben, versuchten viele, aus der biederen Steckrübe kreative Menüs zu zaubern. So gab es Suppen, Sauerkrautersatz, Kuchen, Marmelade, sogar eine gewagte Variante, die optimistisch »Kaffee« genannt wurde, kam auf den Tisch. Natürlich hatte das Gebräu keinerlei Ähnlichkeit mit echtem Kaffee – klar, dass alle das Gemüse irgendwann wirklich satthatten. Aber es gab nun mal keine andere Wahl; die Zeiten waren wahrlich schlecht, rund 800 000 Menschen starben an Auszehrung – trotz der »Ostpreußischen Ananas«, wie manche trotzig die Rübe bezeichneten. Die Unterernährung führte dazu, dass die Hungernden kein funktionierendes Immunsystem mehr hatten, um sich gegen Viren und Bakterien zu wehren. Und, wie gesagt, viele werden sich erinnern: Auch im Winter 1946/47 hungerten die Menschen, und wieder waren Steckrüben heiß begehrt.

Also wiederholt sich Geschichte doch! Wenn es genügend Steckrüben gab, woran lag es denn, dass so viele Menschen trotzdem unternährt waren?

Die Steckrübe enthält zwar viele Vitamine, aber nur sehr wenig Kalorien. Das also, was wir heute beim Abnehmen so schätzen, war damals für viele tödlich. Dazu kam, dass es eben eine völlig einseitige Ernährung war. Selten war etwas anderes im Angebot; wer viel Glück hatte, bekam alle zwei Wochen noch ein Ei zugeteilt. Heute erlebt die Steckrübe ihr großes Comeback; in vegetarischen Kreisen ist sie zu Recht sehr beliebt, und sogar die Gourmetküche hat sie für sich entdeckt. Das liegt aber auch daran, dass die neu gezüchteten Steckrüben einen feineren Geschmack haben.

Und was sind die kulinarischen Highlights?

Der Eintopf: Steckrüben, Kartoffeln, dazu alles hinein, was schmeckt. Wer will, kann Fleisch, Speck oder Wurst verarbeiten und alles nach Herzenslust würzen. Im Winter ein wirklich reichhaltiges Essen, das nichts mehr mit den armseligen Steckrüben von vor 100 Jahren zu tun hat.

Zurück zum Kohl, kommen wir zum Sauerkraut.

Zuvor noch eine richtige Delikatesse: der Meerkohl. Er wächst, was jetzt nicht überrascht, an der Küste und schmeckt hervorragend. In den Gourmetrestaurants in England und Frankreich ist er heiß begehrt. Allerdings steht er in Deutschland unter Naturschutz, also nicht sammeln. Aber man kann ihn gut im eigenen Garten anpflanzen.

Da braucht er dann Meerwasser?

Nein, der ist überhaupt recht anspruchslos, solange man ihn in Ruhe lässt.

Heißt das, er mag keine anderen Gemüse neben sich?

So ist es. Und er mag es auch nicht, wenn ihm Artgenossen auf den Leib rücken. Also auch im Beet immer etwas Abstand zwischen den Pflanzen halten.

Und was kann man davon essen?

Oft werden die Sprossen zubereitet wie Spargel. Aber auch die Blätter schmecken gut und werten jeden Salat auf. Vom Meerkohl stammt der Weißkohl ab – und damit sind wir elegant beim Sauerkraut gelandet.

Wir Deutschen werden ja oft spöttisch als »Krauts« bezeichnet – nicht unbedingt ein Kompliment.

Das Sauerkraut hat bereits vor Jahrhunderten die Seefahrer vor der Vitamin-C-Mangelkrankheit Skorbut geschützt. Da es besonders häufig auf deutschen Schiffen gegessen wurde, entstand die Bezeichnung »Krauts« für Deutsche allgemein. Den Engländern ging es ähnlich, denn sie wurden und werden noch »Limies« genannt, weil auf ihren Schiffen Limonen zur Vorbeugung von Skorbut eingesetzt wurden. Von der Heilkraft des Sauerkrauts wusste man allerdings schon viel früher, der berühmte griechische Arzt Hippokrates (um 460–370 v. Chr.) verordnete seinen Patienten Sauerkraut als Medizin. Man kennt es in vielen Ländern der Erde und in vielen Variationen, zum inoffiziellen Nationalgericht wurde es ja auch in deiner Nachbarschaft, im Elsass.

Da gibt es ja kaum ein traditionelles Gericht ohne Sauerkraut. Früher standen überall diese Gefäße mit dem Kraut. Und ab und zu wurde der Nachwuchs kurzerhand mit nackten Füssen in das Fass gestellt, um Sauerkraut zu stampfen. Was ist der Grund für das Stampfen?

Ein Vorteil von Sauerkraut ist ja, dass es relativ einfach hergestellt werden kann: Fester Weiß- oder Spitzkohl wird fein gehobelt und in diesen Steintöpfen abwechselnd mit Salz geschichtet. Durch das Stampfen werden die festen Pflanzenzellen aufgebrochen; der Zellsaft kann austreten und soll schließlich den Kohl ganz bedecken. Nun kommt ein sauberes Tuch darauf, das Ganze wird mit einem Stein beschwert und an einem kühlen Ort aufbewahrt. Das Tuch sollte einmal pro Woche erneuert werden. Bereits nach einem Monat kann das Sauerkraut entweder roh verzehrt oder für verschiedene Gerichte zubereitet werden. Eine besondere Delikatesse ist ein gewürzter Auflauf aus Buchweizen und Sauerkraut, mit Käse überbacken.

Aber erkläre doch mal bitte, was macht das Sauerkraut so gesund?

Da sind wir wieder bei der 2-Hydroxypropionsäure.

Gus Backus
Immerhin hat ein Amerikaner in zwei Schlagern verschiedenen Gemüsen ein paar musikalische Zeilen gewidmet: Gus Backus sang in den 1960er-Jahren: *Ich esse gerne Sauerkraut und tanze gerne Polka.* Und ein paar Jahre später stellte er fest: *Ich hab Bohnen in die Ohren.*

Also der Milchsäure.

Genau. Dass Nahrungsmittel verderben, liegt an den Schimmelpilzen und Bakterien. Die dringen in die Lebensmittel ein – Folge: Sie gären oder schimmeln. Nun gibt es glücklicherweise gutartige Bakterien, die bauen Kohlenhydrate zu

Milchsäure ab, um damit Energie zu gewinnen. Milchsäure wiederum hindert die schädlichen Bakterien daran, sich zu vermehren – dadurch werden die Lebensmittel länger haltbar. Milchsäure findet man, wie gesagt, auch in Sauermilchprodukten, beim Sauerteig und auch in Würsten. Insgesamt profitiert der gesamte Organismus von den verschiedenen Kohlarten, sodass der regelmäßige Verzehr besonders in der kalten Jahreszeit wärmstens empfohlen werden kann, getreu der Aussage von Hippokrates: Eure Lebensmittel sollen eure Heilmittel und eure Heilmittel sollen eure Lebensmittel sein.

Ich habe auch in Asien so eine Art Sauerkraut gegessen. Wird das dort aus Chinakohl gemacht?

Ja, genau. In Korea heißt das Kimchi. Dazu wird der Chinakohl nicht gehobelt, sondern in größere Stücke geschnitten, mit verschiedenen Gewürzen mariniert und ist so bereits nach wenigen Tagen verzehrfertig. Im Kimchi-Museum in Seoul habe ich die 200 verschiedenen Zubereitungsarten bestaunt.

Ein weltweites Sauerkrautverbot soll das Klima retten. Dieser nicht ganz ernst gemeinte Vorschlag wurde 2009 beim Klimagipfel in Kopenhagen von einer dänischen Zeitung gemacht. Besonders die Deutschen sollten aufhören, ihr angebliches Nationalgericht zu verspeisen, denn die dadurch produzierten körperlichen »Abgase« seien schließlich extrem schädlich für das Weltklima.

Okay. Jetzt verstehe ich die Leute, die einen richtigen »Kohldampf« bekommen. Die wissen halt, was guttut!

Da muss ich dich leider enttäuschen, »Kohldampf« hat weder was mit Kohl noch mit Dampf zu tun.

Sondern?

Der Begriff kommt aus dem Rotwelsch, einer Gaunersprache, die es schon im Mittelalter gab und hauptsächlich von Ganoven gesprochen wurde. Und da bedeutet Koll oder Koller und auch Dampf eigentlich Hunger.

Also Hunger-Hunger?

Ja. Hunger-Hunger in Baden-Baden …

Reden wir über Dicke Bohnen. Ich kenne die hauptsächlich als Tierfutter – man nennt sie ja auch Saubohne oder Pferdebohne. Muss man bei denen denn auch eine übermäßige Gewichtszunahme befürchten? Machen Dicke Bohnen dick?

Ganz im Gegenteil. Dicke Bohnen bestehen zu einem Drittel aus hochwertigen Proteinen, enthalten Ballaststoffe und schmecken überraschend gut. Aber aufpassen! Im Gegensatz zu ihren Verwandten kann man bei den Dicken Bohnen die Schoten nicht mitessen. Man muss also die Kerne herauspulen. Diese Bohnen sind deutlich besser als ihr Ruf, und bevor Kolumbus die Kartoffeln aus Amerika mitbrachte, waren Dicke Bohnen das wichtigste Nahrungsmittel überhaupt. Sie waren auch ein typisches »Armeleuteessen«.

Bei den vielen empfehlenswerten »Armeleuteessen« habe ich den Eindruck, dass diese Menschen sich doch ganz ordentlich ernährt haben. Bleiben wir bei den Hülsenfrüchten und gehen zu den grünen Bohnen.

Sie sind sehr zu empfehlen, weil sie kalorienarm sind und wertvolle Mineralstoffe wie Zink, Magnesium und Kalium enthalten.

Was müssen wir über die Erbsen wissen?

Erfurter Puffbohne
Wenn jemand behauptet, »Ich bin 'ne rischdsche Buffbohne«, dann kann das leicht missverstanden werden. Dabei bedeutet das nur, dass diese Person aus Erfurt stammt. Die Einwohner der thüringischen Landeshauptstadt sind besonders stolz auf ihre gärtnerischen Fähigkeiten und den hohen Nährstoffgehalt ihrer Felder, und das wiederum ist der perfekte Boden für die Dicken Bohnen. Den Namen verdankt die Puffbohne der Tatsache, dass die Bohnen beim Kochen »aufpuffen«, also größer werden. In Erfurts Kranken- und Geburtshäusern bekommt jedes Neugeborene als Willkommensgruß eine rosa oder blaue Plüsch-Puffbohne.

Erbsen enthalten die Vitamine B_1, B_2, B_3. B_5, K sowie Magnesium, Eisen, Kalium und Zink – auch hochwertiges Protein und wenig Kalorien. Und sie sind perfekt beim Testen von angeblichen oder tatsächlichen Prinzessinnen, wie wir alle wissen.

Also ich merke schon, Hülsenfrüchte könnten häufiger auf meinem Speiseplan stehen.

Unbedingt. Zu den Hülsenfrüchten zählen übrigens auch die Erdnüsse, die ungefährlich sind, im Gegensatz zu den anderen Exemplaren, die enthalten Lektine, und die sind giftig.

Was stellen die an, diese Lektine?

Lektine gehören zu den Abwehrinstrumentarien der Pflanzen. Sie sollen dafür sorgen, dass diese nicht von hungrigen Tieren angefressen werden. Wenn es ein Tier dennoch probiert, bekommt es Bauchschmerzen; also lässt es diese Pflanzenart beim nächsten Mal in Ruhe. Beim Menschen haben Lektine die unangenehme Eigenschaft, andere Nährstoffe zu behindern. Sie sind weitverbreitet und kommen – außer in Erdnüssen – in nennenswerten Konzentrationen in allen Hülsenfrüchten vor wie Buschbohnen, Stangenbohnen, weiße Bohnen, Feuerbohnen, Limabohnen, Sau- oder Pferdebohnen sowie Kichererbsen. Besonders viele Lektine finden sich in den roten Kidneybohnen, sie bewirken ein Verklumpen der roten Blutkörperchen, sodass es zu einer Beeinträchtigung des Sauerstofftransports kommt. Oder sie heften sich an die Darmzotten und führen dort zu Stoffwechselstörungen.

Und was kann ich dagegen tun?

Kochen. Durch Hitze werden die Lektine weitgehend zerstört, deshalb sollten Hülsenfrüchte immer nur völlig gegart verzehrt werden. Auch beim Keimvorgang wird ein Teil der Lektine abgebaut.

Und woran merke ich, dass ich möglicherweise etwas von dem Gift abbekommen habe?

Erste Symptome einer Vergiftung sind Erbrechen, Durchfall sowie Magen- und Darmbeschwerden. Bei einigen Bohnenarten, wie der roten Kidneybohne, genügen vier bis fünf rohe Bohnenkerne, um bei Erwachsenen diese Symptome auszulösen. In schweren Vergiftungsfällen kommt es zu Blutungen im Magen-Darm-Bereich.

Hast du denn noch weitere solcher Hiobsbotschaften?

Ja, es geht gefährlich weiter – verschiedene Hülsenfrüchte, vor allem die Limabohne, enthalten giftige Blausäureverbindungen. Blausäure ist eine hochtoxische Substanz, die die Zellatmung hemmt und so zum Tod führen kann. Wir werden dieser gefährlichen Substanz noch ein paarmal begegnen, wenn wir über die verschiedenen Obstarten sprechen, denn die Blausäure hält sich gerne in den Obstkernen auf. In den Hülsenfrüchten wird sie nach dem Einweichen und der Zellzerstörung durch spezielle Enzyme beim Kauen freigesetzt. Die gute Nachricht: Die Hitze hilft uns auch jetzt, sie zerstört nämlich die entsprechenden Enzyme.

Und was passiert mit der Blausäure?

Die tut uns den Gefallen und verflüchtigt sich. Das Koch- und Einweichwasser sollte, vor allem bei Limabohnen, weggeschüttet werden. Wegen des verbleibenden Gehalts gesundheitsschädlicher Inhaltsstoffe sollten gekeimte Hülsenfrüchte vor dem Verzehr blanchiert werden, das heißt kurz in siedendes Wasser tauchen oder heißem Wasserdampf aussetzen. Anschließend empfiehlt es sich, das Gargut – besonders Gemüse – in Eiswasser abzuschrecken. Dadurch behält es den Geschmack, die Struktur und die appetitliche Farbe.

Aber grundsätzlich würdest du – trotz dieser Gefahren – zu Hülsenfrüchten raten?

Auf jeden Fall – dringender Appell: Erhitzte Hülsenfrüchte dürfen deutlich öfter als derzeit üblich gegessen werden, denn sie weisen eine hohe Nährstoffdichte auf und sind aufgrund ihres Gehalts an Protein, Ballaststoffen und sekundären Pflanzenstoffen extrem wertvolle Lebensmittel. Sie sind proteinreich, liefern komplexe Kohlenhydrate und reichlich Vitamine der B-Gruppe sowie Magnesium, Kalium und Eisen. Der häufige Verzehr von Hülsenfrüchten senkt das Risiko für Übergewicht, Herz-Kreislauf-Erkrankungen, Diabetes Typ 2 und Krebs. Zudem sind sie besonders für Diabetiker geeignet, da sie den Blutzucker nur sehr langsam ansteigen lassen.

Kommen wir zum Feldsalat, den kennt man ja auch unter der Bezeichnung Ackersalat …

Feldsalat
Feldsalat ist eine recht anspruchslose Pflanze, die bereits die Römer in ihren Gemüsegärten zogen. Die Aussaat kann im Spätsommer beginnen und ist bis in den Winter möglich. Feldsalat liebt kalkhaltigen und sandigen Boden. Nach fünf bis sechs Wochen erreichen die ovalen oder runden Blätter ihre maximale Länge von zehn Zentimetern. Und dann kann man den Feldsalat den ganzen Winter frisch genießen.

… und als Mausohrsalat, als Schafsmäuler, als Sonnenwirbel, als Wingertsalat. In der Schweiz heißt er Nüsslisalat, in Österreich Vogerlsalat – und weißt du, unter welchem Namen er in Filmen und in einer berühmten Geschichte der Gebrüder Grimm bekannt geworden ist?

Erzähl mir jetzt ja keine Märchen. Rumpelstilzchen wird ja wohl nicht gemeint sein.

Doch, es geht um ein Märchen, es handelt sich um Rapunzel.

Rapunzel bedeutet Feldsalat? Und warum hat man das arme Mädchen Feldsalat genannt?

Na ja, die Mutter war schwanger mit ihr und verspürte immer großen Appetit auf Feldsalat – und dies wäre ja auch für ihre Gesundheit perfekt, denn Feldsalat besitzt einen hohen Eisengehalt und außer der wertvollen Folsäure noch jede Menge anderer Mineralien wie Kalium, Kalzium und Phosphor; sie stärken das Immunsystem, was ja gerade für schwangere Frauen Sinn macht. Also, um ihren Heißhunger zu decken, beauftragte sie ihren Gatten, heimlich etwas Rapunzel aus Nachbars Garten zu besorgen. Dem war nicht ganz wohl dabei, aber wie soll sich ein liebender Ehemann schon gegen seine schwangere Frau durchsetzen? Dummerweise flog die ganze Sache auf, denn die Nachbarin erwischte den Mann auf frischer Tat im Gemüsebeet. Unglücklicherweise gehörte die Gartenbesitzerin der in Märchen häufig vertretenen Gattung der Hexen an. Um Schlimmeres zu verhindern und überdies trotzdem noch an den so begehrten Salat zu kommen, musste die reuige Familie der Zauberin das Kind versprechen. Gesagt, getan, als das Mädchen auf der Welt war, wurde es der Hexe übergeben, die es einfach Rapunzel nannte und bekanntermaßen in einen Turm steckte. Glücklicherweise hörte ein vorbeireitender Königssohn deren lieblichen Gesang, kletterte an Rapunzels Haaren den Turm hinauf und verliebte sich Hals über Kopf in das langhaarige Mädchen. Allerdings wurde auch er vor dem Happy End noch von der bösen Hexe erwischt und musste vom Turm springen. Der Prinz plumpste in einen Dornenstrauch, verlor dabei sein Augenlicht, irrte blind durch die Welt, bis er wieder einmal Rapunzels unverkennbaren Gesang hörte. Beim überraschenden Wiedersehen tropften ihre Tränen auf seine Augen, und siehe da, er konnte wieder sehen. Und wenn sie nicht gestorben sind …

Und was ist jetzt das Besondere von Rapunzel – außer den Vorteilen speziell für Schwangere?

Ein großer Pluspunkt: Er übersteht auch zweistellige Minustemperaturen und ist dadurch ein ideales Wintergemüse. Er schmeckt wirklich gut, manche nennen ihn sogar den »König der Salate«. Er hilft außerdem gegen Magenleiden und enthält deutlich höhere Nährstoffmengen als andere Salate, was ihn im Winter natürlich noch wertvoller macht. In den Wurzeln und in Teilen der Blätter befindet sich Baldrianöl, das den Magen beruhigt und, ja, auch beim Einschlafen hilft.

Also eine klare Empfehlung?

Mit einer Einschränkung: Der Nitratgehalt kann recht hoch sein.

Nitrat

Nitrat gilt schon lange als problematisch, weil es im Magen in Nitrit umgewandelt werden kann. Nitrit wiederum ist an der Bildung von Nitrosaminen beteiligt, die als krebserregend gelten. Nitrat wird mit der üblichen Nahrung über pflanzliche Lebensmittel (70 Prozent) und Trinkwasser (20 Prozent) sowie tierische Produkte (10 Prozent) aufgenommen. Besonders einige Wurzelgemüse wie Radieschen, Rettich, Rote Bete und Blattgemüse wie Feldsalat, Kopfsalat, Mangold, Spinat und besonders Rucola reichern relativ große Mengen Nitrat an. Der Nitratgehalt in den Pflanzen schwankt je nach Saison. Bei Sonnenbestrahlung wird Nitrat weniger zu Nitrit, sondern zu Aminosäuren umgewandelt. Im Sommer oder am Abend geerntetes Gemüse weist geringere Nitratkonzentrationen auf als im Winter oder am Morgen geerntetes.

In tierischen Produkten sind sogar Nitrosamine enthalten, wie in gepökeltem Speck und Schinken, aber auch in Bier, Fischerzeugnissen und Käse. Außerdem werden Nitrosamine auch vom Körper selbst gebildet.

Übrigens enthält allein der Rauch einer Zigarette mehr als die zehnfache Menge an Nitrosaminen, wie durchschnittlich über Lebensmittel aufgenommen werden.

Inzwischen zeigt sich, dass Nitrat weniger schädlich ist, als bisher angenommen. Selbst bei großen Mengen nitratreicher Gemüse und einer hohen Nitratbelastung im Trinkwasser werden akut toxische Mengen nicht erreicht. Außerdem ist Nitrat selbst nicht krebsauslösend, und Studien zeigen keine Beziehung zwischen der Nitrataufnahme und dem Krebsrisiko. Der Grund könnte der hohe Gehalt an Antioxidantien in Gemüse sein, die neutralisierend wirken.

Nitrosamine wirken kanzerogen, aber der Zusammenhang zwischen der Aufnahme von Nitrat mit der Nahrung und einem erhöhten Risiko für verschiedene Krebserkrankungen beim Menschen ist bisher nicht eindeutig belegt. Die Bildung von Nitrosaminen kann im Reagenzglas nachgewiesen werden, für ihre Entstehung beim Menschen gibt es keine eindeutigen Belege. Die oft zitierte Gefahr einer Methämoglobinämie (Unfähigkeit der roten Blutkörperchen, Sauerstoff zu binden) bei Säuglingen durch Nitrat beruht auch auf Infektionen des Magen-Darm-Trakts.

Vielleicht ist Nitrat sogar gesundheitlich günstig, denn Abbauprodukte von Nitrat wie Stickoxid wirken blutdrucksenkend, sie verhindern eine Verklumpung von Blutplättchen und unterdrücken im Magen-Darm-Trakt Krankheitserreger wie Salmonellen, Shigellen und Helicobacter pylori. Außerdem kann nitratreiche Nahrung die Durchblutung und Regeneration der Magenschleimhaut verbessern, die Magenschleimbildung verstärken und damit auch der Bildung von Magengeschwüren vorbeugen. Diese verschiedenen Wirkungen lassen vermuten, dass die Anreicherung des Nitrats im Mundspeichel und die Umwandlung in Nitrit physiologisch erwünschte Vorgänge sind.

Allerdings darf das Thema Nitrat nicht nur positiv gesehen werden, denn es besteht eine Wechselwirkung zwischen Nitratzufuhr und Jodhaushalt. Nitrat hemmt sowohl die Resorption von Jod aus der Nahrung als auch den aktiven Transport in die Schilddrüse. Eine hohe Nitratbelastung erhöht somit die Gefahr eines Jodmangels. Es ist bekannt, dass bei einer mangelhaften Jodversorgung der Kropf häufiger auftritt, wenn die Nitratbelastung gleichzeitig hoch ist.

Schließlich gibt es noch das Problem der Nitratbelastung unserer Böden durch Gülle. So wird erkennbar, dass sich die Wertigkeit einer einzelnen Substanz mit dem Zugewinn an Erkenntnissen über die Zeit erheblich wandeln kann. Es ist davon auszugehen, dass zukünftige Forschung unser

Bild über Nitrat weiter verändern wird, denn wir wissen noch nicht alles. Nur die Natur weiß alles, ihr konnten bisher keine Fehler nachgewiesen werden.

Zusammenfassend kann gesagt werden, dass nach dem derzeitigen Erkenntnisstand Nitrat in den bislang üblichen Mengen eher harmlos ist.

Kommen wir zum Fenchel. Was kann man davon essen?

Wirklich alles. Fenchel enthält die Vitamine C, B_1 und Provitamin A (Carotinoide), Kalium, Kalzium, Phosphor, Eisen und Magnesium. Auch Fenchel kann man sehr gut roh essen, er schmeckt natürlich auch geschmort oder gedünstet.

Manche Menschen haben möglicherweise gewisse ungute Erinnerungen an den Geruch, weil sie ihn schon als Baby vor allem im Zusammenhang mit Krankheiten kennengelernt haben. Ganze Generationen von Kindern haben Bekanntschaft mit dem Fencheltee gemacht.

Ja, stimmt, das ist sicher das Heilmittel, das fast alle von uns als Erstes bekommen haben. Aber – es tut ja auch sehr gut: Fenchel wirkt sich äußerst wohltuend auf den Verdauungstrakt aus. Er hilft nicht nur den Babys mit Verdauungsbeschwerden, sondern auch gleich noch den Müttern, weil Fencheltee die Milchproduktion anregt und so dafür sorgt, dass der hungrige Nachwuchs auch richtig satt wird. Fenchel hat aber ein paar weitere positive Eigenschaften: Er ist reich an Ballaststoffen, schleim- und krampflösend und wirkt antibakteriell. Seit Jahrhunderten wird auch behauptet, dass Fenchel die Sehkraft verbessert, dafür gibt es aber (noch) keine Belege. Auf jeden Fall lindert er die Symptome bei Erkrankungen der Atemwege, und er verjüngt.

Zur Heilwirkung des Fenchels
Walahfrid Strabo (808–849), Botaniker und Abt des Klosters Reichenau am Bodensee, schrieb: »Fenchel lockere, so sagt man, die Blähung des Magens und fördere lösend alsbald den zaudernden Gang der lange verstopften Verdauung. Ferner vertreibt die Wurzel des Fenchels, vermischt mit Wein, Trank des Leneabus, und so genossen, den keuchenden Husten.«

Verjüngt? Wie stellt er denn das an? Wie kommt man darauf?

Hier treffen wir wieder auf den Römer Plinius der Ältere. Er beschreibt, dass sich Schlangen mit Vorliebe im Fenchelfeld häuten und hinterher aussehen wie neugeboren.

Wie ernst kann man denn solche Aussagen nehmen?

Unter uns – das war früher auch nicht anders als heute; da wird vieles vermischt: Wahre Erkenntnisse werden mit manchmal an den Haaren herbeigezogenen Theorien garniert. Plinius hat viele bekannte, aber auch für die damalige Zeit neue Erkenntnisse publiziert und ist deshalb ohne Zweifel eine wichtige Quelle, wenn man sich über die Erkenntnisse der alten Römer, die wir ja auch gerne zitieren, informieren will. Manche Theorien sind aber sehr abenteuerlich.

Zum Beispiel?

Beispielsweise behauptet er – um bei den Schlangen zu bleiben –, dass die »äußerst begierig nach Wein« seien, und wenn du aus einem Glas trinkst, aus dem eine Schlange getrunken hat, stirbst. Glücklicherweise ist die Gefahr nicht allzu groß. Obwohl – bei deinen Reisen in exotische Länder solltest du dich etwas vorsehen …

Also eher in Länder reisen ohne Schlangen?

Oder ohne Wein. Laut Plinius kennen beispielsweise die Taprobanen keinen Wein, dafür jede Menge Obst, und werden alle 100 Jahre alt.

Und wenn du mir jetzt noch sagst, wer die Taprobanen sind.

Damit sind die Bewohner des ehemaligen Ceylon gemeint, das heutige Sri Lanka. Um auf den Fenchel zurückzukommen, er spielte auch bei den Griechen eine große Rolle, dort hieß er »Marathon« – was darauf hindeutet, dass der Marathonlauf auf einem Fenchelfeld begann. Und noch eine uralte Erkenntnis, wo wir schon bei der historischen Betrachtung sind: Fenchel macht schlank. Im 17. Jahrhundert erteilte der englische Botaniker William Cole (1626–1662) seinen übergewichtigen Zeitgenossen den wohlmeinenden Rat: »Verwendet Samen, Wurzeln und Blätter des Fenchel in Suppen und Getränken, wenn ihr fett und träge geworden seid.«

Also gab es anscheinend auch schon im 17. Jahrhundert gewisse Figurprobleme … Ich kenne übrigens viele Moderatorenkollegen und vor allem Sänger, die vor Auftritten immer Honig mit Fenchel zu sich genommen haben.

Oder gleich den Fenchelhonig. Der ist allerdings recht selten. Wenn du mal die Chance hast, ihn zu probieren, musst du zugreifen. Was Honig mit Fenchel angeht – bei Kindern sollte man diese Kombination nicht anwenden. Zum einen ist bei kleinen Kindern der Darm noch nicht vollständig funktionsfähig, und zum anderen enthält Honig viel Zucker, was man den Kleinen auch nicht antun sollte.

Auf was ist nun die Heilkraft des Fenchels zurückzuführen? Was genau zeichnet ihn denn aus?

In erster Linie sind es ätherische Öle, die sich so positiv auswirken. Die haben eigentlich die Aufgabe, die Pflanze vor Bakterien zu schützen, und sie verdunsten schnell. Wenn wir sie einatmen, bewirken sie im Halsbereich, dass Erkältungssekrete besser abtransportiert werden können – man kann also den Schleim besser »abhusten«. Dann sorgen diese Öle dafür, dass sich die Muskulatur des Magens und des Darms entspannt; dadurch lassen sich Krämpfe lösen und die Beweglichkeit des Magen- und Darmtrakts anregen. Dies wiederum hilft auch gegen Blähungen. Abschließend zum Thema Fenchel noch der Hinweis, dass es eine bekannte Ferieninsel im Atlantik gibt, deren Hauptstadt Fenchel heißt.

🍎 Du meinst Madeira. Stimmt, den Duft des Fenchels kann man bereits auf dem Flugplatz wahrnehmen, wenn man in Funchal auf Madeira landet. Aber kommen wir zu dem nächsten Gemüse – gibt es einen Unterschied zwischen Möhren und Karotten?

Aus der Umgebung der madeirischen Stadt »Fenchel« – portugiesisch Funchal – stammt einer der besten und teuersten Fußballer der Welt: Cristiano Ronaldo. Sein Vater war Gärtner auf der für ihren Reichtum an Blumen und Obst berühmten Insel; sein jüngstes von vier Kindern nannte er nach seinem Lieblingsschauspieler Ronald Reagan »Ronaldo«.

🍏 Nein, aber es gibt noch weitere Bezeichnungen wie »gelbe Rübe« bei dir im Süden oder »Wurzel« im Norden. Gemeint ist aber immer das gleiche Gemüse.

🍎 Jetzt habe ich gesehen, dass der 4. April der Internationale Tag der Karotte ist. Von einem Internationalen Gurkentag oder Tag des Sellerie habe ich noch nie was gehört. Womit verdient denn die Karotte diese Auszeichnung?

🍏 In den USA gibt es zusätzlich noch den »Nationalen Karottentag« am 3. Februar – und auch den »Tag des Karottenkuchens«. Das ist aber nicht das einzige Gemüse, das mit einem »Ehrentag« gewürdigt wird. In den USA gibt es einige solcher Tage, unter anderem den »Tag des frischen Spinats« oder den »Tag des frischen Gemüses«, das ist der 16. Juni. Und es gibt sogar den »National Take Your Houseplant For A Walk Day«, also einen Tag, an dem du mit deinen Zimmerpflanzen spazieren gehen sollst – vielleicht damit die Nachbarn etwas neidisch werden. Solche skurrilen Gedenktage gibt es in den USA viele, von einigen werden wir noch hören. Aber zur Karotte, sie liegt – hinter der Tomate – auf Platz zwei der beliebtesten Gemüse. Es ist wirklich bemerkenswert, welche gesundheitlichen Vorteile die Karotten haben. Natürlich ganz vorne mit dabei: Betacarotin. Wir haben ja darüber gesprochen, dass der Körper in der Lage ist, das Betacarotin in Vitamin A umzuwandeln, das wiederum Augen und Haut schützt.

Wie viel Karotten muss ich essen, damit ich optimal versorgt bin?

Also: In 100 Gramm rohen Möhren sind etwa acht Milligramm Betacarotin enthalten. Daraus kann der Körper etwa 15 Milligramm Vitamin A herstellen, fast doppelt so viel, wie die offizielle Tagesempfehlung vorsieht.

Muss ich dann befürchten, dass ich eine Überdosis Vitamin A abbekomme, wenn ich meiner Karottenleidenschaft fröne? Du hast ja oben gesagt, bei Vitamin A bestünde vor allem eine Gefahr für schwangere Frauen. Also muss ich mich nicht fürchten?

Nein, musst du nicht. Schwangere Frauen im Übrigen auch nicht. Solange sie nicht Vitamin A als Nahrungsergänzungsmittel in großen Mengen zuführen. Betacarotin ist genau wie das daraus gebildete Vitamin A fettlöslich. Wie wir gesehen haben, wird es vom Körper besonders gut aufgenommen, wenn gleichzeitig genügend Fett in der Kost vorhanden ist – deswegen ja auch der Tipp mit dem Butterbrot. Auch wenn Karotten in Butter gedünstet serviert werden, wird dieser Vorteil genutzt. Eine weitere Steigerung der Aufnahme ergibt sich durch das Erhitzen der Karotten, da die festen Pflanzenzellen durch die Hitze aufgebrochen werden. Betacarotin kann der Körper aus rohen Karotten aufnehmen, wenn sie gründlich gekaut werden, die Aufnahme bei erhitzten Karotten ist allerdings bis zu zehn Mal besser.

Also: Karotten nur gekocht?

Die Frage beantworte ich mit einem klaren Jein, denn Karotten werden nicht nur wegen Betacarotin gegessen, sondern weil sie als Rohkost richtig gut schmecken. Meine Empfehlung: Karotten möglichst in ähnlicher Menge roh und erhitzt verzehren.

Nun haben wir ja über den Internationalen Tag der Karotte gesprochen, und die Karotten schmecken ja auch wirklich gut und können auf vielfältige Art und Weise zubereitet werden. Was können die denn noch? Welchen Einfluss hat das Gemüse konkret auf unsere Gesundheit? Kann man wirklich besser sehen, wenn man häufig Karotten isst?

Dazu gibt es eine interessante Studie der Harvard-Universität. Dort wurden über einen Zeitraum von 25 Jahren 100 000 Personen untersucht – keine jünger als 50 Jahre. Und tatsächlich: Die Möhrenfans hatten ein 40 Prozent geringeres Risiko, einen Sehverlust zu erleiden.

Und woran liegt das genau?

Wieder einmal an den viel zitierten sekundären Pflanzenstoffen. Besonders die Carotinoide Lutein und Zeaxanthin spielen da eine Rolle, von denen wir bereits im Zusammenhang mit Mais erfahren haben. Diese beiden sekundären Pflanzenstoffe haben die Aufgabe, Schäden durch zu hohe Sonneneinstrahlung zu verhindern.

Und wie kann sich so ein sekundärer Pflanzenstoff aus der Mohrrübe oder aus dem Mais mit der Sonne anlegen und konkret mein Auge schützen? Welche Mechanismen greifen da? Kannst du das mal an diesem Beispiel verdeutlichen, damit ich einen Durchblick bekomme?

Also: Die Netzhaut des Auges gliedert sich in zehn Schichten. Die innerste Schicht besteht aus Stäbchen und Zapfen. Durch die Stäbchen nehmen wir die Welt eher in Schwarz-Weiß wahr, sehen aber etwas in der Dunkelheit; durch die Zapfen können wir farbig sehen – aber nur, wenn es hell genug ist. An der Rückwand unseres Auges befindet sich der sogenannte gelbe Fleck, das ist die Stelle, an der die Sicht am schärfsten ist, denn hier befindet sich die größte Anzahl dieser Zäpfchen. Genau in diesem Bereich sind unsere Leser jetzt gerade aktiv, denn hier findet das Lesen statt. Letztlich sprechen wir über einen sehr kleinen Bereich, denn wenn man sich optisch sehr auf ein Wort konzentriert, kann man das nebenstehende kaum noch erkennen. Dieser gelbe Fleck also ist maßgeblich für scharfes Sehen verantwortlich. Die Farbe des gelben Flecks kommt von den bereits erwähnten Stoffen Lutein und Zeaxanthin – was kompliziert klingt, übersetzt aber einfach »gelb« und »goldgelb« heißt. Also sprechen wir über orange-gelbe Substanzen, die sich in diesem Fleck anreichern und ihm die Farbe geben; dadurch bilden sie eine Schutzschicht vor dem wichtigsten Bereich des Auges und absorbieren schädliche UV-Strahlen. Im Prinzip arbeiten diese Substanzen wie eine Sonnenbrille.

Also: Gelb und Orange oder wissenschaftlich Lutein und Zeaxanthin können definitiv Augenschäden vorbeugen.

Ja, speziell bei der Vorbeugung der sogenannten Makuladegeneration leisten sie gute Dienste. Die Makula ist nichts anderes als ebendieser gelbe Fleck. Im Alter nimmt die Sehkraft ab, durch die Makuladegeneration aber oft stärker, als nötig wäre. Das heißt – man sieht nicht mehr scharf.

Die altersbedingte Makuladegeneration (AMD) ist die häufigste Ursache schwerer Sehbehinderung bei Menschen über 60 Jahren; rund vier Millionen sind von dieser unheilbaren Erkrankung der Netzhaut betroffen. Rund 80 Prozent der Patienten leiden an einer trockenen AMD, Symptome: Ablagerungen unter der Netzhaut. Aggressiver ist allerdings die feuchte AMD, bei der sich krankhafte Blutgefäße entwickeln, die Flüssigkeit absondern. Dadurch sterben Sehzellen ab, das Zentrum des Sehens wird schwer geschädigt.

Vereinfacht gesagt: Die sekundären Pflanzenstoffe, Mineralstoffe und Vitamine werden vom Stoffwechsel aus der Nahrung quasi herausgefiltert, durch die Darmwand hindurch in den Blutkreislauf verfrachtet und über die Blutbahn ins Auge transportiert, um dort schädliche Strahlungen zumindest zu lindern.

Sie haben auch noch andere gute Eigenschaften, denn sie zählen auch zu den Substanzen, die den schon mehrfach erwähnten freien Radikalen auf den Pelz rücken.

Sind wir eigentlich gut versorgt mit den Carotinoiden? Welche Lebensmittel helfen da weiter? Kommen diese Stoffe nur in gelben Lebensmitteln vor?

Unter anderem finden wir die Stoffe zu einem großen Anteil im Grünkohl wie auch in vielen anderen grünen Gemüsen wie Salat, Spinat, Brokkoli, Rosenkohl, Lauch, Gurken, Zucchini, aber auch in Tomaten, Erbsen, Kürbis, Peperoni, Mais und Orangen. Darüber hinaus auch im Ei, die gelbe Farbe des Dotters ist nämlich ebenfalls auf Lutein und Zeaxanthin zurückzuführen.

Das heißt: Je gelber die Dotter, umso mehr dieser hilfreichen sekundären Pflanzenstoffe haben die Hühner aufgenommen?

Theoretisch ja.

Und praktisch?

In der Praxis werden Hühnern oft Farbstoffe ins Futter gemischt, damit die Dotter schön gelb aussehen und du denkst, die Tiere hätten ordentlich Pflanzenstoffe aufgenommen.

Können wir noch mehr Spannendes zu Karotten sagen?

Ja, sie helfen hervorragend bei Verstopfung und kurioserweise auch bei Durchfall! Gerade da kann eine Karottensuppe besser helfen als Antibiotika. Das hat der österreichische Arzt und Professor Ernst Moro (1874–1951) im Jahr 1908 entdeckt. Er hat damals in München an einer Kinderklinik gearbeitet und erlebt, dass 95 Prozent der an Durchfall erkrankten Kinder starben – eine ungeheure Zahl. Seine Moro-Suppe hat dann schlagartig zahlreichen Kindern das Leben gerettet, und sie erlebt derzeit eine richtige Renaissance. Das Rezept: 500 Gramm geschälte Karotten zerkleinern, in einem Liter Wasser eine bis eineinhalb Stunden kochen, durch ein Sieb pressen oder in einem Mixer pürieren. Danach die Gesamtmenge auf einen Liter mit Wasser auffüllen und einen knapp gestrichenen Teelöffel (drei Gramm) Kochsalz hinzufügen. In kleinen Mengen verabreichen. Man kann auch einen Brei daraus machen, falls die Kinder keine Suppe mögen.

Nun habe ich ja von dir gelernt, dass man Gemüse nicht zu lange kochen soll. Und jetzt kommen die Möhren 90 Minuten in den Kochtopf. Bleiben da überhaupt noch irgendwelche Vitamine übrig?

Zum einen ist Betacarotin recht hitzestabil. Aber du hast schon recht, die meisten Vitamine werden die Prozedur nur teilweise überstehen. Aber es geht bei dieser Suppe gar nicht so sehr um die Vitamine, sondern um etwas anderes: Die Verursacher von Durchfall sind Darmkeime, die vor allem im Dickdarm beheimatet sind. Dieser hat Rezeptoren, an denen sich die üblen Keime gerne ansiedeln, um sich zu vermehren und die fiesen Gifte auszuschütten, die das Gewebe in

Mitleidenschaft ziehen – so entsteht Durchfall. Jetzt kommt unsere Suppe ins Spiel. Durch das lange Kochen haben sich Stoffe mit dem leicht verständlichen Namen Oligogalakturonide gebildet, die von der Struktur her diesen Darmrezeptoren sehr ähnlich sind; die Durchfallerreger im Darm lassen sich täuschen und verbinden sich irrtümlich mit diesem Zucker, statt sich weiter an der Darmwand anzuheften. Und dann werden sie einfach ausgeschieden, bevor sie noch mehr Unheil anrichten können. Zusätzlich wird der malträtierte Darm durch die Suppe noch mit Mineralstoffen und vor allem mit Flüssigkeit versorgt – der Patient wird also auch vor einer gefährlichen Austrocknung bewahrt. Die Suppe empfiehlt sich natürlich auch bei Erwachsenen, nach jüngsten Erkenntnissen könnte sie sogar gegen das EHEC-Virus helfen. Und: Sie ist ein probates Mittel, wenn dein Hund mal Durchfall hat. Übrigens hat sie sich auch bei Schweinen und Hühnern bewährt.

Ein Möhrenwundermittel! Gehen wir zum Lauch.

… der ja früher eher als Porree bekannt war. Auch ein Gemüse, das sehr empfehlenswert ist. Man kann ihn ebenfalls gut roh essen. Seine Vorteile: wenig Kalorien, viel Vitamin E, B_1, B_6 und C. Alle Laucharten wirken antibiotisch, können also das Risiko senken, von Infektionskrankheiten heimgesucht zu werden.

Lauch riecht ja gelegentlich etwas streng.

Für diesen Geruch ist Allicin verantwortlich. Lauch ist mit Zwiebeln und Knoblauch verwandt und kann auch gut als Gewürz verwendet werden, ebenso wie der Schnittlauch.

Und wie der Gärtner weiß – wenn der auftaucht, ist die kalte Jahreszeit bald vorbei.

Ja, der Schnittlauch kündigt den Frühling an; er gehört zu den ersten Pflanzen, die im Kräuterbeet wieder auftauchen. Wie auch sein enger Verwandter, der Bärlauch, den viele Fans im Frühjahr sammeln. Generell ist es so, dass du den wilden Bärlauch nur für den Eigenbedarf sammeln darfst, was allerdings nicht ganz ungefährlich ist. Du muss gut aufpassen, dass du nicht einen der giftigen Doppelgänger erwischst – die Herbstzeitlose, Schnee- oder Maiglöckchen, deren Blätter dem Bärlauch ähnlich sehen.

Wie kann ich die denn unterscheiden?

Da musst du dich auf deinen Geruchssinn verlassen können – der typische Knoblauchgeruch ist das sicherste Zeichen, dass man Essbares gesammelt hat. Falls du das nicht riechst – Finger weg!

Und den Bärlauch auf dem Markt kaufen …

Genau. Noch früher als Bär- und Schnittlauch wächst allerdings der Wunder-Lauch.

Nie gehört. Welche Wunder kann der denn bewirken? Woher hat er seinen Namen?

Der Wunder-Lauch heißt auch »seltsamer Lauch« oder Berliner Bärlauch, weil er um unsere Hauptstadt herum vorkommt. Er kommt ursprünglich aus dem Osten, aus Asien und aus der Kaukasusregion – während der Bärlauch aus dem Mittelmeergebiet stammt und in Deutschland schon lange heimisch ist. Und man kann tatsächlich sein »blaues Wunder« mit ihm erleben; er vermehrt sich nämlich rasant und kann eine echte Plage im Garten werden. Schmecken tut er nicht ganz so intensiv wie der Bärlauch, und auch bei ihm muss man vorsichtig sein, dass er nicht mit giftigen Arten verwechselt wird.

Kommen wir zum Knoblauch. Kennst du Jürgen Tarrach?

Ja, ein guter Schauspieler. Er hat auch mal in einem James-Bond-Film mitgespielt.

Der war bei mir in der Sendung *Menschen der Woche*. Und natürlich haben wir auch über Essen gesprochen, schließlich hat er ein recht ungewöhnliches Kochbuch veröffentlicht unter dem Titel *Richtig fressen – Rezepte zum Sattwerden*. Eines der Rezepte war Spaghettini aglio olio extrema, also Spaghetti mit viel Knoblauch. Und wenn er viel sagt, meint er viel: 32 Zehen Knoblauch sieht das Rezept vor. Kann das gefährlich sein?

Na ja, außer den bekannten Ausdünstungen ist das eher ungefährlich. Vielleicht kann man sich Magen-Darm-Beschwerden einhandeln. Und vom Geschmack glaube ich, macht es jetzt keinen großen Unterschied mehr, ob du sieben Zehen nimmst oder 32. Und du selbst müsstest ja eine besondere Beziehung zu Knoblauch haben …

Ach ja?

An deinem Geburtstag, am 19. April, ist der »Tag des Knoblauchs« – zumindest in den USA. Knoblauch ist wirklich extrem gesund. Das wurde schon vor 5000 Jahren erkannt, denn so lange wird die Knolle bereits angebaut. Sie hat eine keimtötende Wirkung, wirkt also ähnlich wie ein Antibiotikum, ohne aber den Darm anzugreifen. Und wie wichtig der ist, haben wir ja ausführlich besprochen. Dann finden wir im Knoblauch unsere hilfreichen sekundären Pflanzenstoffe wieder, die antioxidativ sind und dadurch möglicherweise Krebs verhindern können. Darüber hinaus belegen Studien, dass Knoblauch das Risiko für Arthrose senken kann. Und er beeinflusst auch die Fließeigenschaften des Bluts.

Wie macht er das denn?

Knoblauch und die Indianer
Den Knoblauch, der am Südende des Michigansees in Nordamerika wächst, nannten die Ureinwohner Chicagaoua. Heute findet man diese Bezeichnung im Namen der drittgrößten Stadt der USA wieder: Chicago.

Nun, das Blut transportiert Sauerstoff, Nährstoffe, Vitamine, Hormone usw. zu den Körperzellen, wo sie benötigt werden. Gleichzeitig fungiert das Blut auch als eine Art Müllabfuhr; es nimmt Abfallprodukte mit und sorgt dafür, dass Schadstoffe aus dem Körper abtransportiert werden. Das funktioniert aber nur gut, solange das Blut ungehindert durch deinen Körper fließen kann. Blut ist aber nicht nur flüssig, sondern besteht auch aus festen Bestandteilen wie den farblosen, also weißen Blutkörperchen und den roten Blutkörperchen, die den Sauerstoff transportieren. Du musst dir die Blutkörperchen wie kleine Kapseln vorstellen, die mit dem Blut durch den Körper transportiert werden. Jetzt ist dieser Transport in den weiten Arterien oder Venen meist nicht weiter problematisch, allerdings verzweigen sich die Blutbahnen ja immer weiter und werden dabei zunehmend dünner. Deswegen müssen sich die roten Blutkörperchen flexibel den enger werdenden Blutgefäßen anpassen können – das heißt konkret, sie müssen sich verformen, um die Engstellen passieren zu können. Dummerweise haben die roten Blutkörperchen aber eine etwas ungünstige Leidenschaft; sie kleben gerne zusammen. Das muss nicht schlimm sein, denn im Normalfall lösen sie sich wieder voneinander. Wenn dieser Mechanismus allerdings versagt und sie aneinander kleben bleiben, kann es kritisch werden; es besteht die Gefahr, dass ein Blutgefäß verstopft. Und hier kommt der Knoblauch ins Spiel – genauer: das Allicin. Es sorgt jetzt dafür, dass sich die roten Blutkörperchen voneinander lösen und dadurch die Gefahr einer Verstopfung verringert wird. Allicin kann auch gefährliche Bakterien und Schimmelpilze unschädlich machen, dabei geht es eine Liaison mit Wasser ein und kann so problemlos in alle Bereiche des Körpers gelangen. Und Allicin kann dazu beitragen, dass der Blutdruck sinkt, weil es dafür sorgt, dass die Muskulatur an den Gefäßwänden elastischer wird. Dadurch erweitern sich die Blutgefäße, was den Blutdurchfluss erleichtert.

Vom Alliin zum Allicin

Alliin ist eine schwefelhaltige Aminosäure, die vor allem in verschiedenen Laucharten vorkommt. Wird die Pflanze verletzt oder angeknabbert, wird das Alliin zum Allicin umgewandelt – das ist die Substanz, die dem Lauch seinen Geruch verleiht und die im menschlichen Körper viele gesundheitliche Prozesse in Gang setzt.

Muss man dabei irgendetwas besonders beachten?

Durch die Fähigkeit, das Blut zu verdünnen, sollte man vor Operationen keinen Knoblauch konsumieren. Und man muss auch wissen, dass das Allicin sehr flüchtig ist; die Wirkung hält also nicht lange an.

Na ja, dann hatte Jürgen Tarrach ja doch einen guten Ansatz – bei 32 Zehen wird die Wirkung ja wohl etwas länger andauern.

Man darf nur kein Alliumphobiker sein.

Was bedeutet das denn?

Das ist jemand, der panische Angst vor Zwiebeln und Knoblauch hat – ähnlich wie Dracula.

Gibt es auch die Angst vor Paprika?

Das wäre Lachanophobie!

Und was müssen die wissen, die keine Lachanophobiker sind?

Die Paprika kam, wie so vieles, mit Kolumbus aus Mittelamerika nach Europa. Aber im Gegensatz zu den meisten anderen Gemüsearten und Früchten konnte sie sich in der alten Welt recht schnell durchsetzen.

Spielen denn die unterschiedlichen Farben eine Rolle? Außer zur Dekoration?

Am meisten verzehrt wird die grüne Paprika, sie ist eigentlich aber noch nicht ganz reif. Die gelben Kollegen sind etwas süßer, besonders süß und saftig sind die roten Vertreter. Auf Paprika trifft vieles zu, was wir auch schon im Zusammenhang mit der Karotte besprochen haben; sie enthält viel von dem Carotinoid Lutein …

… das gut für die Augen ist. Wo wir gerade bei der Heilkraft von Gemüse sind: Reden wir über Sellerie, den kennt man ja hauptsächlich als Suppengemüse. Sonderlich ansprechend sieht er ja nicht aus.

Beim Sellerie haben wir es ja erst einmal mit drei verschiedenen Typen zu tun: dem Knollensellerie, dem Bleich- und dem Schnittsellerie. Der Name deutet übrigens schon auf eine Eigenschaft hin – *celeri* bedeutet im Lateinischen »schnell« – also hat man damit ein Gemüse, das schnell wirkt.

Und bei was wirkt das schnell?

Der Sellerie enthält mehrere Stoffe, die rasch wirken können. So hilft der hohe Kaliumgehalt bei hohem Blutdruck und bei der Entwässerung, außerdem wirkt Sellerie entzündungshemmend. Die reichlich enthaltenen Ballaststoffe wirken eher verlangsamend auf die Verdauung. Aber noch etwas könnte schnell wirken, Sellerie gilt nämlich auch als Aphrodisiakum. In manchen Gegenden heißt Sellerie deshalb ziemlich unverblümt Geilwurz. Die Nymphe Kalypso, an deren Insel Odysseus strandete, hatte ein ganzes Feld voller Sellerie. Und für besondere Leistungen bekam der unstete Odysseus statt des bekannten Lorbeerkranzes einen Selleriekranz auf den Kopf gelegt.

Lebensmittel zur Steigerung der Libido (ohne Gewähr)

- Austern enthalten sehr viel Zink.
- Avocados enthalten viel Kalium und Vitamin B_6.
- Bananen enthalten Bromelain, steigern die Libido, können Impotenz umkehren.
- Brombeeren verstärken die Libido.
- Chillies enthalten Capsaicin, sie regen den Blutfluss an.
- Datteln enthalten viel Aminosäuren und erhöhen so das Stehvermögen.
- Eier regulieren hormonelle Ungleichgewichte.
- Erdbeeren verbessern die Durchblutung.
- Feigen enthalten Aminosäuren, die die Libido und das sexuelle Stehvermögen steigern.
- Ginseng erhöht und reguliert den Testosteronspiegel.
- Gojibeeren erhöhen die sexuelle Leistung.
- Ingwer verbessert die Durchblutung und erhöht die Libido.
- Knoblauch enthält Allicin und steigert den Blutfluss zu den Sexualorganen.
- Kürbiskerne enthalten viel Zink und fördern die Testosteronproduktion.
- Mandeln enthalten viele Fettsäuren, Magnesium und Vitamin E, sie regen das Verlangen der Frau an.
- Safran verbessert die sexuelle Leistungsfähigkeit.
- Schokolade (dunkle) enthält Theobromin und viel Antioxidantien.
- Sellerie enthält das Hormon Andosteron.
- Spargel (bevorzugt grüner Spargel) enthält viel Folsäure.
- Süßkartoffeln enthalten viel Kalium und regulieren den Blutdruck.
- Walnüsse verbessern die Spermienqualität.
- Wassermelone enthält Citrullin und entspannt die Blutgefäße.
- Zitrone ist zusammen mit Ingwer kraftsteigernd.

Odysseus wollte trotzdem nicht bleiben, er zog wohl den heimischen Herd vor.

Trotz des sensationellen Angebots der Nymphe, die ihm ewige Jugend und Unsterblichkeit versprach!

Kommen wir zum Spargel – kann man den auch roh essen?

Sehr gut sogar. Schälen reicht, und besonders lecker sind die Köpfe. Spargel gehört zu den ältesten Kultur- und Heilpflanzen überhaupt. Man nennt ihn heute noch »das weiße Gold«. Er war schon bei den Römern, Griechen und Ägyptern sehr beliebt bei den reichen und schönen Feinschmeckern, beim Adel, bei Königen. Das weiß man, weil die wohlschmeckenden Stangen auf den Wandmalereien ägyptischer Königsgräber abgebildet sind. In Deutschland hat es allerdings gedauert, bis die Leute auf den Geschmack kamen; es ist gerade mal 100 Jahre her, dass Gärtner begonnen haben, Spargel anzubauen, was gar nicht einfach ist. Spargel besteht zu 95 Prozent aus Wasser, enthält also extrem wenig Kalorien …

… wenn man auf fette Soßen verzichtet.

Richtig! Abschließend zum Spargel: Es gibt auch den grünen Spargel, der immer populärer wird. Er ist leichter anzubauen und zu ernten, da keine Hügel aufgeworfen werden müssen und der Spargel nicht mühsam aus der Erde befreit werden muss. Außerdem muss der grüne Spargel zur Freude der Hausfrau nicht geschält werden. Und rate mal, warum er auch etwas intensiver schmeckt?

Charles de Gaulle
De Gaulle (1890–1970) wurde wegen seines Aussehens oft als »Spargel« bezeichnet. Er nahm den Vergleich gelassen hin und meinte nur: »Es hat mich nie gestört, dass man mich manchmal mit einem Spargel verglichen hat, denn am Spargel ist der Kopf das Wichtigste.«

Bestimmt wegen der sekundären Pflanzenstoffe.

Genau, du wirst immer besser und kannst bald als Experte für sekundäre Pflanzenstoffe eine neue Fernsehserie starten.

Nein danke, noch eine weitere muss nicht sein. Aber kommen wir zum Spinat. Du hast oben gesagt, dass es in den USA den »Tag des Spinats« gibt. Wann ist der denn?

Es gibt sogar zwei Tage, die dem Spinat gewidmet sind, einmal der »Tag des frischen Spinats«, der am 16. Juli begangen wird, und der »Nationale Spinattag« am 26. März. Daran siehst du, dass es den Amerikanern wichtig zu sein scheint, den Spinat frisch zu genießen.

Und man kann ihn sicher auch roh essen, oder?

Ja, kann man – am besten jung als Salat. Da ist der Spinat eine richtige Vitaminbombe – Carotin, Vitamine der B-Gruppe und Vitamin C. Er hilft beim Abnehmen, senkt den Cholesterinspiegel und reguliert den Blutdruck.

Und er macht stark, das weiß man seit dem Comic-Seemann Popeye. Ist denn da etwas dran? Früher hat man ja Kinder mit Spinat gefüttert, weil der angeblich viel Eisen enthält. Das war ein Trugschluss, ein banaler Rechenfehler – das kann also sogar einem Professor passieren.

Auch Professoren machen Fehler. Aber dieser Fall liegt etwas anders: Wir reden über den Physiologen Gustav von Bunge. Der hat 100 Gramm Spinat unter die Lupe genommen und 35 Milligramm Eisen darin gefunden – und diese Erkenntnis wurde auch verbreitet. Nicht verbreitet wurde allerdings, dass der Herr Professor getrockneten Spinat untersucht hat, der zehnmal so viel Eisen enthält wie der Spinat, den wir wollen – den frischen natürlich. Also müsstest du umgerechnet ein Kilo frischen Spinat essen, um auf die Menge zu kommen, die 100 Gramm getrockneter Spinal enthalten, wobei ja kein Mensch getrockneten Spinat isst. Der frische Spinat jedenfalls besteht zu über 90 Prozent aus Wasser und enthält im Verhältnis deshalb deutlich weniger Eisen als beispielsweise Schokolade. Und es kommt hinzu, dass wir nur einen geringen Anteil des Eisens aus dem Spinat überhaupt verwerten können, da der Körper Eisen aus Pflanzen nur schlecht aufnehmen kann.

Also hat man Generationen von Kindern umsonst gequält?

Nicht ganz, denn wie wir gerade erfahren haben, enthält Spinat jede Menge wichtiger Nährstoffe. Auch der Eisengehalt ist im Vergleich zu anderen Gemüsen nicht zu verachten.

Hast du noch weitere Tipps für den Spinat?

Spinat kann Nitrat enthalten, deshalb ist er für kleine Kinder weniger geeignet. Und das Kochwasser sollte – im Gegensatz zu den meisten anderen Gemüsen – nicht weiterverwendet werden, weil das Nitrat an das Wasser abgegeben wird. Wichtig auch: Spinat sollte nicht lange warm gehalten, sondern lieber noch einmal erhitzt werden.

Kommen wir zu einem der beliebtesten Gemüse überhaupt – der Tomate. Verdient sie ihren guten Ruf zu Recht – und gibt es da auch wieder einen eigenen Gedenktag?

Klar – die US-Amerikaner feiern am 6. April den »Tag der frischen Tomate«. Auf 100 Gramm bietet sie 17 Kalorien, 25 Milligramm Vitamin C und 12,7 Milligramm Carotinoide. Bitte nicht in den Kühlschrank legen und keine grünen Tomaten essen, denn da begegnen wir wieder dem altbekannten schwach giftigen Solanin.

Das Fressfeinde abhalten soll.

So ist es. Allerdings müsste man wirklich große Mengen davon essen, damit man ernsthaft gefährdet ist. Trotzdem –

lieber bleiben lassen. Sonst fordert die leckere Tomate noch mehr Todesopfer.

Noch mehr? Klingt ja bedrohlich. Was weißt du denn von Todesfällen durch Tomaten?

Auch die Tomate wurde von Kolumbus aus Mittelamerika nach Europa gebracht – und galt wirklich als lebensgefährlich. Zum einen, weil sie der schwarzen Tollkirsche ähnlich sieht, die tatsächlich tödlich ist, und zum anderen, weil es im 16. Jahrhundert einige unerklärliche Todesfälle innerhalb des englischen Adels gab, die man auf den Verzehr von Tomaten zurückführte.

Und was machte die arme Tomate zur tödlichen Gefahr?

Blei. Die wohlhabenden Kreise – und nur die konnten sich die exotischen Tomaten leisten – benutzten oft Zinnteller, die damals noch viel Blei enthielten. Wenn nun säurehaltige Lebensmittel wie Äpfel und eben Tomaten damit in Berührung kamen, nahmen sie das Blei auf. Und so konnte es zu einer Bleivergiftung kommen, die tatsächlich tödlich ist. Deswegen hatte die rote Beere aus Amerika auch nicht den allerbesten Ruf. Erst im 20. Jahrhundert setzte sich Geschirr aus Porzellan oder Glas durch, und die Gefahr war gebannt. Heute muss man sich übrigens auch vor Zinngeschirr nicht mehr fürchten, es gibt kein Blei mehr ab.

Woher kommt die treulose Tomate?
Für die Redensart »treulose Tomate« gibt es mindestens drei Erklärungen:

- Bis zum Jahr 1835 hieß die Tomate in Frankreich *pomme d'amour*. Die Assoziation der Tomate mit der Liebe und dem Gift der Nachtschattengewächse könnte zu dem Adjektiv »treulos« in der Redensart geführt haben.
- Eine zweite Erklärung könnte der Tomatenanbau sein, der im letzten Drittel des 19. Jahrhunderts durch viele Fehlschläge gekennzeichnet war und daher eine unsichere Sache war.
- Drittens haben sich im Ersten Weltkrieg die mit Deutschland verbündeten Italiener den Alliierten angeschlossen und galten daher als wortbrüchig und unzuverlässig. Der Anbau von Tomaten war damals in Italien weitverbreitet, aber, wie gerade erwähnt, oft nicht erfolgreich. Diese Analogie zwischen den treuebrüchigen, Tomaten essenden Italienern und den unzuverlässigen Tomaten könnte die Redensart erklären.

Da bin ich ja beruhigt. Was sollten wir noch über die Tomate wissen? Da gibt es doch sicher noch Highlights aus unserer Sammlung der sekundären Pflanzenstoffe.

Ja, sie enthalten Lycopin, das senkt das Krebsrisiko für Prostata, Magen und Lunge und macht überdies üblen Bakterien und Pilzen das Leben schwer. Es erweitert die Blutgefäße, was dem Herz zugutekommt und dazu beiträgt, den Blutdruck zu senken. Lycopin verhindert übrigens auch die Verklumpung von Blutkörperchen, und dies sogar effektiver als Aspirin, das viele Menschen zur Prophylaxe einnehmen. Wenn man die Tomaten vor dem Verzehr kurz erhitzt, kann Lycopin noch besser aufgenommen werden, was die Wirksamkeit deutlich erhöht. Deswegen sind ausnahmsweise verarbeitete Produkte wie Tomatensoßen und vor allem Tomatenmark zu empfehlen, wenn sie nicht allzu viel Zucker enthalten.

Es gibt ja immer mehr Menschen, die behaupten, früher hätten die Tomaten besser geschmeckt. Ich habe den Eindruck oft auch. Ist das pure Nostalgie, oder ist da etwas dran?

Da ist schon etwas dran. Tomaten verlieren an Geschmack, wenn sie Kälte abbekommen, deswegen ja auch der Rat, sie nicht im Kühlschrank aufzubewahren. Oft werden sie allerdings schon beim Transport gekühlt und verlieren dabei bereits von ihrem Aroma. Weil sie haltbarer sind, wurden meist Tomaten gezüchtet, die wässriger sind; dadurch ist aber augenscheinlich ein Gen verloren gegangen, das für den Geschmack zuständig ist. Professor Antonio Granell von der Universität Valencia sucht jetzt dieses Gen und hofft, dass man dann wieder Tomaten anbauen kann, die so schmecken wie früher.

Und warum kümmert man sich nicht einfach mehr um die »alten Sorten«, also diejenigen, die noch ordentlich Geschmack hatten?

Das ist einfach riskanter, denn sie sind eben nicht so widerstandsfähig wie die »modernen« Sorten. Die meisten Tomaten in Deutschland kommen aus Südspanien. Und die sind in erster Linie so gezüchtet, dass sie lange Transportwege gut aussehend überstehen. Auf der anderen Seite gibt es mindestens 2000 unterschiedliche Tomatensorten. Da ist sicher noch die ein oder andere wohlschmeckende Variante dabei. Du musst halt nur suchen.

Zum nächsten Gemüse. Wer bitte isst die Vogelmiere? Ich kenne das eigentlich nur als Unkraut im Rasen. Und der Name ist nun alles andere als anheimelnd. Aber deiner Meinung nach wird auch dieses Kraut völlig unterschätzt?

Vielleicht hast du etwas mehr Respekt vor den Pflanzen, wenn ich dir sage, dass die Miere zu der geschätzten Familie der Nelken gehört. Sie hat auch noch ein paar weitere unappetitliche Namen, unter anderem Hühnerdarm.

Das klingt ja nun wirklich nicht anregend.

Dafür ist der lateinische Name sehr poetisch, da heißt sie Stellaria media, kleiner Nebelstern. Vogelmiere findet man auf der ganzen Welt. Sie passt sehr gut in die Suppe oder in einen Salat. Die Pflanze hat schwache Stängel, deswegen wächst sie nicht sehr weit in die Höhe, sondern kriecht viel lieber auf dem Boden herum, und du findest sie im Gemüsebeet oder in deinem Rasen. Sie überwuchert ganz gerne die pflanzlichen Mitbewerber. Dabei sieht sie ja so klein und harmlos aus.

Und das soll gut schmecken?

Ja, und zwar alles, Kraut mitsamt der Blüte – als Salat oder kurz blanchiert wie Spinat, als Pesto, als Tee. Und sie ist gesund. Die Nährstoffe übertreffen locker diejenigen des Kopfsalats. Die Vogelmiere enthält auch deutlich mehr Eisen und Vitamine, und sie wächst quasi überall das ganze Jahr über. Den eigentümlichen Namen hat sie, weil auch die Hühner das Gewächs lieben.

Ich hatte in *Menschen der Woche* einmal den Extrembotaniker Jürgen Feder zu Gast. Der ist ständig unterwegs, um alle möglichen Pflanzen zu kartieren, und ist völlig begeistert, wenn ihm wieder einmal ein exotisches oder seltenes Kraut an irgendeinem Autobahnrastplatz oder zwischen Eisenbahnschienen auffällt. Der schwärmte für Giersch.

Den Giersch trifft ein ähnliches Schicksal wie die Vogelmiere. Für die Gärtner ist er ein Unkraut, schwer zu bekämpfen; eigentlich wird man ihn gar nicht los, wenn er sich einmal im Garten eingenistet hat. Aber als Gemüse ist er wirklich sehr wertvoll. In Klostergärten wurde er speziell angebaut, weil er unter anderem die Gicht lindern kann. Er enthält jede Menge Vitamine, und bei den Mineralstoffen übertrifft er sogar den Grünkohl. Ja, und der Gehalt an Vitamin C ist höher als der einer Zitrone. Und, wie gesagt, in der Heilkunde wird er traditionell gegen das Zipperlein eingesetzt, die Gicht.

Und da laufen wir oft achtlos vorbei. Gibt es denn noch so ein Wald- und Wiesenkraut, das du empfehlen kannst? Hast du noch einen echten Geheimtipp?

Na ja, was würdest du zu einer Pflanze sagen, die nachweislich Blasenprobleme lindern kann, bei Darmerkrankungen hilft, Arthrose und Arthritis sowie Prostatabeschwerden mildert, bei Rheuma und ebenfalls bei Gicht eingesetzt werden kann und auch noch gegen Haarausfall wirkt – und zusätzlich noch lecker schmeckt?

Klingt ja fast nach einem neuen Wunderkraut!

Brennnesseln gegen Vergesslichkeit
Hildegard von Bingen empfiehlt, sich vor dem Schlafengehen mit Brennnesselöl einzureiben: »Wenn ein Mensch gegen seinen Willen vergesslich ist, der nehme Brennnessel und zerstoße sie bis zum Saftigwerden und setze dem eine mäßige Menge Olivenöl zu, und wenn er schlafen geht, soll er damit Brust und beide Schläfen einsalben. Er soll das oft machen, und die Vergesslichkeit in ihm nimmt ab.«

Ist aber kein Geheimtipp, sondern eine der ältesten Heilpflanzen der Menschheit: die Brennnessel. Auch wenn du eine Pflanze suchst, die mit viel Eisen aufwartet, bist du hier genau richtig. Brennnesseln enthalten neben Flavonoiden, also sekundären Pflanzenstoffen, hohe Mengen an Mineralstoffen wie Eisen, Magnesium, Silizium und die Vitamine A und C. Die vielen verschiedenen Flavonoide schützen gegen Infektionen wie Grippeviren und senken das Risiko für Herz-Kreislauf-Erkrankungen und Krebs. Sie helfen bei Harnwegsinfekten und regeln den Blutcholesterinspiegel. Brennnesseln verhindern das Wachstum von Bakterien und wurden früher als Packmaterial für leicht verderbliche Lebensmittel verwendet, beispielsweise für Butter, Fisch und Fleisch. Brennnesseln werden in Suppen oder als Salate verzehrt.

Nachdem ich mir ordentlich die Finger verbrannt habe. Was ist das eigentlich, was da so brennt?

Hauptsächlich Ameisensäure. Die Blätter haben kleine Härchen, in denen die Säure versteckt ist. Wenn man die Blätter berührt, brechen diese Härchen auf, die abgebrochenen Teile stechen wie Nadeln, und die Säure tritt aus.

Ist das denn gefährlich?

Gefährlich ist es nicht. Hast du schon einmal etwas von der World Stinging Nettle Eating Championship gehört?

Klingt ja spannend!

Das ist die Weltmeisterschaft im Brennnesselessen. Die findet in Marshwood statt, einer kleinen Gemeinde in England.

Die essen die Pflanze aber nicht roh, oder?

Doch!

Aber das brennt ja dann wirklich höllisch.

Genau so ist es. Und wer während des Wettkampfs die Brennnessel ausspuckt, ist disqualifiziert.

Wie kann ich das Brennen verhindern?

Beim Sammeln gibt es einen einfachen Trick – Handschuhe tragen. Die Reizung der Nesselhaare kann man auch durch kräftiges Wringen in einem Tuch oder Bearbeitung mit einem Nudelholz deutlich vermindern. Werden die Blätter gedünstet, gekocht oder getrocknet, dann verliert das Gemüse die Angriffslust. Du kannst es mit anderem Gemüse kombinieren, Pesto oder Salat machen oder eine Brennnesselsuppe.

Du hast locker gesagt, Brennnesseln helfen gegen Haarausfall. Wie soll das denn funktionieren?

Im Gegensatz zu den anderen positiven Eigenschaften, die die Brennnessel hat, gibt es dazu keine verlässlichen Ergebnisse. Man weiß ja auch noch gar nicht genau, wie es überhaupt zum Haarausfall kommt. Brennnesseln fördern aber die Durchblutung, möglicherweise führt das dazu, dass die Haare Lust bekommen, wieder zu wachsen.

Vielleicht hilft ja auch schon der Glaube daran. Kommen wir zu Z wie Zucchini.

Auch hier gilt: am besten roh essen – außer bei denen aus dem eigenen Garten, die sollte man am besten nicht ungeprüft verspeisen.

Warum das denn? Wenn ich in meinem Garten Zucchini anbaue, dann will ich die doch auch essen. Was kann man da denn falsch machen?

Da kommen wir wieder einmal auf die sekundären Pflanzenstoffe zu sprechen. Wir haben ja oft gesagt, wie hilfreich viele dieser Stoffe sind. Aber einige von ihnen können auch gefährlich sein. Zucchini gehört zu den Kürbisgewächsen, und die enthalten Cucurbitacine, das sind ungenießbare Bitterstoffe, die wieder einmal gegen allzu aufdringliche Fressfeinde helfen sollen. Durch spezielle Züchtungen hat man es erreicht, dass diese Bitterstoffe verschwinden, indem man ein spezielles Gen quasi abgeschaltet hat. Falls dieses Gen aber – durch was auch immer – wieder aktiviert wird, werden diese giftigen Stoffe wieder gebildet.

Und wer oder was schaltet dieses Gen wieder an?

Das kann passieren, wenn sogenannte Wildtypen eingekreuzt werden, wenn beispielsweise ein Zierkürbis in der Nähe wächst. Es kann aber auch durch ungewöhnliche Wetterphänomene entstehen.

Und wie erkenne ich, ob sich meine Zucchini mit einer gefährlichen Wildart verbandelt hat? Hilft da kochen?

Sobald das Gemüse bitter schmeckt – und damit meine ich richtig bitter –, sollte man es auf keinen Fall essen. Und nein: Kochen hilft nicht, das macht den Bitterstoffen gar nichts aus. Übrigens wird zurzeit erforscht, ob die Cucurbitacine gegen Krebs helfen können. Außerdem sind sie möglicherweise hilfreich bei der Behandlung von Arteriosklerose und sogar bei Alzheimer, eventuell lassen sie sich auch bei der Chemotherapie einsetzen. Du siehst auch hier wieder, man kann die sekundären Pflanzenstoffe nicht einfach in »gut« und »schlecht« einteilen. Es gibt ganz viele unterschiedliche Wirkungen, die noch nicht ausreichend erforscht sind.

Ein spannendes Feld. Kommen wir zur handelsüblichen Zucchini. Da braucht man keine Angst zu haben?

Nein. Und die helfen perfekt beim Abnehmen, weil sie kaum Kalorien enthalten.

Angeblich stehen Zwiebeln auf Platz drei der beliebtesten Gemüse – gleich nach den Tomaten und Karotten. Für unsere Vorfahren waren sie ja so etwas wie ein Allheilmittel.

Das sind sie nach wie vor. Zwiebeln sind extrem gesund. Rund 700 verschiedene Arten gibt es davon. In der Antike dienten sie den Ägyptern als Doping, das hatten die armen Pyramidenbauer auch wahrlich nötig bei ihrer anstrengenden Arbeit.

Und warum weint man beim Zwiebelschneiden? Kann man denn nicht Sorten züchten, die weniger zum Heulen sind?

Das hat man in Großbritannien versucht, aber diese Art hat sich nie richtig durchgesetzt. In jeder Zelle der Zwiebel sind zwei Stoffe, das ist einmal die Alliinase – und wie du mittlerweile weißt, ist das ein Enzym, weil es auf »ase« endet – und zum anderen die Aminosäure Isoalliin. Diese beiden Stoffe haben eigentlich keine direkte Berührung miteinander. Wenn du aber in die Zwiebel schneidest, dann treffen sie aufeinander, und es kommt zur Spaltung des Isoalliins, bei der eine gasförmige Schwefelverbindung entsteht. Nun steigen Dämpfe nach oben und gehen mit der Flüssigkeit in deinen Augen eine neue Verbindung ein, bei der unter anderem Schwefelsäure entsteht. Dies wiederum gefällt dem Auge natürlich gar nicht, deswegen produziert es ordentlich Tränenflüssigkeit, um die beißende Säure wieder loszuwerden.

Also am besten mit einer Taucherbrille arbeiten?

Sieht zwar komisch aus, hilft aber. Und wenn du dazu noch die Handschuhe zum Schutz vor den brennenden Nesseln trägst, gibst du sicher ein professionelles Bild in deiner Küche ab.

Na, dann Mahlzeit!

KURZ GEFASST

- Vitamine, Mineralstoffe und sekundäre Pflanzenstoffe – so punktet Gemüse.
- Grün essen gegen Herz-Kreislauf-Erkrankungen.
- Nahrungsergänzungsmittel nutzen meist nichts.
- Viele Gemüsearten stärken die Libido.
- Karotten roh und erhitzt essen.
- Im Winter Feldsalat und Grünkohl essen.

10
Obst – Gefahr für die Leber
oder
Genuss ohne Reue?

FRANK ELSTNER

Zugegeben, die Überschrift ist etwas reißerisch – oder ist da etwas dran an der Gefahr für die Leber bei häufigem Obstverzehr?

PROF. DR. CLAUS LEITZMANN

Obst ist süß, weil es Fruktose, also Fruchtzucker, enthält, und was der in unserem Körper anrichtet, haben wir ja ausführlich besprochen. Nun klingt ja »Fruchtzucker« eher beruhigend, weil der Name sagt, dass er nur in Früchten enthalten ist. Aber auch Fruchtzucker ist nicht ohne.

Kann ich denn auch vom Obstessen übermäßig zunehmen?

Diese Frage stellt sich tatsächlich, denn Fruchtzucker ist natürlich in vielen Früchten enthalten. Offensichtlich sind aber die üblichen Mengen an Fruktose, die mit Obst zugeführt werden, eher unproblematisch, weil die Energiedichte, also die Kalorien pro 100 Gramm, ziemlich gering ist. Du müsstest also schon große Mengen verspeisen, um an Gewicht zuzulegen. Trotzdem mein Rat: Es ist nicht zu empfehlen, zuckersüßes Obst und Trockenfrüchte regelmäßig in großen Portionen zu verzehren.

Aber was »große Portionen« sind, ist sicher wieder ein individuelles Thema. Beginnen wir bei den Obstarten mit der Ananas. Kann es sein, dass manche Menschen auf die Ananas allergisch reagieren?

Grundsätzlich ist es so, dass Südfrüchte nur ganz selten Allergien auslösen – aber es gibt sie natürlich. Bei der Ananas tritt ein anderes Phänomen auf, und zwar hängt das mit dem Enzym Bromelain zusammen, das eine unerwünschte Reaktion auslösen kann. Bei manchen Menschen brennt deshalb die Zunge – bei manchen schon beim ersten Kontakt mit der Ananas, bei anderen tritt der Effekt erst später auf oder gar nicht. Je reifer die Ananas, umso weniger Bromelain enthält sie, aber ganz ohne gibt's nicht! Wenn die Ananas kurz erhitzt wird, dann passiert nichts. Das Bromelain hat nicht nur diese negativen Eigenschaften, man vermutet eine entzündungshemmende Wirkung und dass es überdies bei der Verdauung helfen kann.

Der Spruch ist etwas überstrapaziert, aber ist da etwas dran: *»An apple a day keeps the doctor away«*?

Natürlich wurden auch zu diesem Thema Studien durchgeführt, und das Ergebnis: Leute, die täglich Äpfel essen, gehen genauso oft zum Arzt wie die anderen.

Also hat der Apfel keinen besonderen Nutzen?

Doch, denn die Studie hat auch ermittelt, dass die Apfelesser im Schnitt weniger Medikamente brauchen. Und weitere Forschungen haben gezeigt, dass der Verzehr von täglich zwei Äpfeln diese Wir-

Goethe, Schiller und faule Äpfel
Als Johann Wolfgang von Goethe 1827 seinen Dichterkollegen Friedrich Schiller besuchte, schlug ihm aus dessen Schreibtisch ein Geruch entgegen, der ihn einer Ohnmacht ziemlich nahebrachte. Er öffnete eine Schreibtischschublade, um der Ursache auf die Spur zu kommen. Was er fand, waren faule Äpfel. Deren Ausdünstungen brauchte Schiller, um kreativ zu sein.

kung noch erhöht. Grundsätzlich gilt, was wir zu Gemüse gesagt haben, trifft auch auf die meisten Obstarten zu: Man sollte sie mit der Schale essen, weil sich darin die meisten Vitamine und sekundären Pflanzenstoffe befinden. Nahezu alle Obstarten enthalten mehr oder weniger Vitamin C. Äpfel enthalten besonders viel davon, plus Kalium und unsere beliebten Ballaststoffe. Natürlich sind auch wieder die berühmten sekundären Pflanzenstoffe ganz vorne mit dabei, die ebenfalls entzündungshemmend wirken, was möglicherweise Krebserkrankungen verhindern kann – aber das weißt du nun schon. Amerikanische Wissenschaftler haben Ratten für 24 Wochen auf eine Apfeldiät gesetzt; das Tumorrisiko wurde dadurch um 44 Prozent gesenkt. Noch ein Pluspunkt: Äpfel enthalten wenig Kalorien – und Pektine.

Apple – die teuerste Firma der Welt
Wie kam es zu dem Firmenamen Apple? Der amerikanische Erfinder und Unternehmer Steve(n) Paul Jobs (1955–2011) war Mitgründer und langjähriger Chef der Firma Apple. Er galt als eine der bekanntesten Persönlichkeiten der Computerindustrie; er entwickelte unter anderem Heimcomputer, Tablets und Smartphones. Die längste Zeit seines Lebens war er Veganer; er bekannte sich zeitweise aber auch zum Fruitarismus (nur Früchte) und zum Pescetarismus (vegetarisch plus Fisch). Durch diese Ernährungsformen kam Jobs vermutlich auf den Firmennamen »Apple« sowie auf den Computernamen »McIntosh«.

Steve Jobs ist trotz einer Bauchspeicheldrüsenoperation und Lebertransplantation im Jahr 2011 an Krebs gestorben.

Wie helfen uns Pektine?

Pektine brauchen die Pflanzen, damit die Zellwände fest werden. Sie besitzen bindende Eigenschaften und schaffen es dadurch, Flüssigkeiten zu einer Art Gelee zu festigen. Pektine sind Ballaststoffe, sie wirken sich also sehr positiv auf den Darm aus. Und für die Diabetiker ist interessant, dass mit Getränken, die durch Pektine verdickt sind, die Zuckeraufnahme verzögert wird, was sich positiv auf den Blutzuckerspiegel auswirkt. Pektine findet man viel in Lebensmitteln, manchmal unter der Bezeichnung E 440 oder E 440 ii – was bedrohlich klingt, aber tatsächlich gesund ist.

Hast du noch weitere Stoffe, die uns den Apfel schmackhaft machen können?

In Äpfeln befindet sich auch Quercetin – das ist übrigens einer der sekundären Pflanzenstoffe, die dem Rotwein seine positiven Eigenschaften verleihen –, wieder einmal ein gelblicher Farbstoff, der recht häufig vorkommt, vor allem in der Außenhaut oder den Schalen, weswegen man auch dem Rotwein einen etwas höheren Gesundheitswert zuschreibt als dem Weißwein. Quercetin gehört zu den Stoffen, die die freien Radikale in ihre Schranken weisen, weil es eine mächtige antioxidative Wirkung hat. Der Stoff ist natürlich für Wissenschaftler hochinteressant. Es laufen beispielsweise Studien zur Wirkung auf die chronische Prostatitis, darüber hinaus wird der Stoff auf mögliche positive Auswirkungen bei der Behandlung des grauen Stars untersucht; er könnte auch beim Kampf gegen Depressionen eine wichtige Rolle spielen. Noch ist nicht ganz klar, wie dieser Farbstoff solche Wirkungen erzielt, aber allen aktuellen Erkenntnissen nach gibt sie es.

Was könnte denn hinter dem »Geheimnis« stecken?

Auffällig ist, dass Quercetin ein perfekter Doppelpartner zum Vitamin C ist; beide ergänzen sich und helfen sich quasi gegenseitig. Außerdem hemmt Quercetin Enzyme, die für die Entstehung von Entzündungen mitverantwortlich sind. Außerdem kann es Allergien lindern.

Apropos Allergien: Wenn ich eine Apfelallergie habe, muss ich dann mehr Rotwein trinken, um genug von dem Quercetin abzubekommen?

Das wäre eine Möglichkeit, aber das Quercetin im Rotwein kommt natürlich von den Trauben. Gesünder wären daher Trauben, aber auch Zwiebeln oder Bohnen, die enthalten auch jede Menge von diesem gelben Stoff. Oder du probierst alte Apfelsorten aus, die sind stark im Kommen, und manche davon lösen möglicherweise keine Allergie aus. Und außerdem wirst du dabei manche ungewöhnliche Entdeckung machen.

Zum Beispiel?

Kennst du Geheimrat Dr. Oldenburg? Oder den Minister von Hammerstein?

Nicht persönlich …

Geheimrat Dr. Oldenburg war Rat im Landwirtschaftsministerium in Berlin. Und nach ihm wurde 1904 eine 1897 in Geisenheim neu gezüchtete Apfelsorte benannt, eine Kreuzung aus der Sorte Minister von Hammerstein und Baumanns Renette.

Und wer war der Hammerstein?

Ein preußischer Landwirtschaftsminister – Ernst von Hammerstein-Loxten (1827–1914). Der hat übrigens die Fleischbeschau eingeführt. Und viele Menschen, die von einer Apfelallergie geplagt sind, vertragen diese Sorte gut. Oder sie greifen gleich zum Apfelmus, das ist meist unproblematisch, weil es erhitzt wird, dadurch werden die Allergene zerstört.

Wie viele Apfelsorten gibt es überhaupt?

Angeblich rund 20 000.

Und die leckersten gehören dem Nachbarn!

Nur, solange die am Baum hängen. Wenn sie auf dein Grundstück fallen, gehören sie dir. Aber du darfst nicht schütteln.

Vom Apfel zur Aprikose. Die ist ja ähnlich vielseitig wie der Apfel.

Aber viel empfindlicher. Sie hält nicht so lange und sollte frisch verzehrt werden – oder getrocknet, das ist eine gute Alternative.

Aprikosenbäume gehören zur Familie der Rosengewächse und sind sehr frostempfindlich. Deshalb eignen sich nur bestimmte Gebiete zum Anbau. Der Boden sollte warm und durchlässig sein, damit die Aprikose optimal gedeihen kann. Aprikosen bevorzugen Wärme, brauchen aber auch die Kälte im Winter.

Ist Trockenobst wirklich zu empfehlen? Sind da überhaupt noch Vitamine übrig?

Also, wer Lust auf Süßes hat, sollte eher zu Trockenobst greifen als zu Süßigkeiten. Das Vitamin C macht sich während des Trocknens zwar überwiegend aus dem Staub, da hast du recht; aber wie wir gesehen haben, gibt es noch jede Menge leckere Alternativen, um den Vitamin-C-Vorrat aufzufüllen. Wer sich über Trockenobst am meisten freut, ist dein Darm; der ist begeistert über die zusätzliche Lieferung von Ballaststoffen. Allerdings – bitte in Maßen genießen, sonst kann die Leckerei abführend wirken. Und da Trockenfrüchte sehr viel Fruchtzucker enthalten, sollte man sie sparsam dosieren, was nicht ganz einfach ist, weil die Obstteile ja ziemlich klein und harmlos ausschauen. Wichtig auch: Zum Abnehmen sind sie nicht geeignet.

In Österreich heißt die Aprikose ja Marille, und die Marillenknödel sind legendär.

Und bei den alten Römern hießen sie Persicum praecoquum, was so viel heißt wie: frühreifer Pfirsich.

Avocado – vor der Frucht wurde ja häufig gewarnt, sie soll angeblich dick machen. Ist denn da etwas dran?

Die Avocado ist ein Lorbeergewächs und wird auch als Avocadobirne, Alligatorbirne oder Butterfrucht bezeichnet, aus botanischer Sicht ist sie allerdings eine Beere. Die Bezeichnung »Avocado« geht auf das indianische *ahuacatl* zurück, ein Wort, das auch »Hoden« bedeutet und sich vermutlich auf das Aussehen bezieht. Und was das Fett angeht: Die Avocado ist mit 14 Gramm Fett pro 100 Gramm definitiv das fettreichste pflanzliche Lebensmittel. Aber – und das ist die gute Nachricht – das Fett besteht überwiegend aus einfach ungesättigten Fettsäuren, gehört also zu den gesunden Fettsäuren, wie wir im Kapitel über die Fette gelernt haben. Ballaststoffe sind mit sechs Gramm vertreten, Protein nur mit zwei Gramm.

Was mache ich mit dem Kern? Und kann man die Schale essen?

Beides wird gegessen, besonders der Kern soll angeblich einige positive Auswirkungen haben. Belastbare Studien liegen aber nicht vor – und ich würde beides nicht essen.

Kommen wir zur Banane. Wir beide waren ja viel in der Welt unterwegs, und es ist tatsächlich so, dass in einigen der sogenannten Entwicklungsländer Wunden mit Bananenblättern oder Schalen behandelt werden. Allerdings sehen die Bananen dort anders aus als bei uns.

Bei uns findet man hauptsächlich die Cavendish-Banane, und die hat diese heilenden Eigenschaften nicht, die besitzt nur eine Wildform. Derzeit laufen dazu auch wieder Untersuchungen; man will natürlich wissen, welche Stoffe helfen. Da gibt es sicher spannende Ergebnisse. Bananen enthalten viel Magnesium, Kalium und Ballaststoffe, aber auch ordentlich Kalorien: 100 Gramm bringen es auf fast 100 Kilokalorien.

Nun gibt es Sportler, die auf eine Portion Banane bei einem Wettkampf schwören, und andere, die davor warnen. Was ist denn nun richtig?

Es kommt auf die Sportart an. Die Banane gilt als optimale Ernährung für Ausdauersportler, da sie auch wegen der vorhandenen Ballaststoffe die Energie langsam zur Verfügung stellt. Sprinter und Kraftsportler benötigen die Energie aber sofort und sollten deshalb Obstsäfte bevorzugen. Vom reichlich in Bananen enthaltenen und für die Muskeltätigkeit wichtigen Magnesium profitieren dagegen alle Sportler.

Was haben Birnen zu bieten – außer Vitamin C? Können wir Äpfel mit Birnen vergleichen?

Das können wir. Birnen enthalten mehr Kalorien als Äpfel. Aber sie haben weniger Fruchtsäure, was sie etwas bekömmlicher macht. Birnen enthalten viel Eisen und Folsäure und schmecken richtig süß. Und sie sind voller B-Vitamine, die machen glücklich. Auch hier gilt wieder: Schale ordentlich waschen, abreiben und mitessen. Nicht lange lagern, das vertragen Birnen bei Weitem nicht so gut wie die Äpfel. Gekocht eignen sie sich übrigens sehr gut als Schonkost bei Magen-Darm-Erkrankungen.

Gehen wir zu den Beeren. Sie spielen ja eine wichtige Rolle in der Ernährung, die man anscheinend viel zu wenig beachtet.

Beeren werden genau wie Nüsse auch noch stark unterschätzt, dabei können gerade sie sehr zu unserer Gesundheit beitragen. Sie enthalten auch weniger Kalorien als anderes Obst. Und durch die vielen unterschiedlichen Arten findet jeder etwas, das ihm schmeckt. Und über einige Beeren haben wir ja schon ausführlich gesprochen!

Ja, über die Avocado. Und welche noch?

Über die Banane, sie gehört auch zu den Beeren. Und wenn du willst, nimmst du auch noch die Tomaten dazu.

Ich sehe schon, das wird eine komplizierte Definitionsfrage.

Nicht kompliziert, aber komplex. Definitiv sind Beeren – und unter dem Begriff fassen wir jetzt einmal großzügig all die Früchte zusammen, die wir gemeinhin als Beeren bezeichnen – das gesündeste Obst, das du essen kannst.

Und je dunkler, umso besser, sagst du immer. Dann gehört die Brombeere wohl zu den Stars unter den Beeren?

Richtig. Brombeeren haben den höchsten Provitamin-A-Gehalt aller Früchte, und dazu das volle Programm: Mineralstoffe, Kalzium, Kalium, Magnesium. Übrigens sind auch die Blätter recht gesund, meist als Brombeertee gereicht.

Kommen wir zur Erdbeere – sie gilt ja als die Königin der Beeren.

Dabei ist sie gar keine Beere, sondern eine Nuss. Und die Früchte sind nicht rot, sondern das sind diese kleinen gelben Körner.

Ihren kommerziellen Siegeszug in Deutschland begann die Erdbeere in einem Nachbarort von Baden-Baden, in Staufenberg. In meiner Jugend wurde der Ort das »Erdbeerparadies« genannt. Wir wussten nie genau, ob wir die Schulkinder beneiden sollten, denn sie haben im Frühjahr zusätzliche Erdbeerferien bekommen. Dafür mussten sie dann bei der Ernte helfen, durften aber sicher nach Herzenslust naschen. Die badischen Erdbeeren waren begehrt und wurden nachts in halb Europa verschickt. Das ganze Dorf profitierte davon.

Erdbeerlese
Hoffmann von Fallersleben
»Elise. Erdbeeren, sie lachen von fern mich schon an, / Ich hab so recht meine Freude dran. / So oft ich sie kostete, hab ich gedacht, / Gott hat sie wohl nur für die Engel gemacht. / So duftig, so schön von Farb und Gestalt, / Die herrlichste Frucht im ganzen Wald! / O könnt ich sie pflücken / An jedem Ort, / Ich würde mich bücken / In einem fort!«

Erdbeeren sind lecker, enthalten viel Vitamin C und Folsäure und sind vielseitig verwendbar. Und das Pflücken ist eine wahre Wonne, wenn man August Heinrich Hoffmann von Fallersleben glaubt.

Das mit dem Pflücken sehe ich etwas anders, aber dass Erdbeeren lecker sind, ist unbestritten. Was weiß man noch?

Natürlich laufen ebenfalls zahlreiche Studien zu den Erdbeeren. Es gibt Hinweise darauf, dass Erdbeeren vor Sonnenbrand schützen, aber auch, dass sie uns möglicherweise vor einem Gedächtnisverlust bewahren können.

Und wie kommt man darauf?

Es gibt Anzeichen dafür, dass Fisetin – du ahnst es sicher: ein sekundärer Pflanzenstoff – die Leistungsfähigkeit des Gehirns verbessert und auch das Erinnerungsvermögen auf Trab bringt. Das schafft es auf eine ziemlich unspektakuläre Weise: Es stärkt einfach die Verbindungen zwischen den Nervenzellen und fördert zudem die Entstehung neuer Zellen. Man hat bei Mäusen festgestellt, dass eine Gruppe, die Fisetin im Futter hatte, bei Gedächtnistests deutlich besser abgeschnitten hat als die anderen Mäuse und auch noch geringere Entzündungswerte aufwies.

Also muss ich nur ein paar Erdbeeren essen und werde zum Gedächtniskünstler, vergesse den Hochzeitstag nicht mehr oder Telefonnummern? Das ist doch eine gute Nachricht. Oder hat die Sache wieder ein Haken?

Na ja, deine Leber würde sich beschweren: Du müsstest nämlich etwa fünf Kilo Erdbeeren am Tag essen. Fisetin findet sich übrigens auch noch in anderen Obstarten wie Weintrauben, sie enthalten ebenfalls viel von diesem sekundären Pflanzenstoff.

Fünf Kilo schaffe ich locker! Wenn es mich vor Alzheimer bewahrt …

Bislang weiß man zwar ziemlich sicher, dass diese Effekte bei gesunden Zellen zutreffen, was Fisetin aber bei kranken Zellen bewirkt, wird derzeit vom Salk Institute for Biological Studies in San Diego, Kalifornien, erforscht. Spannend ist unter anderem die Frage, ob dadurch ein erlittener Gedächtnisverlust wieder rückgängig gemacht werden kann. Man hat ursprünglich angenommen, dass Fisetin sich auf die Plaques auswirkt, die typisch für Alzheimer sind. Doch die Wissenschaftler haben festgestellt, dass der Stoff keinen Einfluss auf diese schädlichen Proteinablagerungen hat, sondern auf eine andere Art wirken muss. Und jetzt wollen sie herausfinden, was da passiert. Du siehst – von der Erdbeere zur Maus und von der Maus zum Menschen, das ist wirklich kein leichter Weg.

Salk Institute for Biological Studies
Eines der weltweit führenden Forschungsinstitute in Kalifornien, gegründet von Jonas Salk, der den Polio-Impfstoff entwickelt hat. Zielsetzung: Einige der besten Wissenschaftler der Welt – darunter mehrere Nobelpreisträger – forschen in den Bereichen der Molekularbiologie, Genetik, Neurowissenschaften und Pflanzenbiologie.

Kommen wir zu den Himbeeren.

Es wird dich nicht mehr wundern, dass auch die Himbeere keine Beere ist.

Und ich dachte, bei euch Wissenschaftlern wird immer alles ganz genau definiert. Keine Beere, vielleicht auch eine Nuss?

Himbeeren sind Sammelsteinfrüchte, wie die Brombeeren im Übrigen auch. Der Name bedeutet, dass die Himbeere aus einzelnen sogenannten Steinfrüchten besteht, die zusammenhängen und die Frucht bilden.

Himbeertag
Die US-Amerikaner feiern jährlich am 19. Juli den National Raspberry Day, also den Himbeertag. Sie kennen zusätzlich den National Raspberry Cake (Kuchen) Day am 31. Juli, den National Raspberry Cream Pie (Sahnegebäck) Day am 1. August, den National Raspberries in Cream (in Sahne) Day am 7. August und den National Raspberry Tart (Torte) Day am 11. August.

In unserer Branche hat die Himbeere allerdings einen schlechten Ruf.

Und weshalb?

Es gibt eine Art Auszeichnung unter dem Titel »Die goldene Himbeere«. Damit werden die schlechtesten Filme und die schlechtesten Schauspieler des Jahres bedacht. 1991 bekam übrigens Donald Trump die unbeliebte Auszeichnung. Er ist damit aber in guter Gesellschaft, auch Dennis Hopper, Marlon Brando, Charlton Heston, Pierce Brosnan, Al Pacino und Mel Gibson wurde diese zweifelhafte Ehrung zuteil.

Den schlechten Ruf haben die Himbeeren zu Unrecht. Sie haben nämlich wirklich viel zu bieten: die Vitamine C, B_1, B_2, das Provitamin A sowie Ballaststoffe und Mineralstoffe wie Eisen, Zink, Kalium, Kalzium und Phosphor. Sie haben nur den Nachteil, dass sie nicht lange haltbar sind – also schnell genießen oder einfrieren, das geht auch sehr gut. Die Blätter kann man ebenfalls als Tee zubereiten. Die Himbeerblätter enthalten nämlich Ellagitannine, und es gibt mehrere Studien, die eine krebsvorbeugende Wirkung nachgewiesen haben.

Und wer kommt auf so einen Namen – Ellagitannin?

Wenn du die ersten fünf Buchstaben rückwärts liest, kommst du der Sache näher. Die Substanz gehört zu den Gerbstoffen und regt den Gallenfluss an. Entdeckt wurde das Ellagitannin von dem französischen Chemiker Henri Braconnot (1780–1855), der sich hauptsächlich für chemische Vorgänge in den Pflanzen interessiert hat. Nun ist es aber so, dass das Ellagitannin nicht wasserlöslich ist und deshalb zusätzlich andere Stoffe braucht, um überhaupt zu wirken – wieder ein Beleg dafür, warum isolierte Wirkstoffe oft nutzlos sind.

Kommen wir zu den Johannisbeeren. Nach deiner Farbenlehre sind sicher die dunklen gesünder als die hellen.

So ist es. Die haben beispielsweise fünfmal so viel Vitamin C wie ihre roten Verwandten und sogar zehnmal so viel Anthocyane, über die wir ja ausführlich gesprochen haben. Ein weiterer Vorteil: Johannisbeeren haben auch viel Eisen zu bieten. Ihr Nachtteil: Besonders die schwarzen halten nicht lange, und auch die Erntezeit ist recht kurz. Also wenn man sie frisch vom Markt bekommen kann – zugreifen. Gesündere Lebensmittel wird man nur schwer finden.

Ich finde ja, die schwarzen Johannisbeeren haben einen herberen Geschmack als die anderen.

Probier einfach weiter, vielleicht hast du Glück und triffst auf eine Variante, die milder schmeckt. Es gibt viele Versuche, die schwarzen Beeren geschmacklich etwas zu tunen;

einige neue Züchtungen haben sich darauf spezialisiert. Und im Notfall bleibt ja auch noch die flüssige Variante.

Kommen wir zur Stachelbeere. Hat die denn ihren Namen zu Recht?

Nicht ganz!

Ist das denn auch wieder keine Beere, sondern eine Nuss? Oder was ist dabei das Problem?

Die Stachelbeere hat keine Stacheln.

Und was pikst dann?

Das sind Dornen.

Also wie bei Rosen?

Wenn du es genau wissen willst: Rosen haben keine Dornen, die haben Stacheln.

Und worin unterscheiden sich Stacheln und Dornen?

Man muss schon genau hinschauen: Die angeblichen Dornen, die in Wirklichkeit Stacheln sind, sitzen – bei der Rose beispielsweise – auf dem Stängel auf. Echte Dornen aber wachsen aus dem Stängel heraus, ähnlich wie ein Ast. Stacheln kann man relativ leicht abbrechen, weil sie eben auf dem Stängel aufsitzen; bei Dornen geht das nicht.

Gut, dann reden wir jetzt über die Dornbeere!

Korrekt. Die ist eng verwandt mit der Johannisbeere; es gibt sogar eine Kreuzung der beiden, die heißt nach den Eltern »Jostabeere«.

Nun muss ich dir sagen, dass ich die Stachelbeere so gar nicht auf dem Schirm habe. So besonders ansprechend finde ich das haarige Gewächs nun auch nicht. Aber du wirst mich jetzt sicher vom Gegenteil überzeugen. Wenn die mit der Johannisbeere verwandt ist, hat sie sicher großes Potenzial.

Beginnen wir mit dem etwas abgegriffenen Slogan »Sauer macht lustig«. Die Beeren sind etwas sauer, vor allem wenn sie noch nicht ganz reif sind. Sie treten in vielen Farben auf, was es manchmal nicht einfach macht, reife Früchte zu erkennen. Oft stellt sich die Frage: Handelt es sich nun um ein unreifes rotes oder ein überreifes grünes Exemplar? Und jetzt die Überraschung: Die saure Stachelbeere bringt von allen Beeren den höchsten Zuckergehalt mit. Und die herbste Variante setzt noch eines drauf und präsentiert stolz den meisten Zucker.

Das hätte ich nun wirklich nicht vermutet. Auch die unscheinbarste Beere ist also noch voller Überraschungen. Was ist dein Fazit? Essen wir genug von den vielen süßen Früchtchen?

Jährlich verzehrt jeder Deutsche pro Jahr etwa sieben Kilo davon.

Ich bin beeindruckt!

Aber nahezu die Hälfte davon sind Erdbeeren, trotz sehr vieler wirklich wohlschmeckender Alternativen in allen Geschmacksrichtungen. Im reifen frischen Zustand schmecken Beeren angenehm süß – das wären beispielweise die Himbeeren – bis zu erfrischend sauer, also den Johannisbeeren. Die meisten Beeren sind klein, aber oho – und sie stecken voller Gesundheit. Sie enthalten, wie wir gerade besprochen haben, neben erheblichen Mengen an Vitaminen – vor allem das wichtige Vitamin C – viel Kalium und weitere Mineralstoffe. Aber so richtig punkten können sie mit einer Vielzahl an sekundären Pflanzenstoffen, die glücklicherweise nicht nur die Beeren, sondern auch unseren Körper vor allerlei Gesundheitsstörungen und Krankheiten bewahren können.

🍎 Welche Wirkstoffe würdest du da besonders herausheben?

🍏 Beispielsweise die sogenannten Phenolsäuren, insbesondere die Ellagsäure; die kommen besonders reichlich in Brombeeren, Himbeeren und Erdbeeren vor. Ihnen traut man zu, dass sie der Krebsentstehung entgegenwirken und uns vor schädlichen Oxidationsvorgängen schützen. Andere Phenolsäuren wie die Gallussäure wenden eine andere Strategie an, sie behindern massiv das Wachstum von Bakterien, Viren und Pilzen. So hemmen beispielsweise die Extrakte von Heidelbeeren, Moosbeeren, Himbeeren und Erdbeeren das Wachstum der Polioviren, dem Erreger der Kinderlähmung.

🍎 Diese Erkenntnis wird sicher die Nachfrage nach Beerenprodukten steigern. Es gibt ja ein großes Angebot, da sollte jeder etwas Passendes finden.

🍏 Aber auch hier gilt: Man genießt sie am besten im unverarbeiteten Zustand, denn bei der Verarbeitung müssen die Früchte erhitzt werden, was den sensiblen Phenolsäuren nun gar nicht gefällt, denn sie sind sehr hitzeempfindlich. So enthält Brombeermarmelade nur noch etwa ein Viertel der biologischen Aktivität der Phenolsäure im Vergleich zu den frischen Beeren.

🍎 Sind denn alle sekundären Pflanzenstoffe so kleine Sensibelchen?

🍏 Ja, viele, beispielsweise auch die Flavonoide, die – wie die Anthocyane – Farbstoffe der Pflanzen sind. Die kommen unter anderem im Saft der Moosbeere und der Preisel- bzw.

Kronsbeere vor, die beide mit der Cranberry sehr eng verwandt sind, und haben sich als wirkungsvolles Mittel zur Vorbeugung gegen Harnwegsinfektionen erwiesen. Aber auch hier das gleiche Bild: Der Gehalt an Flavonoiden in verarbeiteten Pflanzen ist um etwa 50 Prozent niedriger als der frischer, unverarbeiteter Pflanzen. Dabei sind die Flavonoide zwar relativ hitzestabil, lassen sich aber durch die Verarbeitung zu leicht auswaschen und werden dann auch noch durch lange Lagerungszeiten abgebaut.

Cranberry

Unter den amerikanischen Indianern waren Cranberries hochgeschätzt, nicht nur wegen ihres Nährwerts, sondern ebenso wegen ihrer wundheilenden Eigenschaften. Als die Pilgrims 1620 an der Ostküste der heutigen USA landeten, lernten sie von den Indianern, wie man sich von den einheimischen Pflanzen und dem Wild ernähren konnte. Beim ersten Thanksgiving im Jahre 1621 bereiteten sie gemeinsam eine Mahlzeit mit Truthahn und Cranberries zu. Seitdem sind der Truthahn und die roten Beeren für die Amerikaner ein fester Bestandteil am Thanksgiving Day.

Der Name Cranberry stammt nicht, wie man annehmen könnte, von Kronsbeeren, sondern geht auf den Kranich (Englisch: *crane*) zurück. Diese Zugvögel lieben Cranberries, die in Neuengland weitverbreitet wachsen. Eine zweite Erklärung für den Namen sind die Blüten der Cranberries, die sich bei Wind ähnlich dem Kopf eines Kranichs bewegen. So gaben die Pilgrims der Pflanze den Namen *craneberry* (Kranichbeere). Das ursprüngliche »e« am Ende des Worts *crane* wurde im Laufe der Zeit eliminiert.

Noch eine Frage zur Ernte. Manche Früchte, wie die Banane, werden ja unreif geerntet, weil sie auf dem Transport »nachreifen«. Hat das eventuell schädliche Auswirkungen?

Der Erntezeitpunkt entscheidet beim Obst, wie auch bei beim Gemüse, mit darüber, wie viele Vitamine und sekundäre Pflanzenstoffe gebildet werden konnten. Wenn die Früchte ausreichend Zeit zum Reifen hatten, steigt der Gehalt an Vitaminen und Polyphenolen an. Deshalb sollten Beerenfrüchte möglichst während der Saison, aus regionaler Erzeugung und nach gründlichem Waschen roh genossen werden. Und die gute Nachricht: Brombeeren, Heidelbeeren und Himbeeren finden sich vielerorts kostenlos in der freien Natur.

🍎 Ein klares Plädoyer für die Wunder-Beeren, und erstaunlich, was die alles können.

🍏 Beeren sind vielleicht keine Wundermittel, können aber wegen ihrer vielseitigen gesundheitlichen Wirkungen als Superfood bezeichnet werden. Dass – wie manchmal zu lesen ist – Stachelbeeren beim Abnehmen helfen, Brombeeren die Demenzgefahr senken, Erdbeeren Gedächtnisstörungen verhindern und Blaubeeren sogar das Leben verlängern, ist bisher wissenschaftlich nicht eindeutig belegt.

🍎 Vor der nächsten Frucht haben sicher viele Menschen etwas Respekt, es geht um den Granatapfel und damit auch um die Frage, wie isst man den richtig?

🍏 Im großen Unterschied zu den meisten anderen Obstarten kann man beim Granatapfel die Schale nicht verzehren, nicht einmal das äußere Fruchtfleisch, das ist sehr bitter. Bleiben also nur noch die kleinen Kerne übrig, die kannst du aber komplett essen.

🍎 Wenn ich unfallfrei an die herankomme …

🍏 Stimmt, das ist nicht so einfach. Die Frucht hat innen so kleine Höhlen, in denen sich die Kerne zusammendrängen. Die dazu gehörende Flüssigkeit ist blutrot und sehr hartnäckig und kaum wegzubekommen, wenn sie an Stellen gespritzt ist, wo sie nun überhaupt nichts zu suchen hat. Es gibt verschiedene Methoden, die Granatäpfel zu öffnen, du kannst sie beispielsweise in der Mitte durchschneiden und dann den Saft mit einer Orangenpresse herausdrücken. Alternativ machst du das ganze Prozedere in einer hohen Schüssel unter Wasser, das funktioniert besser, als man denkt, hat aber den großen Nachteil, dass viele gute Inhaltsstoffe »verwässert« werden. Bewährt hat es sich, den Granatapfel erst einmal ordentlich durchzuwalken und ihn dann in der Mitte zu teilen. Danach hältst du die Hälften über eine größere Schüssel und klopfst munter auf die Schale. Wenn du Glück hast, flutschen die wertvollen Kerne dann von alleine in die Schüssel.

Und vom ernährungswissenschaftlichen Standpunkt her: Lohnt sich die ganze Mühe? Und woran erkenne ich überhaupt, dass der Granatapfel reif ist?

Die Mühe lohnt sich auf jeden Fall. Der Granatapfel hat einen Blütenstand; wenn der weit geöffnet ist, ist die Frucht reif. Und was die gesundheitlichen Aspekte angeht: Mit dem Granatapfel wurden überdurchschnittlich viele Studien durchgeführt, und dabei wurden sehr wertvolle Erkenntnisse gewonnen. So unterstützt der Granatapfelsaft die Leberfunktion, vermeidet das Zusammenkleben der Blutkörperchen, was wir ja auch im Zusammenhang mit dem Knoblauch besprochen haben; er senkt den Blutdruck, verbessert die Gehirnleistung, hilft gegen Prostatabeschwerden, kann auf der einen Seite für einen Anstieg des Testosteronspiegels sorgen und senkt dafür auf der anderen Seite zu hohe Cholesterinwerte. Es gibt auch ermutigende Belege dafür, dass er bei einem behandelten Prostatakrebs mit dazu beiträgt, dass der Krebs nicht wiederkommt. Auch Wechseljahrbeschwerden kann er lindern – und er enthält viele Ballaststoffe.

Das klingt ja alles sehr beeindruckend. Aber wie macht der Granatapfel das? Wie schafft diese widerspenstige Frucht solche Effekte?

Durch seine vielen wertvollen Inhaltsstoffe erhöht der Granatapfel zum einen wirkungsvoll den Gesamt-Antioxidantien-Status. Dann wirkt er gezielt Entzündungen entgegen, weil er ganz einfach die Enzyme hemmt, die Entzündungen auslösen können – besonders bei Rheumaerkrankungen kann das hilfreich sein. Dies ist aber auch ein Indiz für die Wirksamkeit gegen Herz-Kreislauf-Krankheiten und eventuell Krebs; es gibt zahlreiche Studien, die von solchen positiven Wirkungen berichten. Aufgrund der Vielzahl von Stoffen, die solche spezifischen Wirkungen haben können, ist allerdings schwer zu sagen, welcher Wirkstoff wobei oder wogegen hilft. Es ist – wie so oft – die Kombination. Wie in einem Orchester – da gibt es zwar auch einige Soloinstrumente, aber am Ende sorgen alle zusammen für den Wohlklang.

Jetzt wird es bitter – die Grapefruit. Grape heißt ja eigentlich Traube, aber was hat denn diese Frucht mit Trauben zu tun?

Den Namen hat sie bekommen, weil die Früchte ziemlich zusammengedrängt am Baum hängen, eben wie Trauben. Sie sind gut zu lagern und nicht so zimperlich wie viele andere Obstarten. Auch sie enthalten ordentlich Vitamin C – und einen Stoff, von dem vermutet wird, dass er hilft, Cholesterin abzubauen, wenn man zu viel davon hat: Naringin. Und wenn etwas bitter schmeckt, dann regt das immer auch die Verdauung an, wie wir schon von der Artischocke gelernt haben.

Wie hängt das zusammen?

Die bitteren Geschmacksstoffe fordern die Magensäfte heraus, was den günstigen Nebeneffekt hat, dass der Hunger nachlässt. Den Kernen der Grapefruit wird auch ein heilendes Potenzial nachgesagt, das ist aber nicht bewiesen. Zusammenfassend ist festzustellen, dass die Grapefruit sehr gesund ist, aber für manche Menschen auch gefährlich sein kann.

Inwiefern?

Es gibt Inhaltsstoffe der Grapefruit, die sich mit dem Enzym Cytochrom nicht gut vertragen. Dieses hilfreiche Enzym hat eigentlich die Aufgabe, fremde Stoffe unschädlich zu machen und auch die Wirkstoffe von Arzneimitteln zu verstoffwechseln, also für den Körper nutzbar zu machen – was vornehmlich im Dünndarm passiert. Nun kommt es vor, dass Inhaltsstoffe des Grapefruitsafts ausgerechnet dieses gutmütige Enzym behindern. Das kann nun zwei Folgen haben; entweder das Medikament wirkt viel zu stark oder viel zu schwach. Beides ist natürlich gefährlich. Dies betrifft leider häufig Medikamente, die von vielen Kranken jeden Tag eingenommen werden müssen – rund 50 sind bekannt, die in Kombination mit der Grapefruit Probleme bereiten können. Wenn beispielsweise Betablocker eingenommen werden und der Grapefruitsaft verursacht eine dramatische Überdosierung, dann fällt der Blutdruck deutlich stärker als gewünscht. Problematisch kann die Grapefruit auch in Verbindung mit Schmerzmitteln werden, das sollte man ebenfalls vermeiden. Genauso wie Grapefruit und die Einnahme von Blutverdünnern oder wenn Herzprobleme medikamentös behandelt werden.

Müssen diese Personen also auf Grapefruit verzichten?

Besser ist es. Auf jeden Fall sollte der Arzt eine präzise Auskunft zu dem jeweiligen Medikament geben können. Und man sollte den Beipackzettel lesen, darin wird möglicherweise auch vor der Kombination der Arznei mit Grapefruit gewarnt.

Grapefruit
Auswahl von Arzneimitteln, deren Bioverfügbarkeit von Grapefruitsaft beeinflusst werden kann:

Wirkstoff	**Medikamentenname***
Kalziumantagonisten	
Amlodipin	Norvasc
Felodipin	Modip
Nifedipin	Adalat
Nitrendipin	Bayotensin
Nisoldipin	Baymycard
Verapamil	Isoptin
HMG-CoA-Reduktasehemmer	
Lovastatin	Mevinacor
Simvastatin	Zocor
Andere	
Ciclosporin	Sandimmun
Terfenadin	Teldane
Midazolam	Dormicum

* Die Wirkstoffe (links) sind in Medikamenten mit unterschiedlichen Namen enthalten. In der Liste ist jeweils nur ein Medikament aufgeführt. Auf der Verpackung und auf dem Beipackzettel sind die Wirkstoffe immer angegeben. *Quelle: Deutsche Herzstiftung e. V.*

Tritt das Problem auch bei anderen Zitrusfrüchten auf? Muss ich auch auf Orangen oder Orangensäfte verzichten, wenn ich Medikamente einnehme?

Nein, Orangen sind unbedenklich. Kein Problem. Aber Medikamente sollte man nicht mit Säften einnehmen, sondern immer mit Wasser.

Für die Kirschen haben die US-Amerikaner ja sicher auch wieder so einen kuriosen Feiertag parat, oder?

Natürlich, da gibt es den National Cherry Popsicle Day, also den »Nationalen Kirsch-Wassereis-am-Stiel-Tag«. Den feiert man am 26. August. Der 23. April ist hingegen für den »Nationalen Kirsch-Käsekuchentag« reserviert.

Da wir gerade bei Kirschkuchen sind: Die Bäckereien im Süden Deutschlands sind berühmt für die Schwarzwälder Kirschtorte, von der ja niemand so ganz genau weiß, wer sie tatsächlich erfunden hat. Es gibt natürlich diverse Rezepte für dieses Monumentalwerk der Konditoreien. Wer aber moderne Rezepte ausprobieren oder präsentieren möchte, der kann in den Hochschwarzwald fahren; in Todtnauberg findet alle zwei Jahre das Schwarzwälder Kirschtortenfestival statt. Da darf jeder seine ganz eigene Interpretation der Kirschtorte vorstellen. Ernährungswissenschaftlich ist für dich dieser Kuchen wohl der Graus – zu viel Sahne, zu viel Schokolade, Zucker, Schnaps. Alle großen Ernährungssünden auf einen Streich in der beliebtesten Torte Deutschlands!

»Nicht gut Kirschen essen …«
Das Sprichwort »Mit dem ist nicht gut Kirschen essen« bedeutet umgangssprachlich: Eine bestimmte Person ist nicht umgänglich; man kann mit ihr nur schwer auskommen, und man sollte sich lieber nicht mit ihr anlegen. Die Redewendung geht auf eine heute kaum mehr gebräuchliche zurück: »Mit hohen Herren ist nicht gut Kirschen essen, sie spucken einem die Kerne ins Gesicht« oder »Wer mit Herren Kirschen essen will, dem werfen sie die Stiele in die Augen«. Die Aussage stellte eine Warnung vor den Launen vornehmer Herrschaften dar. Diese aßen das Fruchtfleisch der als Naschwerk begehrten Süßkirsche und ließen die einfachen Leute deren unterlegene Stellung dadurch spüren, dass sie ihnen als Erniedrigung die Kerne entgegenspuckten oder die Stiele entgegenwarfen.

Wenn es schmeckt, warum nicht? In Maßen. Wenn die das nur alle zwei Jahre einmal essen, wird es nicht schaden. Was die Zutaten angeht: Zumindest die Kirschen sind gesund. Weißt du, warum?

Die Farbe ist dunkelrot, also ist hier wieder einmal der Farbstoff Anthocyane im Spiel. Kirschen enthalten außerdem viel Wasser und dadurch vermutlich wenig Kalorien, dafür aber jede Menge Vitamine und tolle Mineralstoffe. Es gibt sie in der süßen und in der sauren Variante, und du musst aufpassen, dass du den Kern nicht verschluckst, weil dir dann ein Kirschbaum aus den Ohren wächst – das wurde uns jedenfalls früher weisgemacht.

Also wenn du den Kern nur schluckst, wird es irgendwann auf natürlichem Weg ein Wiedersehen geben … Man sollte nur vermeiden, darauf herumzukauen, denn auch Kirschkerne enthalten – wie viele andere Kerne auch – Blausäure. Deine sonstige Beschreibung trifft zu, allerdings ist der Vitamingehalt nicht übermäßig hoch, dafür besitzen sie ordentlich Kalium. Die Süßkirschen sollten ziemlich rasch gegessen werden, je grüner der Stiel, umso besser; die sauren Familienmitglieder werden dagegen gerne zu Saft oder Konserven verarbeitet. Sie haben insgesamt mehr Fruchtsäure, deswegen schmecken sie etwas bitter.

Und welche nehme ich für den Kuchen?

Wenn die Früchte obendrauf als Belag dienen, dann die süßen. Wenn sie aber mitgebacken werden, dann empfehlen sich Sauerkirschen. Die klassische Schwarzwälder Kirschtorte wird also mit Sauerkirschen zubereitet, beispielsweise mit den bekannten Schattenmorellen.

Mit Kirschen verbindet man vor allem Japan; jeder hat die farbenprächtigen Filmaufnahmen der Kirschblüten vor Augen, die im Frühjahr regelmäßig um die Welt gehen.

Die Japaner nennen diese Blüte O-Hanami, was so viel heißt wie »Blüten anschauen«. Die Bäume blühen zehn Tage lang, und dann ist die Pracht vorbei. Aber diese Tage werden wirklich genossen.

Kirschblüte in Washington, D.C. Die berühmten Kirschbäume in der Hauptstadt der USA sind seit 1935 die Hauptattraktion des mehrere Tage dauernden Nationalen Kirschblütenfestes zum Frühlingsanfang. Ab 1906 wurden Kirschbäume aus Japan importiert und in Parks und an Straßen angepflanzt. Im Jahre 1912 schenkte die Stadt Tokio der Stadt Washington 3020 Kirschbäume, und 1965 schenkte die japanische Regierung den USA 3800 Kirschbäume. Weitere Nachpflanzungen folgten bis in die jüngste Vergangenheit.

Und wann wird geerntet?

Überhaupt nicht. Der Baum bekommt nämlich gar keine Früchte. Das ganze Spektakel wird nur wegen der unglaublichen Blütenfülle in diesen zehn Tage veranstaltet.

Dann gibt es noch die Vogelkirsche. Was hat es denn mit der auf sich?

Das ist sozusagen die Urform, die Mutter der Süßkirschen und vermutlich auch der sauren.

Unser nächstes Obst hat einen Vogel!

Genau, den Kiwi. Die Kiwi-Frucht hat ihren Namen tatsächlich von dem Vogel. Sie stammt ursprünglich aus China, wo sie als Stachelbeere bekannt ist. Eine Lehrerin nahm 1904 einige Samen mit nach Neuseeland, und sechs Jahre später wurden dort dann die ersten Früchte geerntet. Die Neuseeländer suchten daraufhin einen passenden Namen, und ihnen ist nichts Besseres eingefallen, als sie nach ihrem Wappentier, dem Kiwi, zu benennen. Wobei man zugeben muss, dass sich mit ein bisschen Fantasie tatsächlich Ähnlichkeiten entdecken lassen. Heute kennt man die Kiwi überall auf der Welt, dabei ist Neuseeland aber gar nicht der größte Anbauer dieser Frucht, sondern nach wie vor China, gefolgt von Italien.

Du empfiehlst ja oft, dass man bei Obst und Gemüse auch die Schale verzehrt. Wie ist das bei der Kiwi – mit diesen Härchen?

Ebenso. Man kann die Schale wirklich essen. Allerdings sollte man dann darauf achten, dass sie aus biologischem Anbau stammt. Die Kiwi enthält sehr viel Vitamin C und auch wieder sehr wirkungsvolle Antioxidantien, die es furchtlos mit unseren ungeliebten freien Radikalen aufnehmen. Die sorgen ja unter anderem auch dafür, dass die Haut altert; mit Kiwis kann dieser Effekt etwas gebremst werden. Kiwis tragen auch dazu bei, mithilfe von Vitamin C die Eisenaufnahme zu verbessern, und sie zeigen eine gute Wirkung gegen Stress – wenn du vor deinem nächsten Fernsehauftritt eine verspeist, hast du garantiert weniger Lampenfieber.

🍎 Das hätte ich früher wissen müssen. Gehen wir mal zu etwas größeren Vertretern, den Kürbissen. Oder gehören die in die Abteilung Gemüse?

🍎 Du kannst es dir aussuchen, Kürbisse haben Merkmale beider Gruppen. Kürbisse zählen auch zu den Beerenfrüchten; sie liefern nur 25 Kilokalorien pro 100 Gramm und enthalten neben Kalzium, Kalium und Zink auch Kieselsäure, die für kräftige Haare und Nägel sorgt, wie wir ja schon im Zusammenhang mit der Hirse erkannt haben. Den Rekord für den schwersten Kürbis der Welt hält seit 2016 Mathias Willemijns aus Belgien, seine »Beere« wog 1190,5 Kilo.

🍎 Weiter geht es mit Mandarinen, die haben sicher auch ordentlich Vitamin C: Womit können die denn noch punkten?

🍎 Mandarinen haben ein sehr ausgeglichenes Verhältnis von Vitaminen und Mineralstoffen, das macht sie zu einem wertvollen Obst. Vor einigen Jahren haben kanadische Wissenschaftler überdies entdeckt, dass sie einen Pflanzenstoff namens Nobiletin besitzen, der eine ganz interessante Eigenschaft besitzt, von der bisher allerdings nur Mäuse profitieren konnten: Nobiletin kann augenscheinlich verhindern, dass zu viel Fett in der Leber gespeichert wird.

🍎 Na ja, aber irgendwo muss ja das Fett hin, das wir so konsumieren.

Bei den Mäusen war es offensichtlich so, dass das Nobiletin einfach die Fettverdauung ankurbelte und die Synthese von Fett reduzierte.

Und was hätte das nun für konkrete Auswirkungen?

Wenn man die Ergebnisse auf den Menschen übertragen könnte, würde das bedeuten, dass er essen kann, was er will, und das Nobiletin würde dann dafür sorgen, dass das ungesunde Fett und der gefährliche Zucker gefahrlos entsorgt werden. Damit wären endlich Probleme wie Übergewicht, Altersdiabetes, Arteriosklerose oder Arterienverkalkungen kein Thema mehr.

Das klingt ja sensationell. Und wo ist der Haken?

Man hat positive Wirkungen bisher nur an Mäusen nachgewiesen. Und von der Maus zum Menschen …

… ist es ein weiter Weg, ich weiß. Aber wir ahnen bei diesem Beispiel, dass die viel zitierten sekundären Pflanzenstoffe tatsächlich noch viele Überraschungen bereithalten werden.

Trotzdem der Rat: Bevor ein Wundermittel kommt, das überschüssiges Fett wegzaubert, sollte man es durch eine vernünftige Ernährung erst gar nicht entstehen lassen – und beispielsweise Mangos auf den Speisezettel schreiben.

Die sicher auch wenig Kalorien und viele gute Wirkstoffe haben.

Von allen Früchten besitzt die Mango den höchsten Anteil an Betacarotin – der Vorstufe zu Vitamin A –, zusätzlich Eisen und jede Menge Ballaststoffe. Wenn jemand also allergisch gegen Zitronen und Orangen ist, kann er auf Mangos ausweichen. Man kann übrigens mit Mangoblüten auch gut den Durchfall behandeln …

… zusätzlich zu der Möhrensuppe …

… und die Rinde hilft gegen Zahnschmerzen. Bei der Mango muss man allerdings auch aufpassen; bei manchen Menschen treten allergische Reaktionen auf, wenn sie die Schale berühren. Das Fruchtfleisch selbst ist harmlos, also allergenfrei.

Allerdings ist das eine ziemliche Friemelei, wenn man das Fruchtfleisch von diesem hartnäckigen Kern ablösen will.

Da gibt es mittlerweile einige Hilfsmittel zum Entsteinen, sogenannte Mangoschneider, mit denen das einfacher funktioniert. Man sollte also die Mühe nicht scheuen, zumal sich die Mango sehr vielfältig zubereiten lässt; die Palette reicht vom Kuchen über Obstsalat, Marmelade, Eiscreme und Mangoshake bis hin zur Beilage bei Hähnchen oder zur Bereicherung zahlreicher veganer Gerichte. Die Mango stammt aus Indien, das immer noch das Hauptanbaugebiet ist, und die indische Küche ist ja sehr vielfältig und überrascht mit einer großen Geschmacksvielfalt.

Nun sind die Früchte ja recht groß. Wie lange brauchen die denn, bis sie reif sind?

Das dauert etwa sechs Monate. Der Mangobaum hält sich übrigens konsequent an einen Dreijahresrhythmus: Zunächst bringt er eine ausgezeichnete Ernte hervor, im nächsten Jahr eine mittelmäßige und im dritten eine recht dürftige, und dann geht es wieder von vorne los.

Kommen wir zu den Melonen.

… die eigentlich völlig unterschiedlichen Arten angehören

Und welche gehört wohin?

Botanisch gehören die Melonen zu den Kürbisgewächsen, müssten also eigentlich zum Gemüse gezählt werden. Wir kennen die Wassermelone, die Zuckermelonen, zu denen die Honigmelone zählt, dann die Netzmelone, die süße französische Charentais – das sind die mit den grünen Streifen –, und es gibt die Melonenbirnen oder auch Pepinos.

Ich dachte, Pepinos bedeutet Gurken.

Eigentlich schon, aber die Pepinos schleichen sich oft zu den Melonen. Sie können übrigens auch mit der Schale verspeist werden. Wie auch die Schalen der Wassermelonen.

Die kann man auch essen?

Ja, die haben, wie die meisten anderen Schalen auch, sehr viele sekundäre Pflanzenstoffe, beispielsweise auch wieder das Lycopin, das wir bereits von den Tomaten kennen. Mehrere Studien haben nachgewiesen, dass Lycopin in Verbindung mit Carotin tatsächlich Falten verhindern kann. Und man findet in den Schalen die Aminosäure Citrullin, die eine gewisse anregende Wirkung haben soll.

Was meinst du damit?

Na ja, manche halten den Stoff für eine Alternative zu Viagra. Bei den Melonen kannst du im Übrigen auch die Kerne verzehren, die enthalten keine Blausäure, aber viele Vitamine, ungesättigte Fettsäuren, Eisen, Magnesium und Kalzium – also zum Ausspucken zu schade. Am verträglichsten ist das, wenn du die Kerne genüsslich kaust; du kannst sie aber auch anbraten und beispielweise in den Salat mischen. Und wenn du den besonderen Geschmack suchst, greife zur Cantaloupe-Wassermelone. Sie ist allerdings nicht ganz billig!

Wenn du das sagst, wird die ordentlich teuer sein.

Das stimmt, sie kann locker 200 Euro kosten. Vor einigen Jahren blätterte ein Liebhaber auf einer Auktion in Japan rund 5000 Euro für eine Melone hin. Aber du weißt ja, dass Lebensmittel in Japan generell sehr teuer sind.

Die teuersten Lebensmittel (Euro pro Kilogramm)

Panda-Tee	54 000 €
Weißstör-Kaviar	25 000 €
Weiße Trüffel	9000 €
Blauflossenthunfisch	6300 €
Beluga-Kaviar	5000 €
Aceto Balsamico Tradizionale	4500 €
Safran	4000 €
Matsutake-Pilze	2000 €
Black Ivory Coffee	1100 €
Käse aus Eselsmilch	1000 €
Fugu (Kugelfisch)	500 €

Vor allem sind sie ein Prestigeobjekt, außergewöhnliches Obst, Gemüse und auch Fleisch spielen dort eine große Rolle. Gibt es denn auch besonders teure Orangen?

Ja, beispielsweise die Dekopon-Orange, sie hat eine recht spannende Geschichte. Die Dekopon stammt aus Japan und schmeckt ausgezeichnet. Das allerdings weckte im fernen Kalifornien so manche Begehrlichkeiten, und man überlegte, ob diese Edelorange nicht auch in den USA angebaut werden könnte. Nun war aber die Einfuhr von Früchten verboten, sodass man die Samen schmuggeln musste. Die Aktion war erfolgreich, deswegen werden diese Orangen heute auch in den USA angebaut. Die Dekopon ist ursprünglich aus dem Versuch entstanden, eine Orange mit einer Mandarine zu kreuzen. Sie schmeckt hervorragend, ist größer als die anderen Arten, sehr süß, aber schwer zu kultivieren. Das schlägt sich auf den Preis nieder, der schon mal drei Euro pro Stück betragen kann. Aber es lohnt sich – die Früchte haben einen extrem hohen Vitamingehalt. Auch die »normalen«

Orangen sind sehr gesund. Und – bevor du fragst – ja, auch die Schale kann man verzehren, wenn die Orange aus biologischem Anbau stammt, gerieben für Kuchen oder Marmelade verwenden.

Bei dem nächsten Obst stellt sich die obligatorische Frage nach der Schale nicht. Sprechen wir über den Pfirsich.

Die Orangenschlacht von Ivrea
Jedes Jahr an Karneval spielen die Bürger des kleinen Dorfs in Norditalien eine Auseinandersetzung nach, die ihre Wurzeln im Mittelalter hat, als sich das Volk gegen einen Tyrannen auflehnte. Geschossen wird heute aber nicht mehr mit Musketen, sondern mit Orangen. Tausende der Südfrüchte dienen dabei als Wurfgeschosse – und es gibt immer wieder Verletzte.

Pfirsiche gibt es schon seit mehreren Tausend Jahren, sie sind nahe verwandt mit den Nektarinen, sodass es vorkommen kann, dass an einem Pfirsichbaum Nektarinen wachsen und umgekehrt. Es gibt jede Menge Arten und Sorten, ein ungeheuer breites Angebot. Auch hier finden wir wieder alles an Vitaminen, was wir so brauchen, plus Kalium, Magnesium, Selen und Zink.

Pfirsiche machen unsterblich – zumindest in der chinesischen Mythologie. Hsi Wang Mu, die ewig junge Königin – Mutter des Westens –, baute im paradiesischen Kunlun-Gebirge Pfirsiche an. Die ersten wurden nach 3000 Jahren reif. Wer den richtigen Augenblick erwischte und einen reifen Pfirsich bekam, wurde unsterblich.

Über das nächste Obst haben wir ja schon kurz gesprochen, die Pflaume. Ich habe gelernt, sie hilft gegen Verstopfung.

Deshalb schwören viele, die Verdauungsprobleme haben, auf eine Pflaumenkur. Man isst dabei jeden Tag ein Kilo Pflaumen.

Aber nicht auf einmal?

Nein, schön über den ganzen Tag verteilt. Das maximal bis zu einer Woche, und dazu sollte man viel Wasser trinken.

Und welcher Stoff hilft jetzt bei der Verdauung?

Wie gesagt, das hätten die kanadischen Forscher auch gerne gewusst. Sicher ist: Pflaumen enthalten unter anderem Sorbitol, einen Zuckeraustauschstoff, der auch als Abführmittel eingesetzt wird. Wir haben ja über die Nahrung gesprochen und auch darüber, welche Aufgaben die Verdauung übernimmt. Wenn nun alles Verwertbare aus der Nahrung entnommen wurde, müssen die unverdaulichen Stoffe höflich aus unserem Körper hinauskomplimentiert werden. Wir scheiden diese Stoffe zusammen mit einem Teil des getrunkenen Wassers aus. Manchmal aber wird dem Dickdarm vom Körper zu viel Wasser entzogen, was dazu führt, dass der Stuhl zu hart wird und es dadurch zur Verstopfung kommt. Wenn nun das Sorbitol im Dickdarm ankommt, wird es nicht, wie viele andere Stoffe, über die Darmwand in den Blutkreislauf geschickt, sondern bleibt – zusammen mit dem Stuhl – im Darm. Und hier hilft uns jetzt das Sorbitol, denn es hat die Fähigkeit, viel Wasser zu binden, und verhindert so, dass der Darm zu viel Flüssigkeit aufnimmt, die später fehlen würde. Das Sorbitol sorgt also dafür, dass sich das Wasser mit dem Stuhlgang vermischt, der dadurch geschmeidiger wird und einfacher weitertransportiert werden kann. Sorbitol hat auch noch weitere günstige Eigenschaften, denn es braucht kein Insulin, um in die Zellen transportiert zu werden, und ist daher gut für Diabetiker geeignet. Deswegen wird es gerne als Süßungsmittel in vielen Nahrungsmitteln verwendet, auch weil es nur etwa die Hälfte an Kalorien gegenüber Haushaltszucker, aber auch nur die Hälfte an Süßkraft besitzt.

Süßstoff
Süßstoffe sind synthetisch hergestellte oder natürliche Ersatzstoffe für Zucker, die dessen Süßkraft erheblich übertreffen. Sie haben keinen oder einen sehr geringen physiologischen Brennwert. Außerdem bieten sie Karies verursachenden Bakterien keine Nahrung, da sie von der Mundflora nicht verstoffwechselt werden. Die Süßkraft der Süßstoffe wird immer auf Saccharose (Haushaltszucker) mit der Süßkraft 1 bezogen.

In der EU zugelassene Süßstoffe	
Name	**relative Süßkraft** (Saccharose = 1)
Acesulfam (E 950)	130–200
Advantam (E 969)	20 000–37 000
Aspartam (E 951)	200
Aspartam-Acesulfam-Salz (E 962)	350
Cyclamat (E 952)	30–50
Neohesperidin (E 959)	400–600
Neotam (E 961)	7000–13 000
Saccharin (E 954)	300–500
Sucralose (E 955)	600
Steviosid (E 960)	200–300
Thaumatin (E 957)	2000–3000

Muss ich dabei keine Angst vor einer abführenden Wirkung haben?

Doch, wenn du zu viele Nahrungsmittel verzehrst, die mit Sorbitol gesüßt sind, kann das natürlich passieren.

Und über welche Mengen reden wir da?

Alles, was über 20 Gramm am Tag hinausgeht, könnte kritisch werden. Die betroffenen Lebensmittel müssen übrigens den Hinweis tragen: »Kann bei übermäßigem Verzehr abführend wirken!« Und nun zu den Nachteilen: Da das Sorbitol eine gute Wirkung hat, wird es immer mehr Lebensmitteln beigeführt – gerade auch, um Wasser zu binden oder einen süßlichen Geschmack zu geben. Dadurch steigt die Gefahr, dass Menschen durch die Überdosis eine Sorbitintoleranz entwickeln und den Zuckerersatzstoff nicht mehr gut vertragen. Wer beispielsweise eine Fruktoseintoleranz hat, muss Sorbit unbedingt meiden.

Also sollte man es auch nicht mit der Pflaumenkur übertreiben. Hat denn die Pflaume noch weitere erwähnenswerte Eigenschaften?

Sie ist sehr süß, enthält rund zehn Gramm Zucker auf 100 Gramm Gewicht, dadurch also auch Kalorien. Sie hat aber auch wieder eine schöne dunkle Farbe, das heißt, hier treffen wir wieder auf die wertvollen Anthocyane.

Bühl, eine Stadt in der Nähe von Baden-Baden, ist berühmt für seine Zwetschgen. Was ist der Unterschied zwischen Zwetschgen und Pflaumen?

Sie unterscheiden sich kaum. Zwetschgen sind eher etwas länglich, Pflaumen sind rund und machen mehr Arbeit.

Inwiefern?

Bei der Zwetschge lässt sich das Fruchtfleisch ganz einfach vom Kern lösen. Die Pflaume wehrt sich da schon etwas mehr.

Manchmal haben die Früchte so eine weiße Schicht auf ihrer Haut. Was hat es denn damit auf sich?

Diese Schicht soll zum einen wieder einmal den Besuch von unerwünschten Gästen verhindern, bewahrt die Pflaume – wie eine Art Sonnencreme – aber auch ganz clever vor dem Austrocknen, also vor zu viel Sonnenstrahlung. Diese Schicht sollte man erst kurz vor dem Verzehr abwaschen.

Kommen wir zu einer Frucht, die weltweit eine bedeutende Rolle spielt – die Weintraube. Über den Wein werden wir noch sprechen, jetzt aber erst einmal zu dem Obst. Sind denn die blauen Trauben wertvoller als die weißen?

Weintrauben enthalten den Pflanzenstoff Resveratrol, und zwar die weißen ebenso wie die blauen Trauben, die allerdings in deutlich höherer Menge. Diesen Stoff findet man beispielsweise auch in Himbeeren und Pflaumen. Im Wein sind seine Werte aber deutlich höher.

Trauben verraten die Zukunft
In Spanien ist es Brauch, in der Silvesternacht zwölf Trauben zu verspeisen – gleichzeitig mit den Glockenschlägen der Uhr. Bei jedem Schlag eine Traube, und dazu hat man hat einen Wunsch frei. Manche glauben, dass die Früchte die Zukunft kennen, denn je nach Geschmack der zwölf Trauben sollen die Monate ausfallen. Wenn also die fünfte Traube sauer war, wird es der Mai nicht gut mit einem meinen.

Und was kann dieser Stoff? Wofür braucht ihn die Pflanze?

Zur Abwehr der zahlreichen Parasiten und Bakterien, die sich auf die Trauben spezialisiert haben – und davon gibt es jede Menge, wie dir jeder Winzer bestätigen wird. Unter anderem soll das Resveratrol die arg geplagten Trauben vor den Schädlingen bewahren, und du kannst dir vorstellen, dass Tausende von Studien gemacht wurden, um diesen Stoff besser kennenzulernen. Hierbei wurden einige spannende Erkenntnisse gewonnen, und es ergaben sich überraschende Parallelen. So weiß man schon länger, dass manche Tiere, die weniger Kalorien zu sich nehmen als ihre Artgenossen, länger und gesünder leben – einige sogar 50 Prozent länger; sie sehen dabei auch noch jünger aus und bekommen weniger Krankheiten. Dies ist eine erfreuliche Erkenntnis und auf den ersten Blick eine klare Empfehlung, weniger zu essen. Dummerweise ist das Ergebnis aber nicht immer so, denn die Wiederholung der Versuche brachte manchmal ganz andere Ergebnisse. Und bevor du fragst: Es gibt auch keine belastbaren Ergebnisse aus Untersuchungen bei Menschen, die einen Zusammenhang zwischen weniger Kalorien und längerer Lebensspanne eindeutig bewiesen hätten. Bei denjenigen Tieren, die bei diesen Versuchen signifikant länger lebten, hat man aber festgestellt, dass durch die Kalorienreduzierung bestimmte Gene aktiviert wurden, die diesen positiven Effekt auslösten. Und genau die gleichen Gene aktiviert das

Resveratrol; man hat dabei unter anderem mit Fruchtfliegen, Fischen und Mäusen experimentiert. Die Tiere haben in der Regel zwar nicht viel länger gelebt als ihre Artgenossen, aber sie hatten deutlich weniger Alterserscheinungen, weniger Krebs, weniger Entzündungen.

Sie sind also gesünder gestorben. Kommen wir zum Schluss zu den Zitronen. Was bieten uns die?

Zitronen haben vor allem eine erstaunliche Menge an Vitamin C, je 100 Gramm sind bis zu 51 Milligramm davon enthalten. Dazu kommt ein ebenfalls hoher Anteil an Kalium mit knapp 150 Milligramm sowie Magnesium und Phosphor; außerdem sind sie reich an Pektinen und Antioxidantien. Und wir alle kennen den Duft: Ihre Schale enthält die typischen ätherischen Öle, die auch nachweislich gut für die Konzentration sind.

Warum die Zitronen sauer wurden

Ich muss das wirklich mal betonen:
Ganz früher waren die Zitronen
(ich weiß nur nicht mehr genau, wann dies
gewesen ist) so süß wie Kandis.

Bis sie einst sprachen: »Wir Zitronen,
wir wollen groß sein wie Melonen!
Auch finden wir das Gelb abscheulich,
wir wollen rot sein oder bläulich!«

Gott hörte oben die Beschwerden
und sagte: »Daraus kann nichts werden!
Ihr müsst so bleiben! Ich bedauer!«
Da wurden die Zitronen sauer …

Heinz Erhardt

Und wer hat das nachgewiesen?

Japanische Forscher haben dokumentiert, wie viele Tippfehler in einem Großraumbüro durchschnittlich gemacht wurden. Danach hat man den Raum mit den ätherischen Ölen der Zitrone beduftet, und die Fehlerzahl nahm um die Hälfte ab.

Zitrus und Allergien

Allergische Reaktionen treten auf, wenn eine normalerweise harmlose Substanz vom Immunsystem als Bedrohung wahrgenommen wird. Menschen mit Pollenallergien können durch Kreuzreaktivität auch auf Zitrusfrüchte reagieren. Die Symptome einer Zitrusallergie können sofort oder nach Stunden auftreten, wenn eine Zitrusfrucht, Zitrussaft oder Produkte, die Zitrusbestandteile enthalten, berührt wurden. Die Symptome finden sich auf der Haut als Kontaktdermatitis, die durch ein brennendes Gefühl, trockene und schuppige Haut, Blasen, extremes Jucken, Rötung und Schwellung gekennzeichnet sind. Kommen Lippen, Zunge, Zahnfleisch und Kehle in Kontakt mit Zitrusfrüchten, reichen die Symptome von Kribbeln und Juckreiz über Rötung bis zur Schwellung.

Zitrusallergien können auch Atem- und Verdauungsprobleme verursachen wie Husten, Niesen, Übelkeit, Magenschmerzen, Erbrechen oder Durchfall. Zu den Zitrusfrüchten zählen Orangen, Mandarinen, Zitronen, Limetten, Grapefruits und Kumquats. Zitrusfrüchte finden sich in vielen verarbeiteten und zubereiteten Lebensmitteln, die von Säften und Kräutertees über Soßen und Dressings bis zu Käsekuchen und Süßwaren reichen.

So weit erst einmal unser Rundgang durch die Welt der Gemüse- und Obstarten. Wir haben gesehen: Nahezu alles, was wir davon auf den Tisch bringen, ist äußerst gesund.

Und, ganz wichtig, es schmeckt. Es gibt so viele herausragende Zubereitungsmethoden; vieles ist auch roh ein Genuss, was das Vorurteil entkräftet, dass vor allem Gemüsegerichte sehr zeitintensiv wären. Viele beklagen nämlich, dass sie keine Zeit zum Kochen hätten und deswegen eher zur Leberkässemmel greifen müssten statt zur Karotte. Erwähnt werden sollte abschließend auch: Es kommt nicht nur darauf an, die Inhaltsstoffe der einzelnen Gemüse- und Obstarten zu kennen, wichtig ist auch, die Mahlzeiten in Ruhe zu genießen. Und wenn die Zutaten sorgfältig ausgesucht und ansprechend angerichtet wurden, hat man schon viel Gutes für sich getan.

Wenn ich nun einen Obsttag einlege oder meine fünf Kilo Erdbeeren gegen Alzheimer esse, besteht dann die Gefahr, dass ich eine Überdosis Vitamin C abbekomme?

Nein, da Vitamin C wasserlöslich ist, verlässt die überschüssige Menge einfach auf natürlichem Weg die Arena.

KURZ GEFASST

- »An apple a day« führt zu weniger Medikamenten.
- Die Schale von Obst ist am gesündesten.
- Obst ist natürliche Rohkost.
- Ein perfektes Team: Quercetin und Vitamin C.
- Die sauerste Beere hat den meisten Zucker.
- Trockenobst in Maßen ist empfehlenswert.
- Süßstoffe unter der Lupe.

11
Alleskönner aus Garten und Topf
oder
Das Geheimnis der Gewürze und Kräuter

FRANK ELSTNER

Reden wir einmal über die Dinge, die dem Essen die Würze verleihen. Wie werden Gewürze und Kräuter genau definiert?

PROF. DR. CLAUS LEITZMANN

Als Gewürze werden meist trockene Teile von Pflanzen bezeichnet – Wurzeln, Wurzelstöcke, Zwiebeln, Rinden, Knospen, Blüten, Früchte, Samen oder Teile davon. Sie werden wegen ihres natürlichen Gehalts an charakteristischen Geschmacks- und Geruchsstoffen als würzende oder geschmacksgebende Zutaten geschätzt. Zu den Gewürzen im weiteren Sinn zählen auch Salz und die Genusssäuren Essigsäure bzw. Essig, Zitronensäure, Weinsäure, Milchsäure und andere. Gewürze werden auch zur Konservierung von Lebensmitteln eingesetzt. Früher hatten sie eine größere Bedeutung, weil andere Konservierungsstoffe oder gar Kühlgeräte nicht zur Verfügung standen. Auch heute noch werden sie insbesondere in Ländern mit klimatischen Verhältnissen, die Verderb oder mikrobielle Verunreinigungen von Lebensmitteln fördern, gezielt eingesetzt. Die antioxidative Wirkung verschiedener Gewürze – wie Rosmarin oder Salbei – kann vor allem bei fetthaltigen Lebensmitteln und Speisen dafür sorgen, dass sie länger haltbar sind. Denn es ist bekannt, dass einige Gewürze antimikrobielle Wirkungen besitzen. Kräuter sind Blätter, Blüten, Sprossen oder Teile davon, die den Speisen in frischem, getrocknetem oder tiefgefrorenem Zustand zugegeben werden und der Geschmacksverfeinerung dienen wie Petersilie, Schnittlauch oder Basilikum. Die Abgrenzung gegenüber Gewürzen ist in einigen Fällen unscharf.

Was muss man über Salz wissen, außer dass – wie immer – zu viel schädlich ist und zu wenig gefährlich.

Salz ist der umgangssprachliche Begriff für Koch-, Tafel- oder Speisesalz. Gemeint ist damit ein weites Spektrum verschiedener Mineralien wie Natrium-, Kalium-, Magnesium- und Kalziumsalze. Im Handel wird hauptsächlich Speisesalz oder Meersalz (NaCl) angeboten. Speisesalz wird überwiegend aus unterirdischen Salzablagerungen im Bergbau oder durch Soleförderung abgebaut. Meersalz wird durch die Verdunstung von Meerwasser in flachen Becken gewonnen; es fällt auch als Nebenprodukt von Meerwasser-Entsalzungsanlagen an, die der Trinkwasserversorgung dienen. In der Ernährung dient Salz primär als Würzmittel sowie der Konservierung von Lebensmitteln, was wir ja beim Pökeln besprochen haben. So weit, so gut. Das große Problem aber: Salz wird praktisch allen verarbeiteten Lebensmitteln zugesetzt.

Was sicher keine günstigen Folgen hat.

Günstig können allenfalls die geschmacklichen und konservierenden Eigenschaften von Salz sein, aber gesundheitlich natürlich nicht, denn die übermäßige Zufuhr von Natrium ist eine große Gesundheitsgefahr. Der Einfluss des weltweiten Natriumkonsums auf die Sterblichkeit durch Herz-Kreislauf-Erkrankungen wurde in einer großen Studie der Harvard-Universität untersucht. Die Wissenschaftler kamen zu dem Ergebnis, dass Salz weltweit 1,65 Millionen Herz-Kreislauf-Todesfälle verursacht. Über 60 Prozent davon sind Männer und knapp 40 Prozent Frauen. Über 40 Prozent der Betroffenen waren jünger als 70 Jahre alt. Damit wird fast jeder zehnte Herz-Kreislauf-Todesfall durch Kochsalz verursacht!

Und was macht das Salz so gefährlich?

Viele Menschen befinden sich im Dauerstress. Dadurch erhöhen sich die Werte der Hormone Cortisol und Aldosteron, die bewirken, dass Wasser und Salz in der Niere rückresorbiert, also von ihr erneut aufgenommen werden, obwohl sie unseren Körper eigentlich längst hätten verlassen sollen. Gleichzeitig werden die wertvollen Mineralstoffe Kalium, Magnesium und Kalzium verstärkt ausgeschieden. Als Folge steigt der Blutdruck, was aber oft kein Krankheitsgefühl auslöst und daher meist lange unbemerkt bleibt. Auch deswegen ist erhöhter Blutdruck weltweit – noch vor dem Rauchen – inzwischen die Hauptursache für schwere Krankheiten oder einen frühzeitigen Tod. Weitere Folgen der Kombination von Stress und Salz sind Erschöpfung, Übergewicht, Immunschwäche, Muskelschwäche, Knochenabbau, Diabetes und Herz-Kreislauf-Erkrankungen bis hin zu Herzinfarkt und Schlaganfall.

Was aber hat denn das Salz mit dem Herz zu tun? Woher kommt dieser Blutdruckanstieg?

Etwas vereinfacht gesagt: Salz ist zusammen mit den Nieren unter anderem dafür zuständig, den Wasserhaushalt im Körper zu regulieren. Je mehr Salz im Körper ist, umso mehr Wasser musst du allerdings trinken, weil Salz große Mengen Wasser bindet. Die vermehrte Flüssigkeit im Blut wird nun zu einer Herausforderung für das Herz, denn es muss natürlich mehr Kraft, also Druck, aufwenden, um das Blut durch den Kreislauf zu pumpen. Gleichzeitig versuchen unsere Nieren, überschüssiges Salz über den Urin auszuscheiden. Ist zu viel Salz im Körper, hat die Niere ordentlich zu tun, was irgendwann einmal zu einer Funktionsstörung oder einem Nierenversagen führen kann. Eine solche Niereninsuffizienz hat dann zur Folge, dass viele Schadstoffe nicht mehr ausgeschieden werden, sondern im Körper verbleiben, und dass sich zusätzlich im Gewebe Wasser ansammelt. Das Herz muss dadurch noch mehr Druck ausüben, um das System in Gang zu halten. Ein hoher Salzkonsum bei Schwangeren führt übrigens zu einer Blutdrucksenkung, bedingt durch den veränderten Hormonhaushalt.

Und wie viel Salz ist gefährlich? Wie viel kann ich zu mir nehmen?

Die Deutsche Gesellschaft für Ernährung (DGE) empfiehlt eine tägliche Zufuhr von nicht mehr als 1,5 Gramm Natrium und 2,3 Gramm Chlorid, entsprechend 3,8 Gramm Kochsalz. Zum Vergleich: Eine Portion geräucherter Schinken, also ungefähr 100 Gramm, bringt es locker auf fünf Gramm Salz, Salami ebenfalls und Salzstangen sowieso. Die meisten Menschen nehmen aber noch deutlich mehr Salz auf: Bei den Männern sind es im Durchschnitt zehn Gramm Kochsalz täglich, Frauen liegen bei gut acht Gramm. Die Hauptquellen für Salz sind Brot, Fertignahrungsmittel, Wurstwaren und salzige Würzen, Käse sowie salzige Snacks. Bis zu 80 Prozent der Salzaufnahme erfolgt mit verarbeiteten Lebensmitteln, sodass man hier auch locker am meisten Salz einsparen kann.

Die Zugabe von Salz in Nahrungsmittel ist also im höchsten Maße unsinnig?

Ja, sie bedroht die Gesundheit! Dies sollte die zuständigen Politiker veranlassen, die Lebensmittelindustrie und das Lebensmittelhandwerk aufzufordern, weniger Salz einzusetzen – und es wäre hilfreich, wenn auch die Medien immer wieder über diese Gefahren berichten würden.

Was passiert in anderen Ländern? Gibt es da entsprechende Vorschriften?

In Finnland ließ sich durch Kampagnen zur Salzreduktion die Salzzufuhr um 40 Prozent und die Sterblichkeit durch Schlaganfälle und Herzerkrankungen um 80 Prozent senken.

Welche Aufgabe hat überhaupt das Salz in unserem Körper?

Salz, bzw. seine Bestandteile Natrium und Chlorid, spielen im Stoffwechsel jeweils eine eigene wichtige Rolle. Natrium bestimmt das Volumen und den osmotischen Druck der Zellen, sorgt also für den notwendigen Ausgleich des Drucks innerhalb und außerhalb der Zellen und kontrolliert die Funktion der Verdauungssäfte. Chlorid ist wichtig für die Verdauung und regelt den Säure-Basen-Haushalt. Salz beeinflusst außerdem die Aktivitäten von Enzymen, des Nervensystems sowie den Stoffwechsel der Knochen.

Was ist denn mit dem Jodsalz, ist das empfehlenswert?

Ja. Gegen Jodmangel sowie zur Kropfprophylaxe werden in Deutschland seit etwa 20 Jahren pro Kilo Salz 15 bis 25 Milligramm Jod zugesetzt. Das war eine sinnvolle Maßnahme, die dazu geführt hat, dass die Jodversorgung in Deutschland im Durchschnitt fast den angestrebten Wert erreicht hat und dass die Schilddrüsenprobleme abnehmen. Pech haben allerdings die Jodallergiker, die bereits auf geringe Mengen von Jod empfindlich reagieren. Übrigens ist das nicht die einzige Substanz, die dem Salz beigemischt wird, zur Kariesprophylaxe werden pro Kilo Salz 250 Milligramm Fluorid zugesetzt. Auch diese Maßnahme gilt als erfolgreich, wird aber von Fluorgegnern abgelehnt, weil ja auch die Zahnpasta Fluorid enthält und es zu einer Überversorgung kommen kann. Und schließlich wird Salz auch mit Folsäure angereichert, um Neuralrohrdefekte – offener Rücken – bei Neugeborenen zu unterbinden. Es gibt keine robusten Daten über die Wirkung dieser Maßnahme, aber in einigen Ländern wurden Erfolge mit folsäureangereichertem Mehl erzielt. Du siehst: Salz erfüllt in der Praxis vielerlei Aufgaben.

Capsaicin
Im Rahmen einer chinesischen Studie wurde ermittelt, dass scharfes Essen dazu beiträgt, den Salzkonsum zu drosseln. Der in Paprika und Chilischoten enthaltene Stoff Capsaicin, der die Schärfe ausmacht, lässt uns Gerichte als salziger wahrnehmen. Dies bedeutet, dass weniger Salz benötigt wird, was günstige Auswirkungen auf den Blutdruck haben kann.

Wofür brauche ich Salz denn noch? Warum ist es in so vielen Lebensmitteln versteckt? Das kann ja nicht nur geschmackliche Gründe haben.

Da hast du recht. Salz ist unentbehrlich bei der Herstellung von Fleisch- und Wurstwaren, Käse und Brot. Es stabilisiert das Klebereiweiß Gluten in Brot- oder Brötchenteigen und schließt die Poren von Fleisch, sodass es im eigenen Saft garen kann. Salz steuert die Aktivität von Enzymen bei der Teigzubereitung und öffnet beim Kochen die Zellwände von Gemüse; dadurch verkürzt sich die Kochzeit, und das wiederum kommt den hitzeempfindlichen Vitaminen zugute. *By the way*: Hülsenfrüchte werden erst nach dem Garen gesalzen, da sich die Garzeit in Salzwasser erheblich verlängert. Zusammenfassend kann festgehalten werden, dass Salz sehr wichtig für die Gesundheit ist, aber dass die meist überhöhte Zufuhr schadet. Auch beim Salz gilt wieder einmal: Weniger ist mehr. Erschreckend ist in diesem Zusammenhang übrigens die überdurchschnittlich hohe Zahl der Magenkrebsopfer in Osteuropa, Portugal, Chile und im Norden von Japan. Man vermutet, dass in Osteuropa die schlechtere Nahrungsqualität die Ursache ist, in den anderen Ländern dagegen wird viel Salz verwendet und oft gepökelter Fisch konsumiert.

Und wie ist es mit dem Gegenteil, mit einer Salzunterversorgung?

Das geschieht eher selten, kann aber bei plötzlich verändertem Klima oder schweißtreibender Belastung eintreten.

Wo Salz ist, darf der Pfeffer nicht fehlen. Bringt der auch gesundheitliche Risiken mit? Und wo muss ich hingehen, wenn mich jemand dahin schickt, wo der Pfeffer wächst?

Da musst du nach Indien gehen, denn da kommt der Pfeffer ursprünglich her. Pfeffer kannst du problemlos über deine Mahlzeiten streuen; solange du das nicht übertreibst, ist er gut für die Verdauung.

Und wie macht er das?

Durch Piperin, das ist der Stoff, der auch für die Schärfe verantwortlich ist und außerdem dabei hilft, dass andere Lebensmittel besser aufgenommen werden können. Pfeffer ist das Gewürz, das weltweit am meisten gehandelt und verwendet wird. Hier treffen wir auch wieder auf alte Bekannte: Antioxidantien, Mineralstoffe, Vitamine. Ja, und auch Pfeffer macht glücklich.

Na dann … her mit dem Pfefferkuchen!

Der enthält aber nur selten Pfeffer!

Und weshalb segelt der dann unter einer falschen Flagge?

Weil man im Mittelalter alle Gewürze als »Pfeffer« bezeichnet hat, und der Pfefferkuchen ist ja voll von exotischen Genüssen, beispielsweise Nelken, Ingwer, Zimt und Muskat.

Und wie macht mich nun der Pfeffer glücklich?

Das Piperin löst im Körper einen Reiz aus, der die Produktion von Endorphinen aktiviert. Endorphine sind als Glückshormone bekannt. Der Name ist zurückzuführen auf endogene Morphine, was so viel bedeutet wie körpereigene Schmerzmittel. Außerdem greift Piperin in den Dopamin- und Serotoninhaushalt ein. Du hast es vorhin gesagt: Auch Serotonin gilt als Glückshormon, Dopamin hingegen führt eher zu Steigerung des Antriebs und verhilft zu mehr Motivation.

Pfeffer zur Steigerung der Motivation? Klingt ja ein wenig abenteuerlich.

Das ist gar nicht so abwegig. Beide Hormone werden durch ein bestimmtes Enzym gespalten, und wenn das passiert, verlieren sie prompt ihre Wirkung. Piperin kann aber verhindern, dass sie gespalten werden; also haben wir mehr von den beiden Hormonen im Gehirn, bleiben motiviert und glücklich.

Nun heißen heute nicht mehr alle Gewürze Pfeffer, sondern wir haben ein breites Sortiment an Kräutern und Gewürzen. Auch für unser nächstes Gewürz, den Ingwer, muss man dahin, wo der Pfeffer wächst – nach Asien.

Ingwer enthält Vitamin C, Magnesium, Eisen, Calcium, Kalium, Natrium und Phosphor sowie eine Reihe von sekundären Pflanzenstoffen, die verdauungsfördernd, magenstärkend, appetit- und kreislaufanregend wirken. Der Geruch des Ingwers ist aromatisch, der Geschmack brennend scharf und würzig, ausgelöst durch Gingerol, eine scharf-aromatische Substanz. Zubereitungen aus dem Wurzelstock werden antioxidative, entzündungshemmende sowie anregende Effekte auf die Magensaft-, Speichel- und Gallebildung sowie die Darmfunktion zugesprochen. In der traditionellen asiatischen Medizin wird Ingwer zur Behandlung von Erkältungen, Rheuma und Muskelschmerzen bzw. Muskelkater eingesetzt. Besonders interessant: Bei der Behandlung von Arthrose wurde mit Ingwerauszügen die gleiche Schmerzlinderung erzielt wie mit Ibuprofen.

Nun stammen ja viele Gewürze und Kräuter aus dem fernen Asien, sind aber auch in Mitteleuropa heimisch geworden.

Die Mittelmeerregion ist mit ihrem günstigen Klima und kalkhaltigen Böden für Würzkräuter wie geschaffen, denn sie gedeihen am besten in der vollen Sonne und lieben sandige Böden.

Kommen wir also zu den europäischen Klassikern – Basilikum.

Basilikum, auch Königskraut genannt, wird in Salaten, Suppen und besonders gerne mit Mozzarella serviert. Die in Basilikum enthaltenen ätherischen Öle können je nach Sorte, Herkunft und Erntezeitpunkt stark unterschiedlich sein. Außer ätherischem Öl sind noch Gerbstoffe, Flavonoide und Kaffeesäure in nennenswerten Mengen vorhanden. Diese Substanzen haben entwurmende und entzündungshemmende Eigenschaften und sollen die Bildung von Magengeschwüren bremsen. Basilikum wirkt bei Appetitlosigkeit, Blähungen und Völlegefühl sowie bei Entzündungen des Rachens. Es kann Schwellungen und Entzündungen bei Arthritispatienten deutlich senken. Basilikum ist auch Hauptbestandteil von dem so beliebten Pesto, der als weitere Zutaten traditionell Käse, Pinienkerne, Knoblauch und Olivenöl enthält.

Neben Basilikum empfindet man auch Oregano als typisch italienisch. Das verdankt das Kraut hauptsächlich der Pizza, nehme ich einmal an.

Ja, Oregano, auch als wilder Majoran und Dost bekannt, ist das Pizzagewürz schlechthin und wurde so auch in Deutschland bekannt. Das herbe Aroma ist aber auch in anderen italienischen Gerichten wie Lasagne und Sauce Bolognese beliebt. Die Oreganopflanze enthält Phenole, die antiseptisch, also gegen Keime wirken, ebenso gegen freie Radikale. Sie senken auch den Blutdruck sowie das Risiko, an Krebs zu erkranken. Der Inhaltsstoff Carvacrol wirkt entzündungshemmend. Des Weiteren hilft Oregano bei Verdauungsbeschwerden und Erkrankungen der Atemwege.

Rosmarin – hat das etwas mit Rosen zu tun?

Nein, es gibt andere Theorien. Du kannst dir eine aussuchen, beide Interpretationen gehen auf den Namen zurück. Manche meinen, der Name stamme aus dem Lateinischen *ros marinus* und bedeute so viel wie »Meerestau«, andere sehen die Wurzel im Griechischen und halten *rhops myrinos* – »wohlriechender Strauch« – für den Namensgeber. Rosmarin gilt als klassisches Grillgewürz und passt gut zu Fleischgerichten, Fisch, Kartoffeln, Marinaden, Süßspeisen, Honig, Apfelgelee und Kräuterbutter sowie Gerichten mit Käse, Pilzen und Tomaten. Es enthält verschiedene ätherische Öle, Terpene, Flavonoide, Bitterstoffe, Saponine und Harz. Diese Substanzen wirken appetitanregend, galle- und harntreibend. Als Tee wird Rosmarin zur Kreislaufanregung und gegen Blähungen verwendet. Äußerlich wirkt er durchblutungsfördernd und wird daher zu Bädern sowohl

Rosmarin
Der griechischen Mythologie zufolge ist Rosmarin ein Geschenk der Götter an die Menschen und wurde von Aphrodite, der Göttin der Schönheit und der Liebe, auf die Erde gebracht. Und da das Kraut gegen Vergesslichkeit wirkt, gilt es als Symbol der Liebenden; Brautsträuße aus Rosmarin sollen das unterstützen. In Shakespeares *Hamlet* bekommt der Prinz von Dänemark das Kraut von seiner Geliebten Ophelia.

bei Kreislaufschwäche, Durchblutungsstörungen als auch bei Gicht und Rheuma eingesetzt. Und wer unter Rheuma oder Migräne leidet, dem kann man Rosmarinsalbe empfehlen.

Das erspart uns ja eine ganze Hausapotheke.

Auch Salbei wurde bereits im Altertum vielseitig als Küchengewürz und in der Heilkunde genutzt. Salbei eignet sich ebenfalls als Gewürz für fetthaltige Gerichte mit Fleisch, die dadurch bekömmlicher werden, aber auch für Pasta, Fisch und Gemüse, beispielsweise dicke Bohnen. Die Blätter wirken verdauungsfördernd. Das aus dem Salbei gewonnene Öl enthält Gerbstoffe und Tannine, die antibakteriell und entzündungshemmend wirken und die Haut optimal pflegen.

Salbei
Salbei kann Insekten vertreiben und wird deshalb zwischen Kohl und Möhren gepflanzt.

Und noch ein Heilkraut, das man gerne in der Küche einsetzt: Thymian.

Thymian oder Quendel eignet sich eher für deftige Speisen wie Hülsenfrüchte, für Fleisch- und Fischgerichte, aber auch für Gemüse, Eintöpfe, Pilzgerichte und Quark. Die ätherischen Öle wie Thymol, Kampfer und Carvacrol sowie Terpene, Bitterstoffe, Gerbstoffe, Flavonoide und Saponine haben gesundheitliche Wirkungen. Thymol und Carvacrol wirken antibakteriell und antiseptisch; sie werden besonders bei Schnupfen, Husten und Heiserkeit eingesetzt. Thymol wirkt sowohl auf Bakterien als auch auf Pilze und Viren wachstumshemmend, es regt die Tätigkeit des Flimmerepithels – das sind Zellen in den Atemwegen – an und verflüssigt zähen Schleim in den Bronchien.

Ich vermute mal, dass du hinsichtlich dieser Kräuter ein durchweg positives Fazit ziehst.

Ja, klar! Die vielen gesundheitlichen Wirkungen und der besondere Geschmack der mediterranen Würzkräuter regen dazu an, sie bei allen sich bietenden Gelegenheiten einzusetzen. Die Kräuter sollten möglichst frisch verwendet werden, denn getrocknet verlieren sie ihr typisches Aroma zumindest teilweise.

Wir hatten ja im Zusammenhang mit dem Gemüse über angebliche Unkräuter gesprochen, die eher verhasst als beliebt sind, beispielsweise der Giersch und die Vogelmiere. Wie sieht es mit den Wildkräutern aus? Lohnt sich ein Spaziergang durch Wald und Wiesen, um Kräuter zu sammeln?

Es lohnt sich auf jeden Fall, wenn man sich etwas auskennt. Wildkräuter sind im Gegensatz zu Kulturpflanzen durch Züchtung nicht verändert, und viele von ihnen besitzen gesundheitliche Wirkungen. Sie wachsen auch im Garten, sogar im Rasen, wenn ihre sehr unterschiedlichen Ansprüche erfüllt werden, die sie an Bodenqualität, Lichtverhältnisse und Wasserbedarf stellen. Sie werden aber auch kommerziell angebaut.

Nun kennt und nutzt man diese Kräuter seit Jahrhunderten. Was sind denn die heilenden Substanzen, die diese Kräuter so wertvoll machen? Gut, ich ahne, was dabei herauskommt …

Unsere sekundären Pflanzenstoffe! Und durch die hohen Konzentrationen dieser Stoffe schmecken Wildkräuter deutlich kräftiger als die gezüchteten Sorten. Auch die Inhalte an Vitaminen und Mineralstoffen sind immer deutlich höher, teilweise bis zum Zehnfachen. Und diese Inhaltsstoffe wirken auf unsere Organe und unterstützen sie so bei der Vorbeugung und Therapie von Krankheiten, teilweise in beeindruckender Weise.

Worüber reden wir da? Solche Kräuter wie Bärlauch?

Bärlauch enthält schwefelartige ätherische Öle, die sich positiv auf Magen, Leber, Galle, Darm und somit auf die gesamte Verdauung auswirken. Zusätzlich wirkt Bärlauch günstig bei Arteriosklerose, Bluthochdruck und bei einem zu stark erhöhten Cholesterinspiegel. Außerdem werden die Atemwege gestärkt und der ganze Stoffwechsel angeregt. Bärlauch hat sich auch bei Wurmbefall bewährt. Die Blätter des Bärlauchs werden im April in feuchten Waldgebieten geerntet und in Salaten sowie als Pesto oder Brotaufstrich verarbeitet. Allerdings hatte ich hier bereits die Warnung ausgesprochen: Nicht mit den ähnlich aussehenden Blättern von Maiglöckchen, Herbstzeitlosen und Aronstab verwechseln, die sind nämlich giftig.

Einfacher zu erkennen ist der Löwenzahn, dem ja auch heilende Kräfte zugeschrieben werden. Auf was sind die zurückzuführen?

Löwenzahn enthält als wichtigste Wirksubstanzen Bitterstoffe, die die Sekretion der Verdauungsdrüsen fördern. Bitterstoffe helfen bei Appetitlosigkeit, Völlegefühl und Blähungen sowie bei Gallenblasenbeschwerden. Sie regen die Harnausscheidung bei entzündlichen Erkrankungen an und verringern die Steinbildung. Die harntreibende Wirkung wird auch durch die hohe Konzentration an Kalium gefördert. Aber Vorsicht: Löwenzahn hat eine leicht abführende Wirkung. Die Wurzeln des Löwenzahns sind reich an Inulin, auch eine Zuckerart, die den Blutzuckerspiegel nicht ansteigen lässt und daher für Diabetiker geeignet ist; geröstet werden sie als Kaffeeersatz verwendet. Der Stängelsaft soll gegen Warzen und Hühneraugen helfen. Löwenzahn findet sich besonders auf Wiesen und an Wegrändern. Mit Gülle gedüngte Wiesen und Hundewege sollten beim Sammeln allerdings tunlichst gemieden werden.

Zum Schluss »Ewig schön«, so heißt das Gänseblümchen in Latein. Früher haben die Kinder mit ihnen ja oft Kränze gebunden. Und dann gab es ja noch dieses »Sie liebt mich, sie liebt mich nicht«-Spiel …

Die Engländer sind da weniger romantisch. Sie sagen: Wenn du mit einem Fuß auf sieben Gänseblümchen treten kannst, ist Frühling! Übersetzt ins Englische heißen Gänseblümchen übrigens Daisy.

Und was können die alles?

Gänseblümchen enthalten eine Reihe sekundärer Pflanzenstoffe, die antimikrobielle und fettsenkende Wirkungen besitzen. Saponine beispielsweise wirken schleimlösend und tragen somit zur Hustenlösung bei. Außerdem sind sie hormonstimulierend, entzündungshemmend und harntreibend. Gänseblümchen werden bei Kopfschmerzen, Hauterkrankungen, Schlaflosigkeit sowie bei schmerzhafter oder ausbleibender Regelblutung eingesetzt.

Wildkräuter lernt man am besten auf Kräuterwanderungen mit einem Bestimmungsbuch kennen.

Was muss ich beim Umgang mit Gänseblümchen wissen? Werden die gekocht oder roh gegessen?

Eher roh. Man mischt die Blüten und Blätter in den Salat oder in eine Suppe, man kann sie mit Quark verrühren oder gleich pur auf eine Scheibe Brot legen. Du kannst auch einen Tee bereiten, der hilft unter anderem bei Arterienverkalkung.

Ich sehe schon, du bist ein großer Fan von Gewürzen und Kräutern.

Sie sind wirklich sehr empfehlenswert. Allerdings sind sie Teil des unterschätzten Quartetts.

Und welche vier Lebensmittelgruppen werden hier unterschätzt?

Die mit am häufigsten gegebene Empfehlung in Sachen gesunder Ernährung lautet: vielseitig und abwechslungsreich essen. Obwohl diese Empfehlung wohl vielen Menschen bekannt ist, werden vier Lebensmittelgruppen meist sträflich vernachlässigt, nämlich Beeren, Nüsse, Hülsenfrüchte und Kräuter. Besonders die geballte Konzentration an sekundären Pflanzenstoffen ist hier überragend. Es ist ein Kunstfehler, wenn das gesundheitliche Potenzial dieses unterschätzten Quartetts nicht täglich genutzt wird.

Mineralstoffgehalte einiger Wildkräuter im Vergleich zu Kopfsalat und Grünkohl

mg/100 g	**Kalium**	**Calcium**	**Magnesium**	**Eisen**
Kopfsalat	224	37	11	1,1
Grünkohl	490	212	31	1,9
Brennnessel	410	630	71	7,8
Franzosenkraut	390	410	56	14,0
Gänseblümchen	600	190	33	2,7
Gänsefuß	920	310	93	3,0

Nun sind die Mengen an Gewürzen und Kräutern, die wir zu uns nehmen, nicht gerade gewaltig, auch wenn wir ordentlich würzen. Kommen denn da überhaupt noch Nährstoffe in unserem Körper an?

Frische Kräuter wie Schnittlauch und Petersilie können zwar nur einen geringen Beitrag zur Vitamin- und Mineralstoffversorgung leisten. Ihre gesundheitliche Stärke beziehen die Gewürze und Kräuter aber durch ihren außergewöhnlichen Gehalt an sekundären Pflanzenstoffen. Neben ätherischen Ölen, scharf schmeckenden Stoffen wie Capsaicin oder Gingerol, Bitterstoffen und Harzen zählen dazu auch Phytohormone und Gerbstoffe. Diese Substanzen zeigen vielfältige Wirkungen auf den Organismus. Sie regen beispielsweise die Speichelbildung an und beeinflussen den Magen-Darm-Trakt, die Leber, die Gallenblase, die Harnorgane sowie den Kreislauf.

Da gibt es dann sicher wieder jede Menge Studien …

In diesem Fall leider nicht, kontrollierte Studien gibt es eher weniger. Einige Ernährungswissenschaftler wie ich vertrauen auch den Erfahrungsberichten und Erkenntnissen, die man über die Jahrhunderte in der Naturheilkunde gewonnen hat.

Gut, dann fangen wir von vorne an. Welche Auswirkungen haben Kräuter und Gewürze auf den Mund?

Da sind viele ganz groß in Sachen Speichelbildung. Bei gewürzten Speisen liegt die Speichelbildung bis zu dreimal höher als bei ungewürzter Nahrung. Und der Speichel hat verschiedene Funktionen, so erleichtert er beispielsweise das Kauen und Schlucken und trägt zur Reinigung der Mundhöhle von Nahrungsresten bei. Außerdem schützt er vor mechanischer, thermischer und chemischer Schädigung der Mundschleimhaut. Durch die Steigerung der Speichelmenge hemmt man die Zahnkariesbildung und wehrt pathogene Keime ab. Wer sich traut, greift zu Chili, aber auch Pfeffer, Ingwer, Paprika, Curry und Senf haben diesen Effekt.

Die meisten Kräuter und Gewürze sollen ja im Magen-Darm-Trakt wirksam sein.

So ist es, die Wirkung von Gewürzen und Kräutern ist hier besonders ausgeprägt. Fenchel und Kümmel wirken gegen Blähungen. Nelken, Estragon, Beifuß und Fenchel fördern die Verdauungsvorgänge.

Welche Organe profitieren denn noch von Kräutern und Gewürzen?

Die Leber freut sich über die gallebildende und galletreibende Wirkung. Gut für die Galle sind ebenfalls Senf und Paprika. Kurkuma, aber auch Pfefferminze, Zwiebel, Kümmel und Anis regen ebenfalls die Galleproduktion an.

Und was nützt es mir, wenn meine Galleproduktion auf Hochtouren läuft?

Die Gallenflüssigkeit, die von der Leber aus Cholesterin hergestellt wird, hilft beim Verdauen von Fett. Hast du zu wenig Gallenflüssigkeit, kann das Fett nicht richtig verdaut werden – mit unangenehmen Folgen. Außerdem kann nur über die Gallenflüssigkeit das überschüssige Cholesterin abgebaut werden.

Okay. Wo helfen uns die Gewürze noch?

Selbst die Kreislauffunktionen können durch Gewürze beeinflusst werden. So lässt sich eine Erhöhung des Herzschlagvolumens nach scharfem Paprika und Chili nachweisen. Capsaicin bewirkt unter anderem eine Gefäßerweiterung, das wiederum kann sich bei sensibel reagierenden Menschen auch in Schweißausbrüchen, verstärktem Tränenfluss und vermehrter Nasenschleimsekretion äußern. Über die gesundheitsfördernden Wirkungen von Knoblauch bezüglich Krankheitserregern und Blutfließeigenschaften haben wir schon gesprochen. Dann zu den Harnorganen: Hier wirken sich Wacholder, aber auch Liebstöckel und Sellerie harntreibend aus.

Nun nutzen vielleicht viele Menschen diese Döschen mit den gemahlenen Gewürzen; oft stehen die in der Hitze über oder neben dem Herd herum. Sind die denn gesundheitlich unbedenklich, oder sollte man bestimmte Sicherheitsvorkehrungen treffen? Was kannst du empfehlen?

Man hat festgestellt, dass die Schadstoffbelastung vieler Gewürze und Kräuter in den letzten Jahren weiter zurückgegangen ist. Das ist die gute Nachricht. Die schlechte: Das Vorkommen von krankheitserregenden Keimen ist immer noch relativ häufig, besonders bei schwarzem Pfeffer. Und was die Aufbewahrung angeht, die spielt tatsächlich für die Qualitätserhaltung der Gewürze eine wesentliche Rolle. Sie sollten trocken, kühl und wegen ihres starken Eigengeruchs von anderen Lebensmitteln getrennt aufbewahrt werden. Bewährt haben sich dunkle Schraubgläser, die fest verschlossen werden. Bei unsachgemäßer Lagerung verlieren die Wirkstoffe schnell an Intensität. Wenn sie dazu noch einer hohen Luftfeuchtigkeit ausgesetzt sind, freuen sich Schimmelpilze, Bakterien und Hefen über das tolle Angebot – was den Gewürzen allerdings gar nicht bekommt.

Die muss man dann wohl entsorgen. Hast du noch einen Tipp für uns?

Das Zerstampfen der Gewürze, beispielsweise in einem Mörser oder einer Mühle, sollte erst kurz vor der Zubereitung oder dem Servieren erfolgen, um Qualitätseinbußen zu vermindern. Durch die Zerkleinerung erfolgt eine Oberflächenvergrößerung; das Aroma kann sich schneller aus dem Staub machen. Also: kurz vor dem Verzehr den Speisen zugeben, bevor sich das Aroma verabschiedet.

Nun gibt es ja auch jede Menge Fertigmischungen mit verschiedenen Kombinationen. Sind die denn sinnvoll? Oder sollte man lieber selbst mischen?

Was diese Mischungen angeht, musst du dir jetzt jede Menge merken, vor allem den Unterschied zwischen Würzmischungen und Gewürzmischungen, der nämlich ziemlich groß ist. Die verschiedenen Mischungen und Zubereitungen aus würzenden Zutaten werden in den Leitsätzen des *Deutschen Lebensmittelbuchs* so definiert: Gewürzsalze oder auch Kräutersalze sind Mischungen von pulverisierten Kräutern, Gewürzen, Gewürzzubereitungen, Gemüse und/oder aminosäurehaltigen Würzen mit Speisesalz, wobei der Salzanteil bei mehr als 40 Prozent liegen soll. Häufig erfolgt eine Intensivierung des Geschmacks von Gewürzsalzen durch den Geschmacksverstärker Glutamat – du weißt, das ist nicht besonders empfehlenswert. Dann gibt es das Diätsalz, das ist besonders für natriumempfindliche Personen gedacht; dabei wird Natrium größtenteils durch Kalium, aber auch durch Magnesium oder Kalzium ersetzt und meist als Verbindung mit organischen Säuren beispielsweise als Kaliumadipat angeboten.

Nun zu den Gewürzmischungen, die bestehen überraschenderweise tatsächlich ausschließlich aus Gewürzen. Sie werden nach Herkunft oder Verwendungszweck bezeichnet, beispielsweise Kräuter der Provence oder Lebkuchengewürz. Dann – Achtung! – gibt es Gewürzzubereitungen. Das sind jetzt Mischungen von Gewürzen mit anderen geschmacksgebenden und/oder geschmacksbeeinflussenden Stoffen. Die enthalten in der Regel Speisesalz – bis zu fünf Prozent dürfen auch ohne Deklaration zugesetzt werden –, dann den Geschmacksverstärker Glutamat sowie teilweise Stärke und/oder Hefeextrakt. Damit es nicht so einfach bleibt, gehen wir jetzt zu den Gewürzaromen oder auch Gewürzextrakten; dabei handelt es sich um Auszüge aus Gewürzen, die nur Aromaextrakte und/oder natürliche Aromastoffe enthalten. Die ersetzen nämlich in Gewürzaromazubereitungen und Gewürzaromasalzen die Gewürze ganz oder teilweise.

Glutamat
Der Geschmacksverstärker Glutamat, ein Salz der Aminosäure Glutaminsäure, das natürlicherweise in fast allen Lebensmitteln vorkommt, wird in isolierter Form vor allem Suppen, Soßen, Fleisch- und Fischgerichten sowie Gewürzzubereitungen, Würzen und Würzmischungen zur Erzeugung einer pikant-würzigen Geschmacksrichtung zugegeben. In der Vergangenheit sind verschiedene gesundheitliche Risiken durch Glutamat diskutiert worden, insbesondere das sogenannte China-Restaurant-Syndrom mit Kopf-, Magen- und Gliederschmerzen nach dem Verzehr von chinesischen Speisen. Diese auf Einzelfallberichten beruhenden Beschwerden konnten in gezielten Untersuchungen mit Glutamat nicht belegt werden. Trotzdem ist der Verzehr von Lebensmitteln mit Zusatz von Glutamat nicht empfehlenswert, da es eine nur scheinbare Geschmacksintensität vorgibt. Außerdem handelt es sich dabei in der Regel um stark verarbeitete Fertiggerichte.

Mein Gott! War's das?

Noch lange nicht, jetzt kommen wir nämlich zu den Würzen. Das sind flüssige, pastenförmige oder trockene Erzeugnisse, die aus proteinreichen Stoffen hergestellt werden. Sie dienen vor allem der Geschmacks- und Geruchsbeeinflussung von Suppen und Fleischbrühen. Würzmischungen bestehen überwiegend aus Geschmacksverstärkern, Speisesalz, Zuckerarten oder anderen Trägerstoffen. Als weitere Bestandteile können sie unter anderem Hefe, Gemüse und Gewürze enthalten.

Reden wir über die Aromastoffe, gehört dazu das Erdbeeraroma, das aus Sägemehl stammen soll?

Genau. Aromastoffe sind Verbindungen, die einen spezifischen Geruch und Geschmack aufweisen und dazu bestimmt sind, einzeln oder im Gemisch Lebensmitteln das gewünschte Aroma zu verleihen – nicht jedoch die Grundgeschmacksrichtungen süß, sauer oder salzig. Derzeit werden in der Lebensmittelindustrie etwa 5000 verschiedene Aromastoffe eingesetzt. Dabei lassen sich gemäß der Aromenverordnung verschiedene Arten unterscheiden: *Natürliche Aromastoffe* werden aus tierischen oder pflanzlichen Rohstoffen gewonnen. Dabei müssen sie gar nicht aus dem namengebenden Lebensmittel stammen, sondern können auch von Bakterien, Hefen oder Pilzen produziert sein, beispielsweise Geschmacksrichtung Pfirsich aus Schimmelpilzkulturen oder Vanillearoma, das aus Überresten der Reisverarbeitung stammt. Demnach widerspricht die Bezeichnung »natürlich« dem, was du als Verbraucher erwartest, nämlich »gering verarbeitet«; sie besagt lediglich, dass diese Art von Aromastoffen aus natürlichen Quellen isoliert wurde, was aber kein Qualitätsmerkmal ist.

Woran erkenne ich denn dann vorher, ob sich in meinem Joghurt noch ein paar echte Erdbeeren finden lassen?

Das wird ausgewiesen als »natürliches Erdbeeraroma«, das besteht zu etwa 95 Prozent aus echten Erdbeeren.

Welche Stoffe sind noch relevant?

Naturidentische Aromastoffe werden chemisch synthetisiert oder mit chemischen Verfahren aus pflanzlichen oder tierischen Rohstoffen isoliert. Sie haben in der Natur zwar ein identisches Vorbild, das aber auch nicht unbedingt in dem Lebensmittel, nach dem sie schmecken, vorkommen muss; beispielsweise kommt das übliche naturidentische Kokosnussaroma nicht aus Kokosnüssen, sondern aus einer anderen tropischen Pflanze. Und das Erdbeeraroma wird tatsächlich aus Sägespänen gewonnen. Dann gibt es noch die *künstlichen Aromastoffe,* die werden nun ganz ohne natürliches Vorbild chemisch synthetisiert.

Dein Fazit zu Kräutern und Gewürzen?

Zur Geschmacksverfeinerung von Speisen sollten vor allem Gewürze und Kräuter verwendet werden, außerdem mit biologischen Verfahren gewonnene Würzmittel wie Essig. Gewürze und Kräuter können aufgrund ihres vielfältigen Gehalts an sekundären Pflanzenstoffen gesundheitsförderliche Wirkungen auf den Magen-Darm-Trakt, die Herz-Kreislauf-Funktionen und andere ausüben. Die Erzeugnisse sollten unter anderem zur Umweltschonung auch wieder aus ökologischer Landwirtschaft stammen. Gewürzaromen, Würzen, Würzmischungen, Aromastoffe und Geschmacksverstärker sollten wegen ihrer synthetischen Herstellung oder synthetisch hergestellten Zutaten nicht eingesetzt werden. Die Salzaufnahme über alle verzehrten Lebensmittel zusammen sollte unter anderem zur Senkung des Risikos von Bluthochdruck sechs Gramm pro Tag nicht übersteigen. Zur Prävention eines Jodmangels und seiner Folgen sollte jodiertes Meer- oder Kochsalz verwendet werden.

Vielleicht noch einen Satz zu Nüssen, vor denen wurde oft gewarnt, weil sie sehr viel Fett enthalten. In welchen Mengen sind die denn empfehlenswert? Schließlich gibt es ja eine recht große Vielfalt.

Zu den echten Nüssen zählen botanisch lediglich die Walnuss, Haselnuss und Macadamianuss, dazu auch Buchecker und Edelkastanie (Marone). Alle weiteren gehören anderen Pflanzenfamilien an, wie Mandel, Pistazie, Pekannuss und Kokosnuss (Steingewächse), Erdnuss (Hülsenfrucht), Cashewnuss (Sumachgewächs) und Paranuss (Topffruchtbaumgewächs). Nüsse sind ähnlich wie die Beerenfrüchte unterschätzte Lebensmittel, die fast alle lebenswichtigen Nährstoffe enthalten – allerdings in unterschiedlichen Mengen, abhängig von der jeweiligen Nussart. Allen gemeinsam ist tatsächlich ein hoher Fettgehalt, der zwischen 35 und 70 Prozent liegt. Neben den Fetten enthält jede Nussart eine eigene Kombination an Vitaminen und Mineralien. In Nüssen finden sich außerdem Ballaststoffe und eine Reihe von unseren beliebten gesundheitsfördernden sekundären Pflanzenstoffen, die als Antioxidantien wirksam sind. Diese galten lange als problematisch, inzwischen ist aber bekannt, dass die Lektine, Phytinsäuren und Proteaseinhibitoren, die wir mit den empfohlenen Mengen an Nüssen aufnehmen, blutzuckerregulierende, antioxidative und anticancerogene Wirkungen besitzen.

Und wie problematisch ist nun das Fett? Wenn du sagst, Nüsse werden unterschätzt, kann das ja keine dramatischen Auswirkungen haben.

Stimmt, es ist nämlich ein hoher Gehalt an einfach und mehrfach ungesättigten Fettsäuren vorhanden; der Anteil an den ungünstigen gesättigten Fettsäuren ist gering. Deshalb tragen Nüsse interessanterweise trotz ihres hohen Fettgehalts kaum zu Übergewicht bei. Als Grund für diese erfreuliche Eigenschaft wird die gute Sättigungswirkung der kleinen Freunde diskutiert. Nüsse könnten daher eine Hilfe bei der Gewichtskontrolle darstellen – natürlich nur, wenn sie nicht kiloweise, sondern in moderaten Mengen verzehrt werden.

Und welche Nuss kann was? Oder sind die alle austauschbar, was ihre Inhaltsstoffe abgeht?

Nein, die haben schon alle ihre eigenen Qualitäten und Wirkungen. Walnüsse beispielsweise enthalten Omega-3-Fettsäuren, über die wir ausführlich gesprochen haben, die sich blutverdünnend, entzündungshemmend, cholesterin- und triglyceridsenkend auswirken. Das Omega-6- zu Omega-3-Verhältnis von Walnüssen beträgt 6:1, gemessen am Ideal von 3:1 und dem üblichen Verhältnis von 25:1 ein hervorragender Wert. Außerdem liefern Walnüsse reichlich Folsäure, die zusammen mit Vitamin B_{12} das Risiko eines Anstiegs von Homocystein senkt, das Herz und Blutgefäße schädigen kann.

B-Vitamine und Homocystein

Homocystein ist eine natürlich vorkommende Aminosäure, die auch im menschlichen Körper vorhanden ist. Bei einem Mangel an Vitamin B_{12} oder Folsäure steigen die Homocysteinwerte im Blut. Hohe Homocysteinwerte können durch Zufuhr von Vitamin B_{12}, B_6 und Folsäure normalisiert werden. Ein hoher Homocysteinwert, der nicht auf einen vorangehenden Mangel an den drei Vitaminen zurückzuführen ist, kann mit Folsäure behandelt werden, da diese den größten Einfluss zeigt.

Erhöhte Blutwerte von Homocystein können neurotoxisch sein und das Risiko für eine ganze Reihe von Gesundheitsstörungen erhöhen, die sich alle mit Gaben von Vitamin B_{12}, B_6 und Folsäure lindern oder vermeiden lassen:

- Schädigung der Blutgefäße
- Gefäßverengungen
- Herzinfarkt
- Schlaganfall
- Depressionen
- Demenzerkrankungen
- Multiple Sklerose
- Migräne
- Makuladegeneration
- diabetische Retinopathie
- Eklampsie (Schwangerschaftskomplikation)
- Fehlgeburten

Homocystein ist was?

Ein gefährliches Abfallprodukt, das beim Abbau einer Aminosäure, genauer gesagt des Methionins, entsteht und das der Körper schnellstmöglich nach außen verfrachten will. Machen wir weiter bei den Nüssen: Haselnüsse enthalten neben Folsäure relativ viel Zink, das für Wundheilung und Widerstandkraft sorgt. Außerdem liefern sie reichlich Vitamin E, das als starkes Antioxidans freie Radikale neutralisiert. Maronen enthalten von allen Nüssen am wenigsten Fett, dafür viel Magnesium und B-Vitamine. Magnesium ist besonders wichtig für die Muskeltätigkeit, es hemmt Entzündungen und trägt zur Normalisierung des Blutdrucks bei. Erdnüsse enthalten Phytosterine, die das Risiko verschiedener Krebsarten senken können. Bei Frauen wirken sich Erdnüsse vorteilhaft bei Diabetes Typ 2 und als vorbeugende Maßnahme gegen Herz-Kreislauf-Erkrankungen aus. Aber Vorsicht: Ein gesteigerter Verzehr von Erdnüssen kann zu Ablagerungen von Harnsäure führen.

Also keine Empfehlung für Menschen, die ein Zipperlein haben … Welche Eigenschaften haben die Paranüsse?

Die sind besonders reich an Selen, das ist ein Spurenelement, das Schwermetalle binden und so zur Entgiftung des Körpers beitragen kann. Selen hat auch eine antioxidative Wirkung und senkt das Risiko für Herz-Kreislauf-Erkrankungen und Krebs. Außerdem ist Selen wichtig für die Aktivierung der Schilddrüsenhormone, und es spielt eine zentrale Rolle bei der Immunabwehr des Körpers. Mandeln enthalten die Botenstoffe Cholin und Lecithin, die für die Leistungsfähigkeit des Gehirns eine wichtige Rolle spielen. Wahrscheinlich nennt man eine Mischung aus Nüssen und Trockenfrüchten deshalb Studentenfutter.

Also wirklich ein unterschätztes Lebensmittel – Nüsse machen nicht dick, sind aber gesund.

Ja. Belegt ist, dass Diabetes bei regelmäßigem Verzehr von Nüssen seltener auftritt, da sie den Blutzuckerspiegel nur wenig beeinflussen. Nüsse können dazu den nach Kohlenhydratverzehr üblichen Blutzuckeranstieg deutlich abschwächen. Und sie wirken der Insulinresistenz ent-

Die Johann Wolfgang von Goethe zugeschriebene Erkenntnis »Gott schenkt die Nüsse, aber er knackt sie nicht« umschreibt, dass der Kern einer Sache nicht immer leicht selbst zu erarbeiten ist. So wurde die Nuss zum Symbol für Geduld.

gegen. Pankreas- oder Bauchspeicheldrüsenkrebs trat bei Frauen signifikant weniger auf, wenn sie wöchentlich etwa 60 Gramm Nüsse aßen, im Vergleich zu Frauen, die fast keine oder überhaupt keine Nüsse konsumierten. Auch Dickdarmkrebs ist bei Frauen umso seltener, je mehr Nüsse sie verzehren. Bei Männern ist dieser Zusammenhang allerdings (noch) nicht belegt. Zusammenfassend zählen Nüsse und Nussmus wegen ihrer vielseitigen gesundheitlichen Wirkungen zu den sehr empfehlenswerten Lebensmitteln, die man täglich zu sich nehmen sollte. Dabei kommt es nicht so sehr auf die verzehrte Menge als auf die Auswahl der Nüsse an. Da Nüsse eine sehr hohe Nährstoffdichte aufweisen, muss man keine großen Mengen an Nüssen essen. Eine Handvoll pro Tag gilt als eine gute Orientierung. Da zu viel Salz den Blutdruck erhöhen kann, sollten Nüsse möglichst ungesalzen verzehrt werden. Erfahrungsgemäß begrenzt sich dadurch die verzehrte Menge von alleine.

Ein Kollege von dir, Professor Jan Lelley, der an der Universität Bonn lehrt, sagt: »Esst Pilze, und ihr lebt länger.«

Pilze gehören schon seit Urzeiten zu den Produkten der Heilkunde. Und nicht zuletzt hat es die Menschheit einem Schimmelpilz zu verdanken, dass vorher tödliche Erkrankungen geheilt werden konnten – und wenn du den lateinischen Namen hörst, weißt du, was gemeint ist: Penicillium notatum.

Also Penicillin.

Penicillin

»Es war Glück«, sagte Alexander Fleming (1881–1955) immer wieder, wenn man ihn auf seine Entdeckung des Penicillins ansprach. Zu Beginn des 20. Jahrhunderts wusste man zwar teilweise, wie es zu tödlichen Infektionen kam, aber es gab keine erfolgversprechende Behandlung. Bei seinen Experimenten mit Krankheitserregern entdeckte Fleming, dass eine seiner Bakterienkulturen von den Sporen eines Schimmelpilzes befallen war. Also wollte er die »unbrauchbare« Kultur eigentlich entsorgen. Dabei fiel ihm plötzlich auf, dass dort, wo sich der Pilz breitgemacht hatte, keine Bakterien mehr vorhanden waren, dass andere sogar eingingen, sobald der Pilz in ihre Nähe kam. Für Mensch und Tier war Penicillin hingegen ungiftig. 1944 wurde Fleming für diese Entdeckung geadelt, ein Jahr später erhielt er zusammen mit Howard Florey und Ernst Chain den Nobelpreis für Medizin.

Genau. Und man wusste auch schon früh, dass manche Pilze genau das Gegenteil bewirken können, nämlich für ein frühes Ableben sorgen, was oft zu politischen Zwecken missbraucht wurde. Na ja, und manche starben aus Versehen, weil sie giftige mit essbaren Pilzen verwechselt hatten. Und unser alter Bekannter, Plinius der Ältere, beschrieb, dass der Lärchenporling Atemnot lindert und gegen Tuberkulose, Fieber und Epilepsie helfen soll. Auch in der chinesischen Heilkunst spielen Pilze eine große Rolle, der Shiitake beispielsweise wird gegen Erkältungskrankheiten und Grippe empfohlen. Und in Sachen Ernährung ist festzustellen, dass sie hauptsächlich aus Wasser bestehen, kaum Fett enthalten, dafür viele wertvolle Vitamine – und sie machen lange satt.

Können aber auch schwer im Magen liegen …

Das liegt an dem Ballaststoff Chitin, der die Verdauung anregt, aber nicht von allen Menschen gut vertragen wird. Wenn man damit Probleme hat – einfach besser kauen oder länger erhitzen. Aber man gewöhnt sich daran.

Wie viele Pilzarten gibt es überhaupt?

Pilzvergiftungen
Giftmorde durch Pilze wurden und werden vor allem von Frauen verübt. Einige von ihnen haben es zu trauriger Berühmtheit gebracht, beispielsweise Julia Agrippina (um 15–59 n. Chr.), die ihren Mann Kaiser Claudius vergiften ließ, damit ihr Sohn Nero auf den römischen Kaiserthron kommen konnte. Der sah Giftmorde ebenfalls als probates Mittel an, um sich unliebsamer Personen zu entledigen. Den Brand von Rom allerdings kann man ihm wohl nicht vorwerfen, als das Feuer ausbrach, war er rund 50 Kilometer von der Stadt entfernt.

Wir kennen ungefähr 80 000. Aber geschätzt werden sie auf rund 1 500 000 Arten. Da gibt es also noch einiges zu forschen.

Kann man Pilze roh essen?

Wenn dir das Chitin nichts ausmacht – ja. Zumindest die Zuchtpilze. Wildpilze wie Pfifferlinge oder Hallimasch sollten aber erhitzt werden. Und Pfifferlinge, Speisemorcheln und Steinpilze dürfen nur für den Eigenbedarf gesammelt werden.

Und wie steht es mit der Warnung, Pilze nicht mehr aufzuwärmen?

Die kannst du vergessen. Nach ein bis zwei Tagen kann man ein Pilzgericht durchaus noch einmal aufwärmen. Gut, länger würde ich nicht warten. Und übrigens: Der 15. Oktober ist in den USA der Nationale Pilz-Tag!

KURZ GEFASST

- Nicht mehr als sechs Gramm Salz pro Tag zu sich nehmen.
- Salz verursacht rund 1,65 Millionen Todesfälle pro Jahr.
- Zur Geschmacksverfeinerung am besten Kräuter und Gewürze verwenden.
- Wildkräuter schmecken intensiv.
- Hände weg von Aromastoffen!
- Gesunde Power: täglich eine Handvoll Nüsse.
- Speisepilze sind gesund und lecker.

12
Ein Gläschen in Ehren
oder
Durch Trinken zum Trinker?

FRANK ELSTNER

Wenn wir über Getränke reden, empfiehlst du immer Wasser und Kräutertee – das klingt nicht gerade sexy. Kann man denn andere gesunde Getränke selbst machen?

PROF. DR. CLAUS LEITZMANN

Durchaus, aber zunächst ist es mir wichtig, Wasser zu empfehlen – besonders unser Leitungswasser, das fast überall in Deutschland eine sehr gute Qualität aufweist. In Regionen, wo das Wasser nicht so gut ist, darf es auch Mineralwasser sein. Die Qualität des Trinkwassers kann beim zuständigen Wasseramt erfragt werden. Ansonsten kann ausgiebig mit den verschiedenen Fruchtsäften experimentiert werden, bis sich wohlschmeckende, gesunde Kreationen ergeben.

Eignen sich Fruchtsäfte denn gut als Durstlöscher?

Ja, denn auch Fruchtsäfte und Gemüsesäfte zeichnen sich durch einen hohen Gehalt an Mineralstoffen und Vitaminen aus. Bedenklich ist aber der häufige Zusatz von Kochsalz. Frucht- und Gemüsesäfte sollten deshalb zum Durstlöschen immer verdünnt werden – und zwar kräftig, von 5:1 bis 10:1.

Wie ist es denn mit Zusätzen? Auf welche Bezeichnung muss ich achten, damit ich einen guten Saft zu mir nehme?

Weil Fruchtsäfte weniger süß sind, dürfen bis zu 15 Gramm isolierte Zucker pro Liter zugesetzt werden – außer bei Trauben- und Birnensaft. Auf diese sogenannte Korrekturzuckerung wird in der Zutatenliste hingewiesen. Nur Säfte, die nicht nachgezuckert wurden, bekommen das Label »ohne Zuckerzusatz«. Wenn darauf hingewiesen wird, dass Zucker zugeführt wurde, dann kannst du damit rechnen, dass den Fruchtsäften (außer Apfelsaft) 100 Gramm pro Liter isolierte Zucker, teilweise sogar 200 Gramm pro Liter zugesetzt werden.

Das ist ja eine ganze Menge, was man da an zusätzlichen Kalorien ins Glas schüttet.

Deswegen macht es eben Sinn, die Fruchtsäfte mit Wasser stark zu verdünnen.

Dann findet man in den Getränkeregalen oft Säfte mit dem Hinweis »aus Fruchtsaftkonzentrat«. Was bedeutet das?

Sehr häufig werden Frucht- und Gemüsesäfte zur Erleichterung des Transports und der Lagerhaltung durch Wasserentzug konzentriert. Später, vor dem Abfüllen, wird wieder die entsprechende Menge Wasser zugegeben.

Also kann man die beruhigt kaufen?

Na ja, diese Konzentrate werden pasteurisiert, also kurz erhitzt, und dabei gehen natürlich Vitamine und sekundäre Pflanzenstoffe verloren. Wenn du aber nicht an frisch gepressten Saft kommen kannst, ist das eine ordentliche Alternative. Da durch die Verarbeitung einiges an Ballaststoffen und anderen Inhaltsstoffen verloren geht, sind Säfte als

(Teil-)Lebensmittel anzusehen, besonders wenn sie hitzebehandelt sind. Denn Säfte bieten keinen Ersatz für frisches Gemüse und Obst. Auch das große Angebot an angereicherten Multivitaminsäften sollte nicht darüber hinwegtäuschen, dass Ernährungsfehler nicht durch vitamin- und mineralstoffangereicherte Produkte ausgeglichen werden können.

Nun gibt es ja auch Getränke, die gesundheitlich nicht so günstig sind, weil noch mehr Zucker zugesetzt wird.

Genau, manche haben mehr Zucker als Fruchtsaft: Fruchtnektare, Fruchtsaftgetränke, Limonaden und Cola-Getränke enthalten unter anderem Haushaltszucker, Glukosesirup oder Fruktose. Nektaren dürfen bis zu 20 Prozent Zucker zugesetzt werden. Bei Fruchtsaftgetränken gibt es überhaupt keine Beschränkungen für die Zuckerbeigabe. In der Regel werden aber nicht mehr als 100 Gramm Zucker pro Liter verwendet – und dass ist recht viel. Fruchtnektare sind wegen des Zuckerzusatzes nicht empfehlenswert. Schorlen sind in Deutschland besonders beliebt. Die Mischung aus Saft und Wasser kann in vielen Variationen selbst hergestellt werden. Die Apfelsaftschorle ist der Klassiker, aber von Ananas über Rhabarber bis Zitrone eignet sich ungemein vieles für diese Erfrischungsgetränke. Wichtig ist, dass deutlich mehr Wasser als Fruchtsaft genommen wird, denn die Fruchtsäfte sind teilweise recht kalorienreich. Das Verhältnis von Wasser zu Saft sollte nicht unter 4:1 liegen, zu Hause trinken wir es im Verhältnis 10:1. Ursprünglich waren Schorlen Mischungen mit Alkohol als Weinschorle oder Sauergespritzter (Apfelwein mit Mineralwasser). Diese Getränke sollten nicht als Durstlöscher getrunken werden, sondern höchstens zu besonderen Anlässen. Weniger empfehlenswert sind auch Tafelwasser, schwarzer Tee, Kakao, Bier und Wein. Diese Getränke sollten nicht täglich und nicht in größeren Mengen getrunken werden. Was Tees angeht, die eine medizinische Wirkung haben, bitte über längere Zeit nur nach medizinischer Verordnung trinken. Das trifft auch auf Heilwasser zu.

Wasserbedarf zur Herstellung von Lebensmitteln

Lebensmittel	**Wasser pro kg (oder pro Liter)**
Röstkaffee	21 000 l (pro Tasse à 7 g sind es 140 Liter)
Rindfleisch	15 450 l
Käse	5 000 l
Schweinefleisch	4 800 l
Geflügelfleisch	3 900 l
Reis	3 400 l
Eier	3 300 l
Hirse	2 800 l
Burger	2 400 l
Spargel	1 470 l
Weizen	1 300 l
Milch	1 000 l
Avocado	1 000 l
Apfelsaft	950 l
Mais	900 l
Bananen	860 l
Äpfel	700 l

Was macht nun gerade Wasser aus? Warum sind Lebewesen so extrem abhängig von dem kühlen Nass?

Wasser steht auf Platz eins der lebenswichtigen Substanzen. Wir haben es schon gesagt: Bereits ein Zeitraum von etwa drei Tagen ohne Wasserzufuhr führt zum Tod. Diese drastische Folge ist sonst bei keinem der als essenziell definierten Nährstoffe gegeben. Im Gegenteil: Die Speicherfähigkeit unseres Körpers macht es möglich, dass bestimmte Vitamine und Mineralstoffe über Monate und teilweise über Jahre *nicht* zugeführt werden müssen. Der Körper eines Erwachsenen besteht zu etwa 60 Prozent aus Wasser. Aufgrund seiner physikalischen und chemischen Eigenschaften ist Wasser die Grundlage aller biochemischen Vorgänge im Organismus und für die Entstehung und Erhaltung des Lebens von elementarer Bedeutung. Wir haben ja besprochen, dass der Stoffwechsel die Aufgabe hat, verwertbare Stoffe aus der Nahrung zu holen, um sie in den Blutkreislauf einzuspeichern und an die Zellen zu verfrachten, die sie benötigen. Nährstoffe können aber nur in gelöster Form die Zellmembran passieren; sie brauchen also Flüssigkeit, um zu den Zellen zu gelangen. Auch um schädliche Stoffe wieder aus unserem Körper hinauszukomplimentieren, brauchen wir Flüssigkeiten, die diese Aufgabe – besonders über die Niere (Urin) und die Haut (Schweiß) – abwickeln. Im Darm wird Wasser überdies als Quellmittel für Ballaststoffe heiß ersehnt, wodurch sich das Volumen des Speisebreis erhöht und die Ausscheidung des Stuhls normalisiert.

Gut. Und wer regelt nun alles? Wer sorgt für den reibungslosen Ablauf?

Unter normalen Umständen sorgen Hormone zusammen mit den Nieren dafür, dass zwischen den aufgenommenen und abgegebenen Wassermengen ein harmonisches Gleichgewicht herrscht, dass also die Wasserbilanz des Körpers ausgeglichen ist. Wir nehmen dabei die Flüssigkeiten nicht nur durch Getränke auf, sondern auch über das in fester Nahrung gebundene Wasser oder über Wasser, das beim Abbau der Hauptnährstoffe im Stoffwechsel entsteht. Auf der Abgabenseite steht die Wasserausscheidung über Urin, Haut, Lunge und Stuhl. Klar ist, dass Einflüsse wie steigende Außentemperatur, sportliche Aktivität, Fieber und Durchfallerkrankungen die Ausscheidungsmenge des Wassers teilweise erheblich steigern, dann müssen wir mehr trinken. Arbeit in heißer Umgebung kann den Wasserbedarf leicht um das Drei- bis Vierfache steigern. Was oft vergessen wird: Unser Gehirn besteht zu über 75 Prozent aus Wasser; es ist also nicht verwunderlich, dass die geistige Leistungsfähigkeit bei einem Flüssigkeitsdefizit schnell nachlässt. Dagegen verbessert eine ausreichend hohe Flüssigkeitszufuhr Aufmerksamkeit, Lernleistung und Schulnoten von Schülern bzw. Studenten. Offenbar reagiert die kognitive und mentale Leistungsfähigkeit sehr sensibel auf Änderungen der Flüssigkeitsversorgung. Die Nieren sind das Hauptregulationsorgan des Wasserhaushalts. Allerdings haben die nicht sehr viele Eingriffsmöglichkeiten, wenn etwas schiefläuft; selbst wenn deutlich zu wenig Flüssigkeit vorhanden ist, müssen sie noch die Ausscheidungen über Haut, Lunge, Stuhl und Urin vorantreiben. Die Folge: Wir haben zu wenig Wasser, sind also dehydriert; daraufhin steigt die Körpertemperatur an, es kommt zu Herzrhythmusstörungen und Durchblutungsstörungen des Gehirns, und im Extremfall folgt jetzt ein tödlicher Kollaps.

Was glücklicherweise selten geschieht.

Wasser kommt ja auch in Nahrungsmitteln vor und beträgt üblicherweise etwa 60 bis 70 Prozent des Gewichts. Viele Lebensmittel bestehen zum größten Teil aus Wasser, beispielsweise Gemüse und Obst, deren Wassergehalt in frischem Zustand zwischen 70 und 95 Prozent liegt. Wenn du viel frisches Gemüse und Obst isst, nimmst du schon ordentlich Flüssigkeit auf und kannst die tägliche Trinkmenge entsprechend vermindern.

Dann muss ich also nicht unbedingt immer mit einer Wasserflasche ausgerüstet sein, wenn ich durch die Gegend laufe. Das sieht man ja immer öfter!

Vor allem auch dann nicht, wenn da statt Wasser Erfrischungsgetränke abgefüllt sind, also Fruchtsaftgetränke, Limonaden, Cola-Getränke, Brausen.

Nun gibt es auch abgefüllte Wasser in allen möglichen Zusammensetzungen. Was ist was? Welche Sorten sind zu empfehlen? Worauf sollte ich beim Einkauf achten?

Mineral- und Quellwasser werden aus tiefen unterirdischen Wasservorkommen gewonnen. Das ist Regenwasser, das durch den Boden sickert und sich über wasserundurchlässigen Schichten ansammelt. Je tiefer das Wasser, umso weniger unerwünschte Substanzen finden wir, weil die schon unterwegs hängen geblieben sind. Durch spezielle Gesteinsschichten geflossenes Wasser kann einen besonders hohen Gehalt an Mineralsalzen aufweisen, die sich im normalen Trinkwasser nicht oder nur in geringen Mengen finden. Die aus dem Gestein gelöste natürliche Kohlensäure hilft dabei, die zahlreichen Mineralsalze freizusetzen. Bei »natürlichem Mineralwasser« darf diese Zusammensetzung nicht verändert werden – Ausnahme: Kohlensäure kann reduziert oder zugeführt werden, und Eisen-Schwefel-Verbindungen können entfernt werden, das Wasser wird »enteisent«.

Mineralwasser

Wenn Mineralwasser verwendet wird, sollten regionale Sorten bevorzugt werden, denn die weiten, energie- und abgasintensiven Transporte, beispielsweise aus Italien, Belgien oder Frankreich, stehen dem übergeordneten Ziel der Schonung der Umwelt entgegen. Bei Leitungswasser als Getränk ist kein energieaufwendiger Transport erforderlich.

Dann gibt es noch Tafelwasser, Quellwasser, Heilwasser.

Quellwasser muss im Gegensatz zu natürlichem Mineralwasser keine Mineralstoffe nachweisen, Heilwasser ist dagegen entweder besonders mineralstoffreich oder extrem mineralstoffarm und unterliegt dem Arzneimittelgesetz. Tafelwasser muss nicht aus Quellen gewonnen werden und kann eine Mischung aus Trinkwasser und Mineralwasser sein, dem auch bestimmte Mineralsalze und natürliches, salzreiches Wasser sowie Kohlensäure zugesetzt werden dürfen.

Wenn ich mir nun die Inhaltsstoffe der verschiedenen Wasser anschaue, was ist empfehlenswert? Und was soll ich eher meiden?

Die Mineralstoffzusammensetzung hängt davon ab, durch welche Gesteinsschichten das Wasser gesickert ist. So führen Kalkgestein und Dolomit zu einem hohen Gehalt an wertvollem Kalziumhydrogencarbonat. Kalzium aus Mineralwasser wird mindestens ebenso gut vom Körper aufgenommen wie das aus Käse und Milchprodukten. Das Spurenelement Mangan wird sogar vollständig aufgenommen. In der Mineral- und Tafelwasserverordnung ist festgelegt, wie die Kennzeichnung nach dem charakterisierenden Bestandteil vorgenommen werden darf, beispielsweise »magnesiumhaltig« ab einem Magnesiumgehalt von 50 Milligramm pro Liter. Jod aus Mineralwasser wird gut aufgenommen, und aufgrund ihrer chemischen Form ist davon auszugehen, dass auch die anderen Mineralien aus Mineralwasser gut verfügbar sind. Ein wichtiger Vorteil der Trink- und Mineralwasser liegt darin, dass sie keine Nahrungsenergie enthalten. Auch die Kriterien für die Kennzeichnung »geeignet für die Zubereitung von Säuglingsnahrung« sind festgelegt. So muss beispielsweise der Sulfatgehalt unter 240 Milligramm pro Liter liegen.

Wie sieht es mit Tee aus? Der ist ja auch gelegentlich in der Kritik wegen zu hoher Schadstoffbelastungen vor allem durch Mikroorganismen, Pestizide und Schwermetalle.

Ein Befall von Kräuter- und Früchtetee durch Mikroorganismen ist eigentlich keine echte Gefahr, denn diese werden durch das Überbrühen mit kochendem Wasser unschädlich gemacht. Allerdings kann es bei feuchter und warmer Lagerung vorkommen, dass bereits hitzeresistente Toxine wie das Pilzgift Ochratoxin A gebildet worden sind, und die werden beim Überbrühen nicht beseitigt. Deshalb sollte feuchte oder angeschimmelte Rohware nicht mehr verwendet werden. Also, Mikroorganismen sind keine allzu große Gefahr, aber, da hast du recht, die Belastung mit Pestiziden und Schwermetallen sieht ganz anders aus. In einer Stichprobe von 50 Früchtetees überschritten 21 Produkte die gesetzlichen Höchstmengen für ein oder mehrere Pestizide. Häufig finden sich zudem immer noch Rückstände des Holzschutzmittels PCP (Pentachlorphenol), das seit 1989 in Deutschland verboten ist. Obwohl auch ökologisch angebaute Tees betroffen waren, empfiehlt es sich weiterhin, Rohware aus ökologischer Landwirtschaft zu bevorzugen, weil das Risiko von Pestizidrückständen darin deutlich geringer ist. Noch ein Hinweis: Grüner und schwarzer Tee enthalten mit 40–1900 Milligramm pro Kilo teilweise reichlich Fluor, gemessen wurden Werte zwischen 0,56 und 2,73 Milligramm pro Liter Aufguss. So liefern zwei bis drei Tassen bis zu ein Milligramm Fluorid. Zum Vergleich: Wer angereichertes Fluoridsalz verwendet, nimmt pro Tag etwa 0,5 Milligramm des Mineralstoffs auf. Fluor hat zwar positive Wirkungen auf die Zähne, kann aber bei hoher Dosierung zu Vergiftungen führen. Bei regelmäßigem Konsum von größeren Mengen an Grün- oder Schwarztee sollte dies bedacht werden.

Nun gibt es noch einige Produkte, die sich an Sportler wenden oder an Menschen, die glauben, dringend Energie aufnehmen zu müssen.

Diesen isotonischen Getränken werden zusätzlich unterschiedliche Mengen an Mineralstoffen zugesetzt, manche sind mit Vitaminen angereichert und/oder enthalten Fruchtsaftanteile. Das Ziel dieser Getränke ist es, verbrauchte Kohlenhydrate und im Schweiß ausgeschiedene Mineralstoffe zu ersetzen. Das machen die auch, aber diesen Effekt kannst du billiger mit verdünnten Fruchtsäften erreichen – Verdünnungsverhältnis etwa 1:1. Energydrinks zählen rechtlich zu den koffeinhaltigen Erfrischungsgetränken. Neben Wasser, Zucker bzw. Süßstoff enthalten diese Modegetränke Zutaten, die eine leistungssteigernde oder aufputschende Wirkung versprechen, beispielsweise durch Koffein, Taurin oder den Botenstoff Myo-Inositol.

Und Taurin? Es wurde ja von einigen behauptet, das hätte etwas mit Stierhoden zu tun …

Damit hat es nichts zu tun. Taurin ist eine organische Säure, die im Stoffwechsel als Abbauprodukt der Aminosäure Cystein entsteht und in der Leber vorkommt. Es hilft bei der Entgiftung des Körpers, weil es Schadstoffe binden kann. In Deutschland hergestellte Erfrischungsgetränke durften bislang einen Taurinzusatz von höchstens 300 Milligramm pro Liter enthalten. Aufgrund der starken Verarbeitung, des hohen Gehalts an Süßungsmitteln und zumeist auch Zusatzstoffen sollte der Konsum von Energydrinks sowie Instant- und Sportlergetränken gemieden werden.

Kommen wir zu dem beliebtesten Getränk der Deutschen – Kaffee. Den besten, den ich bislang getrunken habe, bekam ich, als ich Karlheinz Böhm in Äthiopien besuchte. Dort durfte ich an einer traditionellen Kaffeezeremonie teilnehmen. Das dauert Stunden, der Kaffee wird mehrmals abgegossen, und als Gast hat man dabei viel Zeit, sich zu entspannen und auf einen besonderen Genuss zu freuen – und mit den Gastgebern zu plaudern.

Aus dieser Region stammt ja auch der Kaffee, nämlich aus dem Königreich Kaffa in Südäthiopien. Die Bohne fand im 17. Jahrhundert den Weg über die jemenitische Hafenstadt Mokka nach Europa. Das heiße Getränk ist weltweit ein sehr beliebtes Genussmittel, aber ist der Genuss auch ohne Reue zu haben? Wie so oft bei einzelnen Lebensmitteln, hängt die

Antwort von der konsumierten Menge und beim Kaffee auch von der Zubereitung ab. So besagt »eine Tasse Kaffee« nur wenig über die Menge des Koffeins, weitere Inhaltsstoffe und Zutaten aus.

Aber als Wachmacher durchaus zu empfehlen, oder?

Das muss man ausprobieren, denn die stimulierende Wirkung koffeinhaltiger Getränke tritt nicht bei allen Personen und nicht nach jeder Tasse ein; es kann auch genau das Gegenteil passieren, nämlich dass man müde wird.

Nun wurde ja oft gesagt, Kaffee sei ungesund, er würde sogar Krebs erregen. Dann hieß es wieder, er habe viele gesundheitliche Vorteile. Was ist nun richtig?

Früher galt ein übermäßiger Kaffeekonsum als gesundheitsschädlich, da angeblich Nebenwirkungen wie Schlaflosigkeit, Herzrasen, Unruhe und Angstzustände beobachtet wurden. Neuere Studien können diese Wirkungen nur in Einzelfällen oder bei einem extrem hohen Konsum bestätigen. Heute werden eher gesundheitsfördernde Wirkungen eines mäßigen Kaffeekonsums festgestellt (täglich zwei bis vier Tassen). So hat koffeinhaltiger Kaffee keinen nennenswerten Einfluss auf Körpergewicht, Blutdruck, Blutzuckerspiegel, Insulinmenge und verschiedene Blutfettwerte. Entkoffeinierter Kaffee hingegen kann die freien Fettsäuren und das Cholesterin bei normalgewichtigen Menschen erhöhen, bei Übergewichtigen erhöht sich die Konzentration des »guten« Cholesterins. Regelmäßiger Kaffeekonsum stellt auch kein Risiko für koronare oder zerebrale vaskuläre Krankheiten dar; im Gegenteil, die Sterberate sinkt kontinuierlich mit steigendem Kaffeekonsum. Sowohl koffeinhaltiger als auch entkoffeinierter Kaffee führt bei Frauen und Männern zu einem geringeren Risiko für Diabetes mellitus Typ 2. Deshalb kann diese Schutzwirkung nicht auf das Kof-

Kaffee
Warum gibt es in Cafés gelegentlich ein Glas Wasser zum Kaffee? Eine Vermutung: Früher wurde wegen der heute widerlegten Vermutung, dass Kaffee dem Körper Flüssigkeit entzieht, gleichzeitig Wasser serviert. Eine ganz andere Erklärung für das Wasserglas ist das Problem, den in den Kaffee getauchten Kaffeelöffel standesgemäß abzulegen. Da weder die Tischdecke noch die Untertasse dafür infrage kamen, wurde dafür ein Glas Wasser bereitgestellt – zunächst in guten österreichischen Kaffeehäusern, später und bis heute besonders in Frankreich und Italien. Egal wie, eine positive Wirkung des Wassers ist die Verdünnung der Magensäure, die der Kaffee verstärkt hervorruft.

fein zurückgeführt werden, sondern auf die in dem Getränk reichlich enthaltenen Antioxidantien. Koffein senkt das Risiko für Nierensteine. Täglich sechs Tassen Kaffee sollen das Risiko, an Brust-, Blasen- und Dickdarmkrebs zu erkranken, reduzieren. Frauen haben bei höherem Kaffeekonsum ein niedriges Risiko, eine Depression zu entwickeln. Die Auswirkungen des Kaffeekonsums auf die Parkinson- und Alzheimer-Krankheit sowie Potenz sind umstritten. Im Übrigen lässt sich die alte Behauptung, dass Kaffee dem Körper Wasser entziehe und somit nicht zur Flüssigkeitszufuhr hinzugezählt werden dürfe, nicht bestätigen. Zusammenfassend übt der regelmäßige Konsum von mäßigen Mengen Kaffee auf zahlreiche Organe und Körperfunktionen einen eher positiven Einfluss aus. Aus medizinischen Gründen besteht kein Anlass, den Kaffeekonsum zu meiden; es ist aber auch nicht zwingend, ihn aus gesundheitlichen Gründen zu trinken. Frauen in der Schwangerschaft sollten bedenken, dass Koffein zu einer Verlangsamung des fötalen Wachstums und einem erhöhten Risiko eines geringeren Geburtsgewichts beitragen kann.

Besonders bei Kindern ist ja Kakao beliebt. Wahrscheinlich auch wieder wegen der Unmengen von Zucker, die darin enthalten sind. Gibt es denn empfehlenswerte Sorten?

Zucker ist nicht das einzige Problem – in Kakao sind pro 100 Gramm durchschnittlich 500 Milligramm Oxalsäure enthalten. Oxalsäure bindet Kalzium und macht diesen Knochenbaustein schlechter verfügbar. Bei hohem Konsum von

Kakao, Schokolade und kakaohaltigen Nuss-Nugat-Cremes in der Wachstumsphase kann sich dies möglicherweise negativ auf den Knochenaufbau auswirken. Ferner trägt übermäßiger Kakaokonsum vermutlich zur Bildung von Oxalat-Nierensteinen bei. Ja, und da fertige Kakaogetränkepulver bis zu 80 Prozent Zucker enthalten, sollten Kakaogetränke selbst hergestellt werden. Als Genussmittel kann Kakao gelegentlich getrunken werden, als Durstlöscher ist er nicht zu empfehlen.

Kommen wir zu alkoholischen Getränken. Aus diversen Andeutungen habe ich unschwer erkennen können, dass man dich nicht dazu bekommt, etwas Positives darüber zu sagen. Wenn man die Folgen von Alkohol betrachtet, dann ist man schnell beim Thema Alkoholmissbrauch mit all den negativen Folgen. Aber ab und zu ein Gläschen dürfte ja wohl drin sein, oder? Bier ist kein alkoholisches Getränk. Alles, was weniger als 10 Prozent Alkohol enthält, galt in Russland bis Juli 2011 als Nahrungsmittel. Der Entschluss, Bier nun als alkoholisches Getränk gesetzlich zu vermerken, erleichtert Ministern die Kontrolle über den Bierverkauf, ähnlich wie es bei Hochprozentigem der Fall ist.

Der Anteil alkoholischer Vertreter ist bei den Getränken relativ hoch. So wird mit über 150 Liter pro Person und Jahr wesentlich mehr Bier als Mineralwasser getrunken. In Deutschland trinken erwachsene Männer täglich durchschnittlich fast 0,5 Liter Bier oder 0,2 Liter Wein, das entspricht 17 Gramm reinem Alkohol und etwa 100 Kilokalorien. Frauen kommen auf etwa fünf Gramm reinen Alkohol. Bei vielen Männern trägt Alkohol somit nicht unwesentlich (durchschnittlich zu etwa fünf Prozent) zur überhöhten Energieaufnahme bei. Französisches Paradox hin oder her: Die gesundheitlichen Folgen eines chronischen Alkoholkonsums sind vielfältig und Ursache zahlreicher Krankheiten wie Leber- und Bauchspeicheldrüsenerkrankungen, Bluthochdruck, Herzmuskelstörungen sowie Schädigungen des Nerven- und Immunsystems. Alkohol erhöht als Lösungs- und Transportmittel von Kanzerogenen (besonders aus dem Zigarettenrauch) das Risiko für Tumore von Mundhöhle, Rachen, Kehlkopf und Speiseröhre sowie der Leber; auch ein Einfluss auf die Entstehung von Brust- und Dickdarmkrebs wird diskutiert.

Trotzdem hört man immer wieder, dass Alkohol auch positive Auswirkungen hat, beispielsweise kann er angeblich das Risiko für Herzinfarkte senken, er kann die Gefäße erweitern.

Was zu einem roten Kopf führt. Zahlreiche Studien belegen, dass mäßiger Alkoholkonsum das Risiko für Herz-Kreislauf-Erkrankungen senkt. Denn Alkohol erhöht den HDL-Cholesterinspiegel im Blut und mindert die Thrombosegefahr. Allerdings ist unklar, welche Menge Alkohol erforderlich ist, um diese Wirkung zu erzielen. Je nach Studie schwanken die Angaben zwischen täglich 10 und 40 Gramm Alkohol. Die These, dass insbesondere Rotwein durch seine antioxidativen Inhaltsstoffe (Phenole) das Risiko für Herz-Kreislauf-Erkrankungen mindert, ist bisher immer noch nicht ausreichend belegt. Die bisherigen Erkenntnisse reichen also definitiv nicht aus, Alkohol grundsätzlich als gesundheitsfördernd zu empfehlen. Zum einen sinkt das Herz-Kreislauf-Risiko durch Alkohol nur bei über Fünfzigjährigen. Bei Jüngeren überwiegt die Gefahr für Bluthochdruck oder Unfälle. Zum anderen ist der Einfluss des Alkohols aber im Vergleich zu anderen Risikofaktoren wie Rauchen oder erhöhte Blutfettwerte eher gering. Trotzdem, es gibt keine Menge an Alkohol, die unschädlich wäre, besonders bezüglich Krebskrankheiten, da ist jeder Tropfen ein Problem, genau wie für das Gehirn.

Wir reden hier aber speziell über Menschen, die wenig Alkohol trinken.

Genau, aber die kommen nicht besser weg als die, die vielleicht seltener, dafür aber dann mehr trinken. Vor ständigem Alkoholkonsum in größeren Mengen muss deshalb deutlich gewarnt werden. Meine Frau und ich trinken regelmäßig eine kleine Portion von etwa 100 Milliliter Wein zum Mittagessen, dadurch wird der Mittagsschlaf noch entspannter.

KURZ GEFASST

- Erwachsene sollen täglich zwei Liter Wasser trinken.
- Leitungswasser, Quell- und Mineralwasser sind am besten geeignet.
- Zudem empfohlen: Ungesüßte Früchte- und Kräutertees.
- Mineralwasser trägt zur Versorgung mit Mineralstoffen bei.
- Säfte: Auf die Inhaltsbeschreibung achten!
- Gesüßte, koffeinhaltige und alkoholische Getränke eignen sich nicht als Durstlöscher.

13
»Komm ins Gleichgewicht«
oder
Von Säuren und Basen

FRANK ELSTNER

Im Zusammenhang mit unserer Ernährung wird immer wieder über einen Säure-Basen-Haushalt gesprochen. Was ist das eigentlich für ein Haushalt? Wie funktioniert er?

PROF. DR. CLAUS LEITZMANN

Der Säure-Basen-Haushalt kontrolliert den pH-Wert im Körper, der wiederum zeigt an, wie das Verhältnis zwischen Säuren und Basen im Körper ist. Dieser Wert ist wichtig, denn er beeinflusst alle Stoffwechselvorgänge, die von den verschiedenen Umgebungsbedingungen abhängig sind. Im Blut liegt der pH-Wert konstant in einem leicht basischen, also nicht sauren Bereich von 7,35 bis 7,44. Verändert sich dieser Wert, weil zu viel Säure vorhanden ist oder gebildet wird, dann werden zahlreiche Stoffwechselvorgänge in Mitleidenschaft gezogen wie der Transport von Nährstoffen und Sauerstoff, die Aktivität von Enzymen und Hormonen, die Durchlässigkeit der Zellmembranen, die Verteilung von Mineralstoffen, die Reizleitung des Nervensystems und die Erregbarkeit von Muskelzellen.

Und wie verhindere ich größere Schwankungen?

Dafür stehen deinem Körper verschiedene Puffersysteme zur Verfügung. Das wichtigste ist das sogenannte Kohlensäure-Bikarbonat-System. Weiterhin können der rote Blutfarbstoff Hämoglobin und Phosphoproteine im Blut Säuren neutralisieren. Auch durch eine vermehrte Atmung beseitigt der Körper innerhalb kurzer Zeit größere Säuremengen. Was übrig bleibt, wird über die Nieren ausgeschieden, wenn sie ausreichend Flüssigkeit zur Verfügung haben. Kleinere Säuremengen gibt der Körper auch über Schweiß und den Darm ab.

Zu viel Säure ist also ungesund. Soll man deshalb auf saure Lebensmittel verzichten? Wäre ja traurig, denn sauer macht ja angeblich lustig.

Du hast Glück, der Verzehr von sauren Lebensmitteln führt gar nicht zu einem Säureüberschuss. Zitronen beispielsweise wirken durch ihre Inhaltsstoffe im Organismus wie Magnesium »basisch« – trotz der enthaltenen Zitronensäure –, da Magnesiumcitrat gebildet wird. Auch andere organische Säuren wie Apfel-, Essig- oder Milchsäure führen nicht zu einer Übersäuerung. Sie sind in Lebensmitteln wie Obst, Essig und Sauermilchprodukten enthalten. Der Organismus baut diese Säuren zu Kohlendioxid (CO_2) und Wasser ab; in der Lunge wird das CO_2 dann abgeatmet. Deswegen heißen sie auch »flüchtige« oder »veratembare« Säuren. Die sogenannten fixen Säuren können dagegen nicht abgeatmet werden. Die entstehen beim Abbau schwefel- und phosphorhaltiger Verbindungen. Schwefel kommt in allen proteinhaltigen Lebensmitteln in Form schwefelhaltiger Aminosäuren vor, deren Abbau zu Schwefelsäure führt. Der Anteil ist in Fleisch, Fisch und Käse etwas höher als in Hülsenfrüchten, Getreide und Nüssen. Schwefel ist auch als erlaubter Zusatzstoff in Wein, Trockenfrüchten und Kartoffelerzeugnissen zu finden.

Ist es denn sinnvoll, auf eine basische Ernährung zu achten, also säurebildende Lebensmittel zu meiden?

Ja, denn eine Ernährung, die sauer wirkt, kann bei Gesunden langfristig zu einer latenten Übersäuerung führen, bei der der Blut-pH-Wert vielleicht noch im physiologischen Toleranzbereich liegt, aber zum Sauren hin verschoben ist. Dadurch besteht die Gefahr, dass die Pufferkapazitäten im Bindegewebe, im Blut und in den Körperzellen übermäßig beansprucht werden – ebenso die Nieren, weil die die Säure ausscheiden sollen, was anhand des pH-Werts im Urin gemessen werden kann. Freundlicherweise helfen Knorpel- und Bindegewebe dabei, die Säuren etwas abzupuffern, aber dadurch kann wiederum der Stofftransport beeinträchtigt werden, da eine Verdickung der Basalmembranen der Zellen im Bindegewebe stattfindet, besonders gefördert durch den übermäßigen Konsum von tierischem Protein. Auch bei der Osteoporose gibt es deutliche Hinweise auf einen Einfluss des Säure-Basen-Haushalts. Schon eine geringfügige Übersäuerung führt zu einem erhöhten Knochenabbau und dazu, dass wertvolle Mineralstoffe aus dem Knochen ausgelöst werden. Außerdem steigt die Aktivität der Knochen abbauenden Zellen bei saurer Stoffwechsellage. Deswegen führt auf der anderen Seite eine Ernährung mit reichlich Gemüse und Obst zu einer höheren Knochendichte, wie wir ja schon mehrfach festgestellt haben. Eine latente Übersäuerung mit gestörtem Stoffwechsel des Bindegewebes kann auch die Ursache für eine große Zahl von Gefäßerkrankungen und rheumatischen Beschwerden sein. Und du erinnerst dich an unsere Erkenntnisse in Sachen Fettsäuren: Bei rheumatischen Erkrankungen spielt wieder mal die Arachidonsäure eine Schlüsselrolle. Sie kommt vorwiegend in säurebildenden Lebensmitteln wie Fleisch vor. Man vermutet, dass die Übersäuerung auch für Nierensteine, Hautprobleme und sogar Haarausfall mitverantwortlich sein kann, und auch noch eine ganze Latte weitere Erkrankungen werden in diesem Zusammenhang diskutiert:

Herzrhythmusstörungen, Bindegewebsschwäche, Bluthochdruck, Durchblutungsstörungen, Rückenschmerzen, Insulinresistenz, Muskelabbau, chronische Müdigkeit. Eine unrühmliche Rolle spielen hier auch Stress und Anspannung, die verstärken die Säureproblematik. Stress führt zur Ausschüttung von Adrenalin, womit sich Herzschlag und Blutdruck erhöhen und die Atemfrequenz steigt – mit gleichzeitiger Abnahme der Atemtiefe. Dadurch regeneriert sich der oben erwähnte Bikarbonat-Puffer weniger. Erschwerend kommt hinzu, dass auch Stresshormone eine Säure bilden können. Außerdem führt Stress zur Muskelanspannung, was den Abtransport der Säuren erschwert.

Okay, okay! Wie kann ich da gegensteuern? Welche Lebensmittel sorgen für einen harmonischen Ausgleich?

Im Prinzip sind es mineralstoffreiche pflanzliche Lebensmittel mit mäßigem Proteingehalt, ebenso Mineralwasser. Eine kluge basische Ernährung besteht aus zwei Dritteln bis drei Vierteln basischen Lebensmitteln wie Gemüse, Obst und Kartoffeln und einem Drittel bis einem Viertel aus säurebildenden Lebensmitteln wie Fleisch, Fisch, Käse, Eier und Getreideprodukten wie Brot und Nudeln. Die verschiedenen Varianten der vegetarischen Ernährung und besonders vegane Kost wirken automatisch basisch. Also du siehst, dass die Ernährung einen wesentlichen Einfluss auf den Säure-Basen-Haushalt hat. Körperliche Bewegung unterstützt die Säureausscheidung über Nieren und Lunge, deshalb tragen Sport und Bewegung zur Entsäuerung von Muskeln und Bindegewebe bei. Ach ja, und Bitterstoffe unterstützen die Entsäuerung ganz kräftig.

Bitterstoffe – die konsumieren ja die meisten eher in flüssiger Form, als Kräuterlikör beziehungsweise Magenbitter. Sind die denn tatsächlich hilfreich nach einer üppigen Mahlzeit?

Ja, sogar auch ohne Alkohol! Bitterstoffe sind eine chemisch uneinheitliche Gruppe von Substanzen, die in bestimmten Heil- und Nahrungspflanzen enthalten sind. Außer dass sie bitter schmecken, besitzen sie abhängig von ihrer Struktur vielerlei Eigenschaften. Bereits in der Antike waren in asiatischen Kulturen die Wirkungen der bitter schmeckenden Pflanzen bekannt und wurden eingesetzt, um Krankheiten zu lindern, Gesundheit zu fördern und ein langes Leben zu erreichen.

Auch Hildegard von Bingen hat viele Krankheiten mit Bitterstoffen behandelt. Unsere Vorfahren waren vielerlei bitterstoffhaltige Wurzelgemüse, Blattgemüse und Wildpflanzen gewöhnt. Später wurden aber leider bitter schmeckende Pflanzen wie Chicorée, Endiviensalat und Radicchio oft lange gewässert, um den bitteren Geschmack zu entfernen, dabei gingen wichtige Schutz- und Heilstoffe sowie andere wertvolle Inhaltsstoffe verloren. Durch intensive Züchtung sind die Bitterstoffe in den heutigen Nahrungspflanzen fast völlig verschwunden; wir sind nicht auf bitter, sondern auf süß und salzig sowie auf sauer und scharf trainiert. Diese Entwicklungen tun uns aber nicht wirklich gut.

Bitterstoffe
Zu den bekannten bitterstoffhaltigen Pflanzen zählen Artischockenblätter, Engelwurz, Enzianwurzel, Fenchel, Gelber Enzian, Gewürznelken, Hopfen, Ingwer, Kalmus, Kardamom, Koriander, Kümmel, Kurkuma, Lavendel, Löwenzahn, Majoran, Mariendistel, Pomeranze, Schafgarbe, Wermut und Zimt. Außerdem gibt es die sogenannten aromatischen Bitterstoffe, die in unseren üblichen Kräutern enthalten sind, wie Anis, Basilikum, Bohnenkraut, Dill, Fenchel, Galgant, Koriander, Kümmel, Liebstöckel, Rosmarin und Thymian. Die verschiedenen Bitterstoffe in diesen Pflanzen besitzen mannigfaltige Eigenschaften.

Und wie wirken diese Stoffe? Irgendetwas müssen die ja auslösen, wenn sie das Wohlbefinden steigern sollen.

Bei einer Magenverstimmung, Sodbrennen oder Blähungen steigern Bitterstoffe die Magen- und Gallensaftsekretion und unterstützen damit die natürliche Verdauung. Sie stimulieren die Leber und die Ausschüttung von Insulin, stärken das Abwehrsystem des Körpers, wirken fiebersenkend und behindern das Wachstum krankheitserregender Keime. Sie können bei belasteten Menschen eine Entgiftungsreaktion auslösen. Auch die Überwindung der Zuckersucht und damit eine Reduzierung der Kalorienzufuhr sind durch Bitterstoffe möglich – was den schönen Nebeneffekt hat, dass man weniger Kalorien untergejubelt bekommt.

Und wer kann am meisten von Bitterstoffen profitieren?

Kurioserweise zeigen die Erfahrungen, dass Menschen, die keine Bitterstoffe mögen, diese besonders benötigen. Also: zugreifen! Der Geschmack ist anfangs zwar gewöhnungsbedürftig, wird aber zunehmend angenehmer, besonders wenn sich die wohltuenden Wirkungen der Bitterstoffe zeigen. Die positiven Wirkungen sind oft in kurzer Zeit, in hartnäckigen Fällen aber erst nach einigen Wochen oder Monaten spürbar. Bitterstoffe können fast Wunder bewirken, wenn sie mit einer vollwertigen, basischen Ernährung in Salaten, als Brotaufstrich oder Smoothies aufgenommen werden. Übrigens befinden sich die Bitterstoffe überwiegend in den Schalen und Häuten der Pflanzen. Bitterstoffe werden auch in Kapselform angeboten, um den unangenehmen Geschmack zu meiden. Die Volksweisheit, dass gute Medizin bitter schmeckt, ist aufgrund der Bitterstoffe in unseren Heilkräutern und pflanzlichen Lebensmitteln entstanden. Erst wenn bitter mit gesund in Verbindung gebracht wird, verliert sich die Abneigung gegen die Heil bringenden Bitterstoffe.

KURZ GEFASST

- Arachidonsäure kann krank machen.
- Viele saure Lebensmittel wirken basisch.
- Basische Ernährung gegen Osteoporose.
- Bitterstoffe bringen die Verdauung auf Trab.
- Mit Bitterstoffen den Zuckerverbrauch senken.
- Eine latente Übersäuerung führt zu rheumatischen Beschwerden.

14
»Ach, wie gut, dass jeder weiß ...«
oder
Über den Unsinn von Diäten

FRANK ELSTNER

Jede Woche wird über neue Diäten gesprochen, obwohl nun mittlerweile jeder weiß, dass Diäten überhaupt nichts bringen.

PROF. DR. CLAUS LEITZMANN

Es ist ganz einfach: Wer eine Diät macht, will abnehmen. Um gesund abzunehmen, muss man drei Punkte beherzigen: Erstens muss sichergestellt werden, dass alle lebenswichtigen Nährstoffe in optimaler Menge aufgenommen werden. Zweitens müssen weniger Kalorien zugeführt werden. Drittens müssen mehr Kalorien verbraucht werden. Das klingt einfach, und das ist es auch, wenn man bereit ist, eine gewisse Disziplin aufzubringen, denn ohne Anstrengung geht es nun mal nicht.

Na ja, es gibt schon Programme, die versprechen, dass man »schlank im Schlaf« wird.

Die Methode »Schlank im Schlaf« bringt dann eine Gewichtsabnahme, wenn abends wenig gegessen wird; also trifft auch hier Punkt zwei zu. Abends soll nicht zu viel, nicht zu spät und möglichst wenig an Kohlenhydraten aufgenommen werden. Die geringe Kohlenhydratzufuhr reduziert die Ausschüttung von Insulin und einiger anderer Hormone, sodass nachts kaum Zucker in die Zellen transportiert wird. Deswegen haben die Zellen dann keine andere Wahl, als an die Fettvorräte zu gehen. Bei dieser Diät sind täglich drei Mahlzeiten mit einem Abstand von jeweils fünf Stunden ohne Zwischenmahlzeiten vorgesehen. Morgens wird viel an Kohlenhydraten aufgenommen, mittags kommt Proteinhaltiges dazu, und abends gibt es eine Kost mit Protein und Fett. Ausreichend Schlaf und körperliche Aktivität sind Teil der Methode. Über die erste Maßnahme – sich gesund zu ernähren – haben wir ja bereits ausführlich gesprochen. Noch mal in Kürze: Hauptsächlich eine abwechslungsreiche pflanzliche Kost, die enthält einerseits alle essenziellen Nährstoffe (bis auf Vitamin B_{12}), andererseits aber wenig Kalorien, da Gemüse und Obst bis zu 95 Prozent aus Wasser bestehen. Kartoffeln enthalten übrigens fast 80 Prozent Wasser. Sowohl der Wassergehalt als auch die Ballaststoffe der pflanzlichen Kost tragen zur Sättigung bei, da sie den Magen füllen. Diese Wirkung kann verstärkt werden, wenn Obst und gewisse Gemüse in roher Form verzehrt werden. Dabei ist das gründliche Kauen entscheidend, denn nicht nur die Magenfüllung, sondern auch die Anstrengung beim Kauen und der Speichelfluss tragen zur Sättigung bei. Es hilft auch, sich bei den Mahlzeiten Zeit zu lassen, weil das ebenfalls zur Sättigung beiträgt. So wird die Kalorienaufnahme begrenzt und zugleich die Gewichtsabnahme eingeleitet. Das Rahmenprogramm kennst du: tägliche körperliche Bewegung. Diese kann bereits morgens beginnen, indem die Treppe statt des Fahrstuhls und wenn möglich das Fahrrad benutzt werden. Während des Tages können Fahrstühle gemieden und bestimmte Strecken zu Fuß zurückgelegt werden. Am Abend sollte mindestens eine halbe Stunde und am Wochenende deutlich mehr Bewegung eingeplant werden.

Professor Gerd Schnack empfiehlt unter anderem ein Trampolin …

Trampolins sind hervorragend, dazu noch ein wenig Laufen, Fahrradfahren oder Schwimmen. Gartenarbeit und Tanzen sind ebenfalls gut geeignet, wenn es dir Spaß macht. Wer Lust hat und seine Muskeln erhalten will, sollte auch Kraft- oder Turnübungen durchführen. Jede Bewegung hilft, da nicht nur Kalorien verbraucht werden, sondern der gesamte Stoffwechsel gefordert und damit nachhaltig angeregt wird. Diese Lebensweise hat eine Reihe günstiger Nebenwirkungen. So kann man sich satt essen, und es müssen keine Kalorien gezählt werden. Nach den Mahlzeiten tritt fast keine Müdigkeit auf, und man schläft gut.

Ich will dich jetzt nicht zu allen möglichen Diäten befragen, aber von zweien hört man ja häufig, das ist zum einen das Intervallfasten und zum anderen die Steinzeitdiät.

Bei der Steinzeitdiät, auch als Paleo-Diät bezeichnet, wird unterstellt, dass die Nahrung unserer entfernten Vorfahren (von 2,5 Millionen bis vor 10 000 Jahren), soweit sie von den Archäologen rekonstruiert werden kann, die richtige Ernährung für die heutigen Menschen sei. Da unsere Vorfahren in verschiedenen Regionen lebten, gab es aber gar keine einheitliche Steinzeiternährung. Außerdem dauerte die Evolution der Vorfahren des Menschen eine sehr lange Zeit. Die ersten Säugetiere lebten bereits vor 250 Millionen Jahren, die ersten Primaten vor 55 Millionen Jahren. In der langen Evolution der Säugetiere beeinflusste die jeweilige Nahrung den Organismus in vielfältiger Weise. So lehrt der Blick auf unsere Anatomie und Physiologie, dass der Mensch sowohl von pflanzlicher Nahrung (Mahlzähne, Speichelenzyme zum Abbau von Kohlenhydraten) als auch von tierischer Kost (spezielle Darmrezeptoren für die Aufnahme von Eisen und Carnitin aus Fleisch) geprägt wurde. Damit ist der Mensch von seiner Veranlagung her ein Omnivore (Allesesser) mit einer überwiegend durch Pflanzenkost geprägten Anatomie.

Anatomische und physiologische Merkmale von Herbivoren und Carnivoren		
Merkmal	**Pflanzenfresser (Herbivoren)**	**Fleischfresser (Carnivoren)**
Maulöffnung	klein, Hautfalten bzw. Backentaschen	weit, z. T. bis zum Kiefergelenk
Kaubewegung des Unterkiefers	senkrecht und waagerecht	senkrecht
Zähne	schneiden und mahlen	reißen und festhalten
Zunge	muskulös, kräftig, rau	dünn
Speichelsekretion	viel	wenig
pH-Wert	alkalisch	sauer
Speichelenzyme	Amylase, Ptyalin	keine
Gärmagen	teilweise mehrfache	nein
Magensäuresekretion	schwach	stark
Nahrungsverweildauer im Magen	lang	kurz
Darmoberfläche	Zotten	glatt
Dickdarmmuskeln	Tänien, Haustren	glatt
Unverdauliches	bakterieller Abbau von Cellulose	Auflösung von Haaren, Knorpel und Knochen
Verhältnis von Darm zu Körperlänge	groß	klein

Und was war wohl das Lieblingsgericht der Steinzeitmenschen? Der viel zitierte Säbelzahntiger und das Mammut?

Beim Säbelzahntiger stand eher der Mensch auf dem Speiseplan als umgekehrt, und das Kätzchen hat überdies mit unseren heutigen Tigern nichts zu tun. Aber man fand tatsächlich unter anderem Knochen von Wildtieren bei menschlichen Behausungen. Von pflanzlicher Nahrung werden natürlicherweise kaum Reste gefunden, da sie vergänglich sind. Nun war es immer viel gefährlicher, Wildtiere zu erlegen, als Pflanzenteile, Blätter, Blüten, Früchte, Nüsse, Samen, Wurzeln und Insekten, Würmer und Vogeleier zu sammeln oder Fische zu fangen. Trotzdem werden sie Fleisch gegessen haben. Auch die Daten von noch existierenden Naturvölkern in verschiedenen Regionen der Welt zeigen, dass bei den meisten Gruppen Wildtiere einen festen Bestandteil der saisonalen Nahrung darstellen. Das bedeutet allerdings nicht, dass diese Nahrung besonders gesundheitsfördernd ist, denn diese Naturvölker hatten nur eine mittlere Lebenserwartung. Die Low-Carb-Diäten (wenig Kohlenhydrate) basieren teilweise auf diesen Überlegungen und den Funden aus der Steinzeit, in der es keine systematische Landwirtschaft mit dem Anbau kohlenhydratreicher Pflanzen gab.

Du hast ja schon häufiger empfohlen, einen großen Teil der Kalorien in Form von Kohlenhydraten aufzunehmen.

Genau. Wir sind zwar immer noch Naturwesen, leben aber nicht in der Steinzeit, sondern als Kulturwesen in einer modernen Welt. Daher müssen wir unsere Ernährung entsprechend gestalten. Das Problem der heutigen Kost ist nicht die Aufnahme von etwa der Hälfte der Nahrungsenergie in Form von Kohlenhydraten, sondern die Art dieser Kohlenhydrate. Sie sollten unserer Veranlagung entsprechend als möglichst gering verarbeitete Lebensmittel verzehrt werden. Die heutige Durchschnittskost ist problematisch, weil sie neben zu viel an verarbeiteten tierischen Produkten (braten, rösten, grillen, pökeln, räuchern; zuzüglich verschiedene Zusatzstoffe) die Kohlenhydrate in der ungünstigsten Form enthält, nämlich als Weißmehlprodukte und als vielfältig gesüßte Artikel; das gilt besonders auch für die Getränke. Auch die meisten Fertiggerichte enthalten problematische Kohlenhydrate. Fazit: Wir brauchen keine Paleo-Diät, sondern eine gesund haltende, unserer Lebensweise entsprechende und nachhaltige Ernährung, die auch über die Hälfte der Nahrungsenergie in Form günstiger Kohlenhydrate (komplexe Kohlenhydrate wie Stärke, Ballaststoffe) enthalten darf.

Dann hört man derzeit viel über das Intervallfasten. Das klingt ja erst mal etwas kompliziert – was sind sinnvolle Intervalle, und warum sind sie hilfreich?

Bei den unterschiedlichen Varianten des Intervallfastens (auch als intermittierendes Fasten bekannt) wird zwischen Zeiten der normalen Nahrungsaufnahme und des Fastens gewechselt. Beim 5 : 2-Fasten kann man an fünf Tagen die Woche normal essen und an zwei Tagen maximal 500 Kalorien (Frauen) bzw. 600 Kalorien (Männer) zu sich nehmen. Beim 16 : 8-Fasten wird 8 Stunden des Tages normal gegessen und 16 Stunden gefastet. Es werden auch 18 : 6- oder 20 : 4-Varianten praktiziert. Eine weitere Variante ist das alternierende Fasten, bei dem an jedem zweiten Tag gefastet wird. Bei der häufig praktizierten 16 : 8-Methode lässt man entweder das Frühstück oder das Abendessen ausfallen. Wer ein ausgewiesener Morgenmuffel ist, dem fällt es nicht schwer, den Tag ohne Frühstück zu beginnen, sodass dieses Verfahren ohne größere Umstellungen in den Alltagsablauf übernommen werden kann. Frühstücksliebhaber, die zwischen 9 und 10 Uhr frühstücken, müssen spätestens zwischen 17 und 18 Uhr ihr Abendessen beenden. Wenn die Fastenzeit auf 14 Stunden verkürzt wird, kann man entweder zwei Stunden früher frühstücken oder abends zwei Stunden später essen. Während der Phase des Fastens sollte reichlich Wasser getrunken werden, aber auch ungesüßter Tee oder Kaffee sind erlaubt.

Und was bringt das?

Bei Versuchstieren ist das Intervallfasten mit einer ganzen Reihe von Vorteilen verbunden.

Gut, aber du weißt ja – von der Maus zum Menschen …

Genau. Und es muss bedacht werden, dass beispielsweise die Kontrollgruppen der Versuchstiere so viel fressen konnten, wie sie wollten, und dass sie nur einen begrenzten Auslauf hatten. Das trägt zum Übergewicht sowie zu Folgekrankheiten und Gesundheitsstörungen bei. Menschen, die Intervallfasten praktizieren, sagen, dass es zur Gewichtsabnahme führt. Langfristige Studien wurden bisher nicht veröffentlicht. Auch über eine lange Reihe anderer positiver Aspekte wird berichtet. Um bestimmte Aspekte am Menschen zu untersuchen, sind allerdings sehr lange Zeiträume erforderlich – teilweise lebenslang. Es kommt auch hinzu, dass in mancherlei Hinsicht solche Analysen aus ethischen Gründen gar nicht durchgeführt werden können. Übrigens wird auch die These vertreten, dass das Ernährungsmuster des Intervallfastens dem des Menschen vor Beginn von Ackerbau und Viehzucht mehr ähnelt als die Essrhythmen des heutigen Wohlstandsbürgers, an die unser Körper nach wie vor nicht angepasst ist.

Vorteile durch Intervallfasten bei Versuchstieren

- kein Übergewicht
- verlängerte Lebenszeit
- verbesserte Widerstandskraft und Nierenfunktion
- geringere Glucose- und Insulinwerte im Blut
- normaler Blutdruck
- widerstandsfähiger gegenüber Stress
- reduziertes Tumorwachstum
- erhöhte Überlebenszeit bei Krebs
- erhöhte Resistenz gegenüber Schlaganfällen
- bessere Überlebenswahrscheinlichkeit nach schwerer Operation
- besser erhaltene Herzfunktion nach einer Blutübertragung
- reduzierte Symptome von Diabetes und Alzheimer

Zum Schluss dieses Kapitels vielleicht noch ein paar Sätze zum Fasten allgemein. Das war ja eigentlich nicht zur Gewichtsabnahme gedacht …

Nein, sondern eher als Therapie gegen Krankheiten. Ein deutscher Arzt, Otto Buchinger (1878–1966), begründete das Heilfasten. Im Jahr 1917 war Buchinger an einer Mandelentzündung erkrankt, die nicht vollständig ausheilte und in der Folge zu schwerem Rheuma in den Gelenken führte, vermutlich eine rheumatische Arthritis. Eine Heilmethode hierfür war damals vor der Entdeckung der Antibiotika nicht bekannt. Im Jahr 1919 versuchte er dann, mit einer fast dreiwöchigen Fastenkur gegen diese Krankheit anzukämpfen. Und siehe da, das Fasten half. Buchinger begründete die Wirksamkeit damit, dass der Organismus gereinigt und die Selbstheilungskräfte aktiviert werden. Er benutzte dafür den Begriff »Entschlackung« und stieß damit auf die Kritik vieler Mediziner, die entweder die Ansicht vertraten, es gäbe gar keine Schlacken, oder behaupteten, der Körper entschlacke sich regelmäßig von selbst – eine Diskussion, die in der Medizin übrigens unverändert anhält.

Voraussetzungen für das Heilfasten

- eine ausreichende kalorienfreie Flüssigkeitszufuhr (Wasser, Tee – mindestens 2,5 Liter pro Tag)
- natürliche Anteile in flüssiger Form wie Gemüsebrühe, Obst-/Gemüsesäfte und Honig, maximal 500 Kilokalorien pro Tag
- die Förderung der Ausscheidungsvorgänge über Darm, Leber, Nieren, Lungen, Haut
- das Einstellen eines Gleichgewichts zwischen Bewegung und Ruhe
- sorgfältiger Kostaufbau und Hinführung zu einem gesünderen Lebensstil

Egal wie, das Fasten hat sicher positive Auswirkungen, wenn man es richtig macht; als Diät zur langfristigen Gewichtsabnahme ist es aber ungeeignet.

Das Fasten ist der freiwillige Verzicht auf feste Nahrung und Genussmittel für begrenzte Zeit. Bei richtig durchgeführtem Fasten besteht eine gute Leistungsfähigkeit ohne Hungergefühl. Fasten trifft den Menschen in seiner Einheit von Körper, Seele und Geist.

Hast du denn noch einen Tipp, wie man zusätzlich zu mehr Bewegung und weniger Essen ein paar Kilo abspecken kann?

Durch gründliches Kauen. Wir haben ja mehrfach festgestellt, dass langes Kauen gut für unsere Verdauung ist. Und es kann auch dazu führen, dass man abnimmt, wie sich am Beispiel von Horace Fletcher (1849–1919) zeigt. Der war Kunsthändler und Ernährungsreformer und wurde bekannt durch den Ausspruch: »Die Natur wird diejenigen bestrafen, die nicht gründlich kauen.« Die Vorgeschichte: Eine Krankenkasse hatte sich wegen seines Übergewichts geweigert, ihn aufzunehmen. Daraufhin entwickelte er 1910 eine Kaumethode, die er praktischerweise an sich selbst erprobte. Angeblich wurde er dadurch gesund und nahm auch noch erfolgreich ab. Selbst Flüssigkeiten sollten nach seiner Lehre »gekaut« und eingespeichelt werden. Da sich Ballaststoffe nicht vollständig durch Kauen verflüssigen lassen, riet Fletcher dazu, den Verzehr ballaststoffreicher Lebensmittel zu meiden. Außerdem forderte er den Verzicht auf Fleisch, Alkohol, Kaffee und Tee. Zu Fletchers Anhängern gehörten Upton Sinclair, John D. Rockefeller und Franz Kafka. Auch der Arzt Franz Xaver Mayr war ein Anhänger. Das Fletschern (auch Fletchern oder Fletcherisieren) ist eine besonders gründliche Kautechnik. Durch den Speichel und das gründliche Kauen wird die Nahrung bereits vorverdaut und das Hungergefühl gedämpft. Die Fletscher-Technik funktioniert so: Zunächst kleine Bissen nehmen und gut einspeicheln. Erst dann mit den Zähnen mindestens 40 bis 50 Kaubewegungen machen. Der Bissen muss vollständig zu Brei oder ganz flüssig werden. Die Kaubewegungen sollten – zumindest am Anfang – gezählt werden, um eine volle Konzentration aufs Essen zu gewährleisten und Ablenkung zu vermeiden. Ziel ist es, bei gehöriger Übung 150 bis 200 Kaubewegungen zu schaffen, bis der jeweilige Bissen ganz aufgelöst, verflüssigt und ausgeschmeckt ist. Während des Kauens sollte man kein Besteck in den Händen halten und schon gar nicht das Brot oder das Obst, das man gerade verzehrt. Rückstände, die sich nicht verflüssigen lassen, dürfen nicht geschluckt werden, sondern müssen wie Kirschkerne oder Fischgräten wieder aus dem Mund entfernt werden.

Auch Flüssigkeiten kann man – ähnlich wie ein Weinkoster – kauen und »durchschmecken«. Dadurch gelangt Nahrung nur als Brei in den Verdauungstrakt. Manche Ernährungswissenschaftler empfehlen das Fletschern, weil es tatsächlich Übergewicht verhindern kann.

Gut, das ähnelt etwas dem Prinzip »Schmauen«, das wir in dem Buch *Bonusjahre* beschrieben haben. Und es funktioniert tatsächlich. Claus, hast du noch ein paar Ratschläge, wie man sicher und ohne Frust ein paar Pfunde verliert?

Ganz viele Menschen haben die Erfahrung gemacht, dass keine Reduktionsdiät langfristig zu einem niedrigeren stabilen Körpergewicht führt. Der wichtigste Grund dafür ist, dass eine Diät sehr schwer für den Rest des Lebens eingehalten werden kann, da sie immer mit Verzicht verbunden ist und deshalb selten Spaß macht. Das hält keiner lange aus. Und wenn nach der Diät die alten Ernährungsgewohnheiten wieder aufgenommen werden, kehrt das alte Gewicht zurück.

Mindestens!

Abnehmen kann nur gelingen, wenn die Ernährung ohne Hunger, ohne ständigen Verzicht und mit Freude lebenslang durchgeführt werden kann. Also muss es eine Kost sein, die schmeckt und in den jeweiligen Alltag passt. Damit wird deutlich, dass es eine sehr persönliche Angelegenheit ist, denn der Geschmack, die Vorlieben und Abneigungen beim Essen sind individuell recht unterschiedlich. Außerdem hat jeder einen anderen Tagesrhythmus abhängig von Erwerbstätigkeit und Familienstatus.

Also braucht man eine individuelle Strategie.

Ja, und sie besteht in einer Ernährungsumstellung. Und du ahnst es: Im Mittelpunkt stehen dabei alle pflanzlichen Lebensmittel wie Gemüse, Obst, Vollkornprodukte, Hülsenfrüchte, Nüsse und Kräuter. Stark reduziert werden tierische Produkte, Fettes, Salziges, Süßes sowie Fast Food und gezuckerte Getränke. Das hört sich sehr gesund an und ist es auch. Aber man sollte kein Lebensmittel komplett streichen, das man gerne isst; das Abnehmen gelingt besser ohne strikte Verbote für bekannte Dickmacher. Lieber gelegentlich kleine Mengen Süßigkeiten genießen, als sich einen unkontrollierten Heißhunger einhandeln. Es müssen auch nicht alle Gewohnheiten auf einmal umgestellt werden. Ein guter Start zur Umstellung ist ein gesundes, nicht zu üppiges Frühstück. Ein Müsli aus Haferflocken, Obst und Nüssen, etwas Knäckebrot und ein grüner Tee kann helfen, spätere Leistungstiefs zu vermeiden. Morgenmuffel, die morgens nicht hungrig sind, können das oben erklärte Intervallfasten probieren; das ist eine elegante Möglichkeit, acht Stunden normal zu essen und trotzdem abzunehmen. Stress-Esser sollten Entspannungspausen einlegen,

Tipps zum Abnehmen

Es hilft beim Abnehmen, wenn folgende Aspekte berücksichtigt werden:

- Vorbilder und Gleichgesinnte suchen.
- Nur selten auswärts essen.
- Snacks vermeiden oder zu Äpfeln oder ungesalzenen Nüssen greifen.
- Wasser statt Softdrinks zu sich nehmen.
- Viel Gemüse essen.
- Bei Hungergefühl zunächst ein Glas Wasser trinken.
- Kalorienarme Knabbereien wie Karotten und Radieschen bevorzugen.
- Ausreichend Protein mit Hülsenfrüchten, Vollkorngetreide und Nüssen zuführen.
- Ballaststoffe machen satt. Vollkorngetreide, Hülsenfrüchte und Nüsse essen.
- Ausreichender Schlaf fördert den Fettabbau.

Ärger-Esser an der frischen Luft tief durchatmen, Langeweile-Esser etwas unternehmen und Kummer-Esser sich mehr mit Freunden treffen.

KURZ GEFASST

- Der Mensch ist überwiegend als Pflangenesser geprägt.
- Menschen sind Natur- und Kulturwesen.
- Steinzeitdiät birgt Risiken.
- Intervallfasten bietet viele gesundheitliche Vorteile.
- Wer lange kaut, verliert Gewicht.
- Ernährungsumstellung – der Weg zum Erfolg!

15
Miso, Sashimi, Sojasprossen
oder
So essen die anderen

FRANK ELSTNER

Du hast ja lange Zeit in Asien gelebt. Was zeichnet die asiatische Küche aus – außer dass man durch das Hantieren mit Stäbchen abnimmt, weil das Essen dauernd herunterfällt?

PROF. DR. CLAUS LEITZMANN

Den Umgang mit Stäbchen lernt man schneller, wenn man Hunger hat. Während eines Studienaufenthalts in China im Herbst 1986 haben wir an der Universität in Wugong ein Projekt mit schwangeren Frauen durchgeführt, und in der Provinz Henan habe ich ein Gutachten über ein Fischzuchtprojekt der Deutschen Welthungerhilfe erstellt, bei der ich viele Jahre im wissenschaftlichen Beirat tätig war. Bei diesem Aufenthalt konnte ich mich mit der Geschichte des Landes sowie den unterschiedlichen Ess- und Trinkgewohnheiten in China vertraut machen. Die asiatische Küche ist vielfältig. Asien ist ein riesiger Kontinent mit vielen Völkern und sehr unterschiedlichen regionalen Traditionen. Am bekanntesten sind bei uns die chinesische, die japanische und die thailändische Küche. Für sie alle gilt: Als Grundnahrungsmittel steht der Reis im Vordergrund, außerdem Nudeln und Sojaprodukte. Dafür fehlen Milchprodukte, weil die Laktoseintoleranz bei den Asiaten weitverbreitet ist. Fleisch kommt meist nur in kleineren Mengen auf den Tisch und gilt in vielen Regionen noch als teures Essen. Beliebt sind Schwein, Huhn, Rind und Ente.

Nun habe ich in China auch noch ganz andere »Lebensmittel« gesehen …

Ja, speziell die kantonesische Küche ist recht ausgefallen, denn sie hat eine Vorliebe für Zutaten wie Insekten, Schlangen oder Wildtiere. Die Behauptung, dass auch Hunde- oder Katzenfleisch gegessen wird, ist zwar richtig; gegessen werden sie allerdings eher selten, weil diese Produkte teuer sind. Schwalbennester und Haifischflossen kommen in die Suppe, weil sie für eine gute Konsistenz sorgen und den Körper stärken sollen. Das Essen wird auch in der asiatischen Küche als elementar für die Gesunderhaltung des Körpers gesehen. Dies wird beispielsweise an der Eingruppierung der Nahrungsmittel in die fünf Elemente sowie dem Prinzip von Yin und Yang deutlich, die beide eine wichtige Rolle in der fernöstlichen Küche spielen. Die Temperatur des Essens wird auch beachtet; so sollen beispielsweise kalte Speisen gemieden werden, weil sie dem Körper Energie rauben. In der Regel ist das Verhältnis von Fleisch, Gemüse, Reis und Getreide ausgewogen. Alle Zutaten werden in mundgerechte Stücke geschnitten und dann nur kurz im Wok erhitzt, sodass die wertvollen Inhaltsstoffe überwiegend erhalten bleiben. Das Aussehen der Mahlzeit ist sehr wichtig bei den asiatischen Speisen; deshalb wird immer darauf geachtet, dass insbesondere die verwendeten Gemüsearten unterschiedliche Farben haben, sodass das fertige Gericht ein buntes Farbenspiel ergibt. In Restaurants werden aus Gemüse und Obst häufig hübsche Figuren geschnitzt.

In den Restaurants gibt es keine klassische Menüfolge wie bei uns, also mit Vor-, Haupt- und Nachspeise, sondern es wird alles zusammen serviert.

Genau, üblicherweise versammeln sich alle um einen runden Tisch mit einer drehbaren Platte in der Tischmitte, auf dem alle Gerichte serviert werden; davon bedient sich jeder. In manchen asiatischen Kulturen werden schwere Speisen vor den leichten serviert oder trockene Speisen vor der Suppe. Im Süden Chinas wird der Reis erst gegen Ende der Mahlzeit gebracht, um den eventuell noch vorhandenen Hunger zu stillen. Die Suppe bildet oft den letzten Gang, weil man denkt, dass damit jetzt die allerletzten »Hohlräume« im Magen ausgefüllt werden können. Dabei wird immer mehr angeboten, als die Gäste essen können. Es muss immer etwas übrig bleiben, damit keiner auf die Idee kommt, dass der Gastgeber zu wenig Essen angeboten hat, was zu einem Gesichtsverlust führen würde. Diese peinliche Situation wird von Nichtasiaten häufig missverstanden.

Recht auffällig sind ja in China auch die Tischsitten. Da schütteln viele Europäer den Kopf.

Stimmt, es ist dort üblich zu schmatzen, zu schlürfen, zu rülpsen oder mit vollem Mund zu reden. Auch das Spucken gehört zum Essen dazu; die Knochenstückchen werden aus dem Mund direkt auf den Boden gespuckt. Essensreste, die zwischen den Zähnen hängen geblieben sind, entfernt man mit den Fingern. Lustigerweise gilt das Schnäuzen am Tisch dagegen als sehr unhöflich; dazu wird die Toilette aufgesucht. Insgesamt wird laut und unbeschwert geredet und gelacht. Bei Fisch und Fleisch werden älteren Menschen häufig die besten Stücke überlassen. Lautes Schlürfen macht im übrigen Sinn, dadurch wird die Suppe mit Luft vermischt; ihr Aroma und Geschmack können so richtig zur Geltung kommen. Denk nur an eine professionelle Weinverkostung, da gibt es klare Parallelen.

Apropos Wein – es wird ja ordentlich getrunken …

… und ein beliebtes Getränk ist Schnaps, dabei wird das Schnapsglas mit dem Ausruf »Ganbei« (»Trockne das Glas«, also Prost) auf einen Zug geleert. Auch Bier, Pflaumenwein und Reiswein werden häufig auf diese Weise sehr schnell ausgetrunken. Bier wurde von den Deutschen in China eingeführt; in der ehemaligen deutschen Kolonie Qingdao steht noch heute das Anfang des 20. Jahrhunderts errichtete Brauhaus. In Japan trinkt man den Reisschnaps Sake, der aber nicht mit Reisgerichten zusammen serviert wird, weil er als Reisäquivalent angesehen wird. Wein ist noch unüblich, obwohl der Weinanbau eine lange Tradition hat; geschmacklich passt er nicht so richtig zu den intensiven Gewürzen der asiatischen Küche. Aus Prestigegründen wird aber in jüngster Zeit mehr und mehr Wein angeboten, er ist deshalb bei der wohlhabenden Schicht zunehmend beliebt.

Nicht dass wir einen falschen Eindruck erwecken, es gibt ja auch ein paar alkoholfreie Getränke.

Da ist dann grüner Tee sowohl in China als auch in Japan das übliche Getränk.

Die japanische Küche unterscheidet sich ja teilweise deutlich von der chinesischen. In Japan dominieren Fischgerichte, was einen bei einem Inselstaat nicht wirklich wundert.

Ja, Fisch und Meeresfrüchte sind natürlich die Hauptbestandteile der Kost. Charakteristisch für die japanische Küche ist die sparsame Verwendung von Öl und Gewürzen, damit der Eigengeschmack der frischen Produkte mehr zur Geltung kommt. Die hohe Lebenserwartung der Japaner wird unter anderem auf die verwendeten Lebensmittel und deren Zubereitung zurückgeführt.

Vielleicht sollten sie sich auch noch etwas mehr um eine anregende Ernährung kümmern, die für mehr Nachwuchs sorgt, denn dabei hapert es in Japan. Viele Alte, kaum junge Menschen. Ich glaube ja nicht, dass der Reis die Geburtenrate steigern kann.

Reis ist ein Nahrungsmittel mit hohem Prestige, weil er bei der einfachen Landbevölkerung als Festmahl galt, die früher eher Hirse und Süßkartoffeln als Grundnahrungsmittel aß. Der Reis wird als nationales Symbol angesehen. In erster Linie ist es der lokale kurzkörnige Reis, importierten Reis halten viele Japaner eher für minderwertig. Suppen sind in der japanischen Küche ebenfalls weitverbreitet; sie werden aus getrocknetem Fisch, Seetang und Shiitake-Pilzen hergestellt. Eine Sojapaste namens Miso ist die Grundlage für Suppen mit Gemüse und Tofu. Eingelegtes Gemüse spielt ebenfalls eine wichtige Rolle, früher wurde es vor allem in der Winterzeit gegessen. Eingelegt werden Chinakohl, Gurken, Auberginen und Rüben. Wenn der Fisch frisch ist, wird er am liebsten roh gegessen. Das inzwischen sehr bekannte Sushi war früher eine Konservierungsmethode, bei der man rohen Fisch gesalzen und in fermentierten Reis eingewickelt hat, der dann zusammen mit einer Sojasoße und Wasabi (japanischer Meerrettich) gegessen wurde. Heute nimmt man bei Sushi als Hülle häufig essbare Algen.

Früher war in Japan Fleisch quasi aus religiösen Gründen verpönt. Das hat sich allerdings mittlerweile geändert.

Nachdem in Japan im 6. Jahrhundert der Buddhismus eingeführt und zur Staatsreligion erklärt wurde, war das Essen von Fleisch tabu. Einer der Grundsätze des Buddhismus beinhaltet nämlich, keine Lebewesen zu töten. Damit wurde der Verzehr von Rindern, Pferden, Hunden, Affen und Hühnern offiziell ausgeschlossen. Wenn aber das Tier bereits tot war, durfte es gegessen werden. Offiziell wurden in Japan über 1000 Jahre weder Fleisch noch Milchprodukte gegessen. Für Fische und Meeresfrüchte wurde eine Ausnahme gemacht.

Die haben das so lange eisern durchgehalten?

Na ja, archäologische Funde in der Gegend von Tokio haben gezeigt, dass sich viele Tierknochen in Abfallgruben befanden, unter anderem von Wildschweinen, Bären, Pferden, Affen und Hunden. Deshalb ist davon auszugehen, dass das Fleischverbot nicht so streng eingehalten wurde, aber man hat es immer wieder aufs Neue verhängt. Ein Wandel in den Essgewohnheiten der Japaner erfolgte dann im 19. Jahrhundert, als durch den westlichen Einfluss Rindfleisch als Nahrungsmittel eingeführt und die ersten Schlachthäuser eingerichtet wurden. Schweinefleisch zog in den 1930er-Jahren nach.

In Japan wird auch Walfleisch angeboten, aber so richtig lecker ist das ja nicht.

Walfleisch war früher ein Alltagsgericht. Viele Kinder denken mit Grausen daran, denn es war Teil der Schulspeisungen und auch eine Art nationales Symbol. Gestrandete Wale wurden schon immer gegessen. Der gezielte Walfang begann im 16. Jahrhundert zunächst mit Harpunen, später mit Netzen. Aus früheren Zeiten gibt es ein spezielles Kochbuch, nach dem fast alle Teile des Wals verwertet werden können: Fleisch, Innereien und das Fett. Das Walfleisch, Sashimi genannt, wird gekocht, gegrillt, frittiert, geräuchert, getrocknet oder in Suppen verzehrt. Heute wird nur noch sehr wenig Walfleisch gegessen, obwohl die Preise dafür stark gesunken sind. Und du hast recht: Geschmacklich scheint das eher trockene Fleisch nicht gut zu sein, und außer den Schulkindern erinnern sich auch die älteren Japaner nicht so gern daran; es weckt zwangsläufig Gedanken an die Notzeiten nach dem Krieg. Seit 1987 wird der Walfang angeblich nur noch aus wissenschaftlichen Gründen betrieben, und nur was nach der »Forschung« übrig bleibt, darf vermarktet werden. Man hat deshalb versucht, Hamburger mit Walfleisch anzubieten, aber das war wenig erfolgreich; inzwischen wird es überwiegend zu Hundefutter verarbeitet.

Kommen wir zur thailändischen Küche, die auch in Deutschland zunehmend beliebter wird. Du hast ja fünf Jahre mit deiner Familie in Thailand gelebt und kennst dich bestens aus mit der köstlichen Küche Siams, wie man Thailand früher nannte.

Obwohl es einige Zeit gedauert hat, haben wir doch relativ schnell die scharf gewürzten Gerichte schätzen gelernt, daran hat sich bis heute nichts geändert. Meine Frau hat gelernt, wie die thailändischen Speisen zubereitet werden, sehr zum Vergnügen unserer Gäste – wenn sie nicht gerade Knoblauch ablehnen. Die Essgewohnheiten in Thailand wurden durch chinesische und indische Einwanderer beeinflusst, aber auch durch Rezepte aus Europa. So haben beispielsweise die portugiesischen Missionare die Chilis in Thailand eingeführt. Auch hier ist das Grundnahrungsmittel Reis, am bekanntesten ist der Jasminreis, auch als Duftreis bekannt. An Gewürzen wird in erster Linie die Fischsauce aus Sardellen, Chilis, thailändischem Basilikum, Koriander, Zitronengras und Knoblauch verwendet. Zunächst wird eine Paste aus verschiedenen Kräutern in einem Mörser hergestellt, diese kommt mit etwas Öl in den Wok und wird anschließend mit weiteren Zutaten wie Fleisch, Fisch, Gemüse oder Nudeln ergänzt und zusammen geschmort. Auch hier werden alle Speisen zusammen serviert, die ein ausgeglichenes Verhältnis zwischen scharfen und milden Gerichten aufweisen. Als Beilage findet man häufig Rohkost. Für ein harmonisches Gleichgewicht im Kör-

Von der Hand in den Mund
Früher haben die Thailänder mit den Fingern gegessen. Dies ist auch heute noch bei manchen Gerichten üblich, insbesondere im Norden Thailands, wo der Klebereis häufig die Grundlage der Mahlzeit ist. Anfang des 19. Jahrhunderts wurde durch die Auslandsaufenthalte des Königs das Essen mit Löffel und Gabel eingeführt, das hat sich dann rasch über die Hauptstadt hinaus verbreitet. Da das Essen in mundgerechte Stücke vorbereitet ist, braucht man kein Messer. Bei den Nudelsuppen wird mit der linken Hand die Suppe gelöffelt, mit den Essstäbchen in der rechten Hand isst man die Nudeln sowie die Fleisch- und Gemüsestücke.

per und somit für Gesundheit sorgt das Verhältnis von Yin und Yang. Die Lebensmittel werden auch nach diesem Prinzip aufgeteilt, dabei steht Yin für Kälte und Yang für Wärme. Dies hat allerdings nichts mit der tatsächlichen Temperatur der Lebensmittel zu tun. Zu den Yin-Lebensmitteln gehören viele frische Obstarten, Tomaten, Gurken, grüner Tee und Milch, zu den Yang-Lebensmitteln zählen beispielsweise Fleisch, Fisch, Ingwer und andere Gewürze. Es gibt auch neutrale Lebensmittel, die die Grundlage für jede Mahlzeit bilden: Getreide, Kohl und Hülsenfrüchte. Man geht davon aus, dass ein Ungleichgewicht in den Kräften von Yin und Yang zu Befindlichkeitsstörungen und Krankheiten führt. Da alle Menschen verschieden sind, gibt es Menschen, die mehr Yin-Energie haben, und andere mit mehr Yang-Anteilen. Diese Unterschiede werden in der Kost ausgeglichen. So sollte ein Yin-Mensch mehr Lebensmittel aus der Yang-Gruppe zu sich nehmen. Die Basis der Mahlzeiten bilden allerdings die neutralen Lebensmittel. Das Kochen in reichlich Wasser führt der Nahrung mehr Yin-Energie zu, das Braten, Grillen und langsame Kochen sorgt für mehr Yang-Energie.

Yin- und Yang-Lebensmittel

Empfohlen: vegetarische Lebensmittel wie Vollkornreis und andere Vollgetreide, Gemüse und Blattsalate, Hülsenfrüchte (v. a. Linsen), Mandeln und andere Nüsse, reife, süße Früchte, frisch gepresste Säfte, Milch, Ghee (reines Butterfett) und Honig

Wenig: Fleisch, Wurst, Fisch, Käse, Schokolade und Alkohol sowie Konserven, Tiefkühlkost, übermäßig saure, scharfe oder salzige Speisen, schwere und fettige Kost, aufgewärmte sowie extrem kalte oder heiße Speisen und Getränke

Meiden: denaturierte Lebensmittel, Speisereste

Klingt aber auch nicht gerade einfach, wenn ich mir vorstelle, dass ich dreimal täglich meine Yin- und Yang-Energie berechnen muss.

Es geht auch einfacher – und die Grundsätze werden dir sicher sehr bekannt vorkommen: Nahrungsmittel gelten als »richtig«, wenn sie in der Region wachsen, in der die Menschen leben. Die Auswahl sollte sich nach dem Angebot von Gemüse und Obst entsprechend der Jahreszeit richten, weil es die richtige Energie für den Körper enthält. Lebensmittel, die als kalt eingestuft werden, sollten eher in der warmen Jahreszeit gegessen werden, und Lebensmittel, die als warm gelten, sollten dann eben in der kalten Jahreszeit verzehrt werden. Vegetarier sollten möglichst viel Gekochtes essen, um genügend Energie zu bekommen. Lebensmittel, die industriell stark verarbeitet sind, und Tiefkühlkost werden abgelehnt, ebenso die Essenszubereitung in einem Mikrowellenherd. Aber das Ganze ist noch etwas komplexer: Zusätzlich zum Prinzip von Yin und Yang werden die Nahrungsmittel fünf Elementen zugeteilt: Holz, Erde, Feuer, Wasser und Metall. Parallel dazu werden die Lebensmittel auch noch fünf Geschmacksrichtungen zugeordnet: Dabei entspricht Holz dem sauren Geschmack, Erde dem süßen, Feuer dem bitteren, Wasser dem salzigen und Metall dem scharfen Geschmack. Diese fünf Geschmacksqualitäten beeinflussen das Energieverhältnis von Yin und Yang im Körper und sollten möglichst in jeder Mahlzeit vertreten sein, ebenso die fünf Farben (rot, grün, gelb, weiß und schwarz). Für Kinder werden Lebensmittel aus dem Element Erde empfohlen.

Die fünf Elemente
Holz – sauer: Essig, Orangen, Weizen, Huhn, Tomaten
Feuer – bitter: Rucola, Roggen
Erde – süß (baut Qi auf): Kartoffeln, Eier, Rindfleisch, Möhren
Metall – scharf: Senf, Zwiebeln
Wasser – salzig: Fisch, Oliven, Wasser, Salz

Kommen wir zum Ayurveda – das ist deutlich einfacher und auch eine Ernährungsform, die ich sehr spannend finde. Es ist unglaublich, welche Geschmacksvielfalt dabei aufgeboten werden kann.

Damit sind wir bei der indischen Küche. Die Ernährungsweise ist hier individuell auf den einzelnen Menschen abgestimmt, abhängig vom Konstitutionstyp, dem Lebensalter, der Tätigkeit, den Krankheiten, der Umgebung usw. Der Mensch wird von drei Doshas durchdrungen: Vata, Pitta und Kapha. Die Zusammensetzung der Doshas bestimmt den Konstitutionstyp. Ein Ungleichgewicht im Dosha-Verhältnis führt zu Störungen und Krankheiten. Die Nahrung soll thermische Qualitäten besitzen – also eher erwärmen – und wird in sechs Geschmacksrichtungen eingeteilt. Im Ayurveda wird nur das – und auch nur so viel – gegessen, was verdaut werden kann. Die Ernährung muss ausgewogen sein, um Körper und Geist optimal zu ernähren. Die verwendeten Lebensmittel sollten natürlich gewachsen und reif sein, und das Essen muss alle Geschmacksrichtungen enthalten sowie natürlich gut schmecken. Wichtig ist nicht nur die Art der Zubereitung, sondern auch, unter welchen Umständen, mit welcher Geisteshaltung sowie zu welcher Tages- und Jahreszeit Essen zu sich genommen wird.

Das ist eine Ernährungsform, die du sicher auch empfehlen kannst. Ich erkenne da viele deiner Vorschläge wieder.

Grundsätzlich schon. Die zugrunde liegenden Theorien sind naturwissenschaftlich nicht alle belegbar, aber in ihrer praktischen Ausgestaltung entspricht diese Ernährung weitgehend den heutigen Empfehlungen der Ernährungswissenschaft. Mit einer Einschränkung: Rohkost ist im Ayurveda nicht vorgesehen. Der Grund ist die Erfahrung, die bereits früher in tropischen Gebieten gemacht wurde, dass nämlich rohe Kost verdorben sein kann und erhitzte Kost selten zu Durchfällen oder anderen Infektionen führt.

Die wichtigsten Ernährungsempfehlungen im Ayurveda

- Nur bei Hunger essen.
- Erst wieder essen, nachdem die letzte Mahlzeit verdaut wurde.
- Die Hauptmahlzeit mittags einnehmen.
- Nie in unruhiger Gemütsverfassung essen.
- Sich nicht völlig satt essen.
- Frische, der Konstitution und Jahreszeit angepasste Lebensmittel essen.
- Wasser und Kräutertee trinken, aber nur, wenn man durstig ist.
- Alle Geschmacksrichtungen bei jeder Mahlzeit zu sich nehmen (süß, sauer, salzig, scharf, bitter und herb).
- Keine natürlichen Bedürfnisse unterdrücken (Stuhlgang, Urinlassen, Winde, Aufstoßen, Gähnen, Weinen, Lachen).

In Europa hat die Mittelmeerküche einige Berühmtheit erreicht. Zu Recht, oder? Trotz deiner Zweifel am französischen Paradox.

Ja, schon zu Recht. Trotz der regionalen Unterschiede wurde die Mittelmeerküche 2010 von der UNESCO in die repräsentative Liste des »immateriellen Kulturerbes der Menschheit« aufgenommen. Dabei findet man diese Küche in den etwa 20 Mittelmeerländern mit zahlreichen Abwandlungen. Zutaten der traditionellen Mittelmeerküchen sind frisches Gemüse wie Auberginen, Knoblauch, Lauch, Paprika, Tomaten, Zucchini und Zwiebeln. Das Olivenöl spielt eine zentrale Rolle; häufig werden Fisch und Meeresfrüchte serviert. An Kräutern und Gewürzen finden sich Anis, Basilikum, Fenchel, Koriander, Kümmel, Oregano, Rosmarin, Salbei und Thymian. Als Beilagen gibt es helles Brot, Nudeln oder Reis. Obst wird nicht in großer Menge verzehrt, auch Fleisch kommt in der klassischen Mittelmeerküche eher selten auf den Teller. In den meisten Ländern gehört Rotwein zum Essen.

Worauf führt man denn die positiven Eigenschaften der mediterranen Küche zurück? Sicher nicht nur auf den Rotwein.

Es ist die Masse an sekundären Pflanzenstoffen, denen kann man hier gar nicht entgehen. Gemüse enthält sie neben vielen wichtigen Nährstoffen und den verdauungsfördernden Ballaststoffen. Da wollen die vielen Kräuter nicht zurückstehen, sie enthalten ebenfalls eine Vielzahl an sekundären Pflanzenstoffen. Außerdem liefert Gemüse wegen seines hohen Wassergehalts nur wenig Kalorien, sodass dem Übergewicht vorgebeugt wird. Die speziell in Olivenöl enthaltenen Fettsäuren können einen zu hohen Cholesterinspiegel senken. In den vergangenen Jahrzehnten wurde besonders in Griechenland und Spanien eine Reihe von Studien durchgeführt; sie ergaben im Vergleich zu anderen Ländern, dass die Griechen und Spanier zum Untersuchungszeitpunkt deutlich weniger Übergewicht, Herz-Kreislauf-Erkrankungen und Bluthochdruck sowie eine höhere Lebenserwartung aufwiesen. Auch bei Diabetes und Schlaganfall sowie bei Blutzucker und Blutfett zeigten sich günstige Werte. Diese positiven Ergebnisse wurden auf die Ernährung und auf den gesamten Lebensstil zurückgeführt. Aus diesen Erkenntnissen wurde dann die sogenannte Mittelmeer-Diät entwickelt, die jedoch deutlich weniger Fett enthält als die übliche Kost in den dortigen Ländern.

Nun muss ich aber sagen, dass man auch in den Mittelmeerländern zunehmend mehr übergewichtige Menschen antrifft.

Ja, und das liegt daran, dass deren Ernährung der unsrigen, eigentlich mehr noch der US-amerikanischen, immer ähnlicher wird. Viel Fleisch, wenig Ballaststoffe und stark verarbeitete Nahrung führen natürlich auch in der Mittelmeerregion dazu, dass die Menschen die gleichen Krankheiten bekommen wie bei uns. So finden sich in Griechenland und Spanien mittlerweile genauso viele Übergewichtige sowie Menschen mit Herz-Kreislauf-Erkrankungen, Diabetes, Bluthochdruck und Krebs wie in anderen westlichen Ländern. Wenn du heute die klassische Mittelmeerkost finden willst, musst du nach Sardinien fahren und dort in den Bergregionen wandern.

Thema dieses Kapitels ist ja: So essen die anderen. Aber ich würde gerne noch ein paar Sätze über die Menschen verlieren, die gerne so essen würden wie wir, aber keine Chance haben, weil sie in den »falschen« Ländern auf die Welt gekommen sind.

Ich weiß, was du meinst. Zurzeit leben etwa 7,5 Milliarden Menschen auf der Erde. Die Zahl der hungernden Menschen ist nicht genau bekannt, aber sie hat sich in den letzten Jahrzehnten nicht wesentlich geändert und dürfte bei etwa 800 Millionen liegen. Derzeit ist die Anzahl etwas rückläufig, aber immer noch hungert mindestens jeder neunte Mensch auf der Erde. Etwa zwei Milliarden Menschen sind so unterernährt, dass die Kinder nur langsam wachsen, auch weil ihre Mütter sie nicht ausreichend stillen können. Jährlich sterben bis zu zehn Millionen Menschen an Unterernährung, überwiegend Kinder. Dabei sterben diese Kinder meistens nicht an Unterernährung, sondern an eher banalen Gesundheitsstörungen wie Grippe und Durchfall, weil der durch Nahrungsmangel geschwächte Körper nicht über ausreichend Abwehrkräfte verfügt. Die Gründe für den Hunger sind vielseitig. Die Hungernden sind gleichzeitig die Armen dieser Welt, die überwiegend in den sogenannten Entwicklungsländern in ländlichen Regionen oder in Armensiedlungen von Metropolen leben. Diese Menschen haben zu wenig Geld, um sich die Lebensmittel zu kaufen, auch wenn sie in ausreichender Menge vorhanden sind. Allerdings ist in vielen Entwicklungsländern die Versorgung der Bevölkerung mit ausreichend Nahrung völlig unzureichend. Außerdem entstehen erhebliche Verluste an Nahrung durch Nagetiere, unsachgemäße Lagerung und Zubereitung. Es fehlen produktive und umweltschonende Anbautechniken und entsprechende Schulungen für Bauern sowie Bildungsprogramme für Frauen.

Aber auch die sogenannte erste Welt trägt nicht unwesentlich zu den Problemen der Entwicklungsländer bei, das habe ich bei meinen Reisen und Projekten in verschiedenen Ländern nur allzu oft feststellen müssen.

Ja, wir tragen zum Hunger in Krisenländern bei, indem wir pflanzliche Nahrungsmittel – beispielsweise Soja und Maniok –, die der lokalen Bevölkerung als Nahrung dienen, für die Tiermast aufkaufen. Weitere Fehlentwicklungen sind der massive Kauf wertvoller Ackerböden von Investoren, die problematische Subventionspolitik der EU für unsere Landwirtschaft und überschüssige Nahrung sowie die Börsenspekulationen mit Nahrungsmitteln.

Was kann man denn ändern?

Die Lösung des Hungerproblems ist komplex, ein Patentrezept gibt es nicht. Es zeigt sich, dass Ernährungskrisen von der Gesamtentwicklung und den internationalen Beziehungen eines Landes nicht zu trennen sind. Daher verbessern isolierte Maßnahmen die Situation nicht nachhaltig. Je nach Region müssen die sozialen, politischen, wirtschaftlichen, ökologischen und geografischen Bedingungen berücksichtigt werden. Der Bekämpfung der Armut kommt eine zentrale Bedeutung zu. Erfolgversprechend wären Maßnahmen, die in unserer Verantwortung liegen, wie eine Reform der Welthandelsstrukturen, Schuldenerlasse, mehr Entwicklungshilfe und gerechtere Rohstoffpreise.

Vor allem meine Begegnungen mit Karlheinz Böhm haben mir deutlich gemacht, dass es letztendlich nur ein sinnvolles Konzept gibt, nämlich die Hilfe zur Selbsthilfe. Auch Karlheinz hat vehement die Missstände angeprangert und sie immer wieder ins Bewusstsein gerückt.

Er hat natürlich erkannt, dass Strategien zur Verbesserung der Situation nur dann erfolgreich sein können, wenn lokal angepasste Maßnahmen ergriffen werden. Interventionen von außen werden ja schnell als Eingriffe in innere Angelegenheiten verstanden und sind deshalb meist unerwünscht. Deshalb sollte das Prinzip der Hilfe zur Selbsthilfe allen Maßnahmen zur Verbesserung der Ernährungssituation in Armutsgesellschaften zugrunde liegen. Ich weiß, es klingt etwas pathetisch, aber wir sind gefordert. Wenn wir weniger Lebensmittel verschwenden und die riesigen Ausgaben für Militär, Waffen und allerlei Luxus drosseln würden, sollte es möglich sein, eine Welt ohne Hunger zu schaffen. Dazu ist ein grundlegendes Umdenken bei uns erforderlich, um das Grundrecht auf Nahrung sowie ein würdiges Leben für alle zu ermöglichen. Es ist ein Armutszeugnis für die Menschheit, dass Menschen hungern – und verhungern.

KURZ GEFASST

- Von der Hand in den Mund – Essen in Thailand.
- Leben im Ausgleich: das Prinzip von Yin und Yang.
- Ayurveda ist gesund.
- In Japan sind Fisch und Soja beliebt.
- Ausgezeichnet: die Mittelmeerküche.
- Überfluss und Mangel: Es gibt zu viele Hungernde auf der Welt.

16
»Bier auf Wein …«
oder
Irrtümer und andere Erkenntnisse

FRANK ELSTNER

Reden wir über die richtigen und vermeintlichen Erkenntnisse, die sich im Laufe der Jahrhunderte so rund ums Essen und Trinken angesammelt haben. »Bier auf Wein, das lass sein!«, lautet der Rat. Dabei geht man davon aus, dass diese Reihenfolge sowohl den entstehenden Rausch als auch den darauffolgenden Kater beeinflussen kann. Ist denn da etwas dran?

PROF. DR. CLAUS LEITZMANN

Der zweite Teil dieses Trinkspruchs lautet: »Wein auf Bier, das rat ich dir.« Dieser Ratschlag hat eine schlüssige Erklärung, da Bier weniger Alkohol enthält als Wein. Wenn also zunächst der größte Durst mit Bier gelöscht wird, dann wird eventuell nicht mehr so viel Wein getrunken und damit insgesamt weniger Alkohol aufgenommen, als wenn der Durst zuerst mit Wein gestillt wird. Gemäß dieser Logik könnte man diesen (Nicht-)Mythos jedoch erweitern und sagen: »Schnaps auf Wein, das ist fein.« Diese theoretische Schlussfolgerung sollte wohl besser nicht in die Praxis umgesetzt werden; das würde zu einer übermäßigen Alkoholaufnahme führen.

Außer wenn es bei einem Verdauungsschnaps bleibt. Immerhin haben wir bei den Bitterstoffen gelernt, dass die tatsächlich einen guten Job machen.

Der Verdauungsschnaps soll ja das Völlegefühl beseitigen. Dies würde aber nur funktionieren, wenn sich durch den Schnaps der Magen schneller entleeren würde und das Fett dadurch schneller aufgenommen wird. Das ist allerdings graue Theorie, in Wirklichkeit passiert genau das Gegenteil: Alkohol verlangsamt die Magenentleerung und hemmt die Aufnahme von Nährstoffen aus dem Verdauungstrakt. Wie gesagt: Die Kräuter im Kräuterschnaps können bei der Verdauung helfen. Dazu müssen sie aber nicht mit Alkohol zugeführt werden. Eine Portion Kräuter im Salat oder als Kräutertee serviert (z. B. Hopfen, Beifuß, Wermut) kann sogar eine bessere Wirkung erzielen.

Nächstes Thema: Sollte man beim Essen trinken oder besser nicht?

Das hängt von der Menge ab. Die Begründung der Nichttrinker lautet: Getränke können die Magensäure stark verdünnen, und deshalb kann die Nahrung nicht mehr richtig verdaut werden. In Untersuchungen wurde festgestellt, dass kleinere Trinkmengen einen vernachlässigbaren Einfluss auf die Magensäure ausüben. Große Trinkmengen hingegen verdünnen die Magensäure tatsächlich, sodass die Verdauung beeinträchtigt wird.

Also wenig trinken?

Na ja, so einfach ist es auch nicht. Bestimmte Produkte sollten nämlich gerade mit genügend Flüssigkeit aufgenommen werden, beispielsweise Ballastpräparate (Kleie, Pektin, Chiasamen, Flohsamen etc.). Besonders wenn diese in größeren Mengen konsumiert werden, sollten sie vorher gründlich eingeweicht oder mit genügend Flüssigkeit verzehrt werden, weil sie sonst im Magen quellen und zu einem Magen- oder Darmverschluss führen können. Bekannt ist allerdings, dass Trinken vor dem Essen zu einer geringeren Nahrungszufuhr führt, da die Flüssigkeit zur Magenfüllung beiträgt. Aber nicht jeder Bissen sollte mit einem Schluck Flüssigkeit heruntergespült werden, auch weil dadurch ein gründliches Kauen unterbleibt.

Na – was nun?

Wie in anderen Situationen auch ist das Trinken eine individuelle Angelegenheit, denn es gibt Menschen, die gesundheitliche Probleme oder problematische Angewohnheiten haben. Auch die Trinkmenge und die Art der Getränke sind entscheidend.

Was meinst du mit »problematischen Angewohnheiten«?

Beispielsweise Menschen, die wegen Stress, Nikotin, fettiger Speisen oder Alkohol zu viel Magensäure produzieren. Hier kann eine gewisse Trinkmenge zum Essen sogar nützlich sein. Die meisten Menschen merken, ob sie eher zu viel Magensäure produzieren, meist daran, dass sie an Sodbrennen leiden. Danach kann man sich mit seinem Trinkverhalten richten. Alkohol führt auch zu einer gesteigerten Magensäureproduktion und wird deshalb oft vor dem Essen getrunken, um die Verdauung anzuregen. Das muss aber nicht sein, denn ein gesunder Körper reguliert sowohl den Appetit als auch die Magensäure nach den jeweiligen Bedürfnissen.

Dann also die Frage an den Ernährungswissenschaftler: Was empfiehlst du uns denn?

Für den gesunden Erwachsenen, der kein Kettenraucher oder Alkoholiker ist, empfehle ich, den größten Teil der empfohlenen Trinkmenge von täglich etwa zwei Litern nicht unbedingt zu den Mahlzeiten zu trinken – eher ab zwei bis drei Stunden danach bzw. bis 30 Minuten vor einer Mahlzeit. Ein kleines Glas Wasser, ein Glas Wein oder ein kleines Bier zum Essen sind für einen gesunden Erwachsenen unproblematisch. Alkohol kann zwar zur Gemütlichkeit beitragen, aber dazu reicht ein Glas – darüber hinaus kann es eher ungemütlich werden. Im Übrigen kann man davon ausgehen, dass sich der gesunde Körper meist den Trinkgewohnheiten anpasst und so reguliert, dass nicht so schnell mit großen Nachteilen gerechnet werden muss. Ausreichend Trinken entlastet die Nieren und erleichtert die Ausscheidung von Stoffwechselabfällen.

Früher hat man oft gehört, man solle morgens frühstücken wie ein Kaiser, mittags essen wie ein König und abends essen wie ein Bettler. Ist diese Theorie noch zeitgemäß?

Angeblich hat dieses Sprichwort seinen Ursprung im alten China. Damals mussten die Menschen körperlich hart arbeiten – man denke nur an den Bau der Chinesischen Mauer. Daher wurde bereits morgens und dann nochmals mittags ordentlich gegessen, um den ganzen Tag leistungsfähig zu sein. Das Abendessen fällt dann deutlich geringer aus, denn im Schlaf muss nur der Grundumsatz aufrechterhalten werden. Auch in unserem Kulturkreis wurde dieses Essverhalten empfohlen, solange die Menschen noch körperlich schwer arbeiten mussten; heute sind aber vergleichsweise nur noch wenige so stark gefordert. Allerdings gibt es die Erfahrung, dass eine üppige Mahlzeit spät am Abend einen unruhigen Schlaf verursacht. Auch dies war schon im alten China bekannt, von Laotse ist die Empfehlung überliefert: Das Abendessen überlasse deinen Feinden. Man sieht: Der Wert eines erholsamen Schlafs wurde hochgeschätzt.

Danach verhalten sich die Südeuropäer völlig falsch, denn in diesen Ländern wird oft erst spät am Abend richtig zugelangt.

Das könnte ein Überbleibsel aus der Zeit der Sammler und Jäger sein, als die Männer am Tage gejagt haben und abends die Beute mit der Familie verzehrten. Morgens gab es dann wenig oder nichts mehr zu essen. So ähnlich machen es die Südeuropäer heute noch – und beginnen den Tag mit einer Portion starkem Kaffee.

Und – schlafen die gut?

Über die Schlafqualität der Menschen in der Steinzeit ist leider nichts Brauchbares überliefert, und auch für den Mittelmeerraum gibt es keine entsprechenden Studien. Aber klar ist, dass der Organismus durch ein bescheidenes Abendessen nachts weniger belastet wird, da die energieaufwendigen Verdauungsvorgänge nicht stattfinden. Dieser Zustand wird auch durch das sogenannte Dinner-Cancelling erreicht, das neben dem guten Schlaf zur langfristigen Körpergewichtsabnahme sowie einem verzögerten Alterungsprozess beitragen soll. Wissenschaftlich wurden diese Wirkungen bisher nicht nachgewiesen, Nachteile sind aber auch nicht bekannt. Letztlich bleibt die Einhaltung des Sprichworts also dir überlassen, die Gewohnheiten, Vorlieben und Abneigungen der Menschen sind so unterschiedlich wie ihre Schuhgrößen. Für viele Menschen ist das Sprichwort wie gemacht, denn sie fühlen sich wohl damit und profitieren von den positiven Wirkungen. Auch hier gilt: Probieren geht über Studieren.

Uneinig sind sich viele auch in der Frage, wie viele Mahlzeiten am Tag gegessen werden sollten. Die einen schwören auf drei ordentliche Portionen, andere empfehlen hingegen fünf kleinere. Was macht denn am meisten Sinn?

Wenn du es genau wissen willst: Eine wissenschaftlich abgesicherte Empfehlung für die richtige tägliche Mahlzeitenfrequenz gibt es auch nicht. Erst einmal ist es sinnvoll, die Nahrungs- und damit die Energiezufuhr auf mehrere Mahlzeiten zu verteilen, weil so die für die Muskelarbeit erforderliche Energie gleichmäßig über den Tag verteilt zur Verfügung steht. Außerdem nimmt der Körper von manchen Nährstoffen weniger auf, wenn man viele davon zu sich nimmt. Auch Heißhungerattacken lassen sich durch mindestens drei Mahlzeiten am Tag vermeiden. Trotzdem bleibt die tägliche Mahlzeitenfrequenz eine individuelle Entscheidung, denn es gibt Menschen, die nur eine oder zwei Mahlzeiten am Tag essen und sich dabei wohlfühlen, andere essen und trinken permanent kleine Portionen über den ganzen Tag verteilt. Jedenfalls sind ganz andere Faktoren deutlich wichtiger als die Mahlzeitenfrequenz.

Na ja, trotzdem die Frage: Was kommt dem Körper eher zugute?

Bei drei größeren Mahlzeiten pro Tag liegt in den relativ langen Zwischenphasen ein niedriger Insulinspiegel vor, da die Bauchspeicheldrüse nicht permanent durch Zwischenmahlzeiten zu weiterer Insulinproduktion angeregt wird. Da Insulin sowohl den Fettaufbau begünstigt als auch den Fettabbau hemmt, könnte man hier einen gewissen Vorteil von drei Hauptmahlzeiten sehen. Aus dem gleichen Grund können übergewichtige Menschen langfristig ihr Körpergewicht reduzieren, wenn sie am Abend nicht zu spät nur kleinere Mahlzeiten zu sich nehmen, weil in diesem Fall der Körper nachts auf die Fettreserven als Energiequelle zurückgreifen muss. Der Grundumsatz des Körpers ist Tag und Nacht der gleiche und macht bei den meist bewegungsarmen Menschen mindestens zwei Drittel des gesamten Energieumsatzes aus.

Gut, also ein Punktesieg für drei Mahlzeiten am Tag?

Nicht ganz. Wenn du lange Pausen zwischen den Mahlzeiten einlegst, dann steigt die Insulinausschüttung nach einer größeren Mahlzeit stärker an, was dazu führen kann, dass du schneller Hunger bekommst, besonders wenn der Blutzuckerspiegel durch intensive körperliche Aktivität oder eine zu geringe Nahrungsenergiezufuhr zu stark absinkt.

Also, was rät der Fachmann?

Ich rate dem Typ-2-Diabetiker, die tägliche Nahrungsenergiemenge auf drei umfangreiche Haupt- und zwei kleinere Zwischenmahlzeiten zu verteilen. Für stoffwechselgesunde Menschen bestehen nach bisherigen Kenntnissen keine Vorteile durch kleinere, häufigere Mahlzeiten. Ein anderer Faktor ist aber viel wichtiger, und bevor du fragen musst, verrate ich es dir: Die Größe der Mahlzeiten hat einen deutlich größeren Einfluss auf deine Stimmung. Üppige Mahlzeiten machen nicht nur müde, sondern verringern auch das Wohlbefinden. Mein Rat? Halten wir uns an das schöne Sprichwort »Wenn es am besten schmeckt, sollte man aufhören« und an eine Weisheit der Menschen auf der japanischen Insel Okinawa, sie besagt: »Hara Hachi Bu« (»Iss, bis du nur zu 80 Prozent voll bist«).

Wir haben ja darüber geredet, dass Tiere, wenn sie weniger fressen, länger leben – ein Effekt, der aber beim Menschen augenscheinlich nicht belegt ist.

Wenn man Menschen über einen gewissen Zeitraum nur eine Mahlzeit pro Tag erlaubt, dann zeigt sich natürlich eine signifikante Zunahme des Hungergefühls und des Heißhungers, aber die Fettmasse des Körpers verringert sich, was jetzt keine große Überraschung ist. Allerdings steigen gleichzeitig der Blutdruck und die Cholesterinwerte, sodass dieses Essverhalten nicht empfohlen werden kann. Eine Zusammenfassung der umfangreichen Literatur zum Thema Lebensverlängerung besagt, dass eine knappe Ernährung günstiger ist als eine üppige Ernährung, ebenso wie ein permanenter geringer Hunger in jüngeren Lebensjahren. Aber, Frank, viele Menschen haben überhaupt keine Variationsmöglichkeiten bei der täglichen Anzahl der Mahlzeiten. Für Berufstätige, die häufig abends ihre Hauptmahlzeit einnehmen, sind diese Maßnahmen im Alltag nur schwer zu realisieren. Noch schwieriger wird es für Schichtarbeiter. Aber die, die wählen können, dürfen selbst herausfinden und für sich entscheiden, wie viele Mahlzeiten pro Tag für ihre Gesundheit und ihr Wohlbefinden optimal sind. Auch hier gilt: Probieren geht über Studieren.

Kommen wir zu ein paar Lebensmitteln: Salat besteht hauptsächlich aus Wasser. Außer Fleisch- oder Wurstsalat natürlich – stimmt wohl, oder?

Salat besteht tatsächlich bis zu 95 Prozent aus Wasser, das ist aber bei der heutigen Überernährung ein Vorteil, besonders wenn er vor Hauptmahlzeiten gegessen wird, denn durch die Magenfüllung werden bereits die ersten Sättigungssignale aktiviert. Auch die Zeit, die das Verspeisen des Salats in Anspruch nimmt, trägt zur Sättigung bei, denn das Signal, dass man eigentlich satt ist, kommt ja bekanntermaßen erst nach etwa 20 Minuten Essenszeit im Gehirn an. Da man Salat roh isst, wird ein weiterer Vorteil genutzt, denn die Ballaststoffe können ihre günstigen Wirkungen in roher Form voll ausspielen. Außerdem gibt es nährstoffreiche Wildkräuter als Zutaten und unseren Rapunzel, der während der gesamten kalten Jahreszeit angeboten wird. Wichtig ist noch, dass Salate nicht in fettreichen Soßen ertränkt werden sollten.

Was ist besser – Butter oder Margarine?

Richtig ist: Butter schmeckt zwar gut, sie besteht aber zu 80 Prozent aus Fett und ist reich an Cholesterin, also ein mögliches Risiko für Herz-Kreislauf-Erkrankungen. Für Veganer ist Butter sowieso kein Thema. Margarine enthält auch etwa 80 Prozent Fett, das aus pflanzlichen Ölen besteht und mehr positive ungesättigte Fettsäuren enthält. Menschen mit erhöhten Blutfettwerten und diejenigen, die keine tierischen Produkte essen, sollten Margarine mit einem hohen Gehalt an mehrfach ungesättigten Fettsäuren verwenden – und das sparsam!

Smoothies – da spar ich mir das Kauen und trinke mein Obst und Gemüse einfach.

Smoothies sind in der Tat eine bequeme Art, allerlei Obst und Gemüse zu konsumieren, und je nach Geschmack und Verfügbarkeit sind sie auch schnell zubereitet. Für Menschen, die sonst kein oder nur wenig Gemüse und Obst essen, kann es ein Gewinn sein, auch weil die Pflanzenzellen beim Mixen aufgebrochen werden und dadurch die Nährstoffe zu einem größeren Anteil aufgenommen werden können. Es stellt sich aber die berechtigte Frage, warum der Mensch Zähne hat und ob es gut ist, dass der zur Sättigung beitragende Kauvorgang, der damit verbundene Speichelfluss und die Vorverdauung im Mund sowie der ebenfalls zur Sättigung beitragende Zeitaufwand ignoriert werden. Smoothies sind daher nicht nur positiv zu bewerten. In kleineren Mengen sind sie wohl unproblematisch, aber sie sollten nicht als Ersatz für den Verzehr unzerstörter Lebensmittel dienen.

»Light« macht schlank – das stimmt nicht, hört man immer häufiger. Woran liegt das?

Richtig ist: Light-Produkte enthalten weniger Energie in Form von Fett oder Zucker. Wenn diese Produkte in den gewohnten Mengen verzehrt werden, dann nimmt man auch ab.

Da die geringere Energiedichte dieser Produkte aber kein starkes Sättigungsgefühl auslöst, besteht die Gefahr, dass mehr als die gewohnte Menge davon gegessen wird. Das gilt auch bei Getränken. Wenn der Zucker durch Süßstoffe ersetzt wird, sinkt der Kaloriengehalt deutlich; bei gleicher Trinkmenge wird man also Gewicht abnehmen. Allerdings können Süßstoffe appetitanregend wirken, und sie irritieren die Bauchspeicheldrüse, die aufgrund des süßen Geschmacks zusätzlich Insulin abgibt, obwohl es gar nicht gebraucht wird.

Und nun die gute Nachricht: Schokolade hilft beim Abnehmen!

Diese Theorie beruht leider auf einer Veröffentlichung mit absichtlich erfundenen Daten. Diese Falschmeldung hat die Glaubwürdigkeit der Wissenschaft beschädigt und für Verunsicherung der Verbraucher gesorgt, denn Schokolade enthält je nach Sorte zwischen 500 und 600 Kilokalorien pro 100 Gramm und ist damit ein sehr energiereiches Produkt. Aber es gibt dennoch eine gute Nachricht: Besonders Bitterschokolade mit einem hohen Kakaoanteil enthält herzschützende Antioxidantien wie Epicatechin (ein Flavonoid). Weitere Polyphenole können den Blutdruck senken und das Risiko für Herzinfarkt und Schlaganfall verringern.

KURZ GEFASST

- Vorschlag aus alten Zeiten: Morgens essen wie ein Kaiser.
- Nahrungsaufnahme: Wie es euch gefällt.
- Zum Essen nicht zu viel trinken.
- Zugabe: Smoothies sind erlaubt.
- Leider: Schokolade hilft nicht beim Abnehmen.
- Wer weniger isst, lebt länger in Gesundheit.

17
»Zuerst kommt das Fressen …«
oder
Rückblick und Ausblick

FRANK ELSTNER

Du sagst, dass es oft schwer ist, aussagekräftige Studien zu Themen der Ernährung zu finden, weil die Nahrungsmittel aus unzähligen unterschiedlichen Stoffen bestehen, von denen wir viele immer noch nicht kennen. Auf der anderen Seite können wir doch auf jahrhundertealte Erfahrungen zugreifen, was die Wirkung von Nahrung angeht. Welche Rolle spielt denn das Wissen unserer Vorfahren, die ja wenig über die Nahrungsbestandteile wussten, aber überraschend oft richtige Schlüsse gezogen haben? Wie gingen diese Erkenntnisse in deine Lehre ein?

PROF. DR. CLAUS LEITZMANN

Dass man Gesundheit essen kann, ist seit Menschengedenken bekannt – na ja, fast, denn keiner weiß genau, wann der erste Mensch überhaupt »gedacht« hat, so wie wir es heute verstehen. Jedenfalls ist überliefert, dass die alten Ägypter und ihre Zeitgenossen im Nahen Osten sowie in Indien und China die Heilwirkungen aus der Natur kannten und anwendeten. Diese »Naturheilkunde« nutzte besonders die gesundheitlichen Wirkungen der sogenannten Heilkräuter. Und einiges haben unsere Vorfahren den Tieren abgeschaut.

Inwiefern?

Als Hundebesitzer ist dir sicher aufgefallen, dass deine Vierbeiner ab und zu Gras fressen. Manche tun das, wenn sie Verdauungsprobleme haben. Sie wissen also, welche Gräser ihnen guttun, auch ganz ohne Ernährungswissenschaftsstudium. Unsere Vorfahren haben auch beobachtet, wie Tiere sich verhalten, wenn sie krank sind; sie hören auf zu fressen, kühlen entzündete Stellen im Wasser oder suchen die Wärme, wenn sie frieren. Die ersten Menschen hatten wahrscheinlich dieselben Instinkte und haben nach und nach gelernt, Wasser, Luft, Sonnenlicht und Pflanzen zur Linderung von Schmerzen zu nutzen.

Und ab wann gab es die ersten Medizinmänner?

Hippokrates gilt als der Vater der Medizin; schon vor 2500 Jahren erkannte er die Bedeutung der Heilkraft aus der Natur. Er wusste beispielsweise, dass Fieber den Heilungsprozess beschleunigt. Die Römer entwickelten das Heilbaden zu einer Wissenschaft und errichteten Badeorte, die teilweise bis heute noch – beispielsweise in Baden-Baden – körperliche Beschwerden wie Arthritis lindern helfen. Die Empfehlung von Hippokrates lautet übrigens: »Eine einfache Ernährung, ausreichend körperliche Bewegung und Maßhalten in allen Dingen des Lebens ist das beste Rezept, um gesund alt zu werden.« Ähnliche Ratschläge gibt auch das medizinische System des Ayurveda, das »Wissen vom Leben«, die traditionelle indische Heilkunst, die viele Anwender in Indien, Sri Lanka und Nepal hat. Die traditionelle chinesische Medizin sieht das gestörte Gleichgewicht zwischen Yin und Yang als Krankheitsursache an.

Und wie ging es in Europa weiter?

Da beschäftigte man sich mit der sogenannten Säftelehre: Bis ins 19. Jahrhundert galt die richtige Mischung der Säfte Blut, Schleim, schwarze und gelbe Galle als Voraussetzung für Gesundheit. Jahrhundertelang ging man davon aus, dass ein falsches Säfteverhältnis schuld an der Krankheit sei. Auch die Naturheilkunde fand ihren Weg nach Europa, unter anderem verbunden mit den Namen von Hildegard von Bingen, Paracelsus, Rousseau und Hufeland. Diese Pioniere einer natürlichen Lebensweise entwickelten schon früh ganzheitliche Lebenskonzepte, die bis in die Gegenwart wirken. Zur klassischen Naturheilkunde zählen die Phytotherapie, die Hydrotherapie, die Bewegungstherapie, die Diätetik sowie die Ordnungstherapie. Diese dienen zur Strukturierung der äußeren und inneren Lebensordnung, um die Gesundheit von Körper, Geist und Seele auf eine positive Art zu beeinflussen.

Woher hatten denn die Heiler ihre Kenntnisse? Wie haben sie geforscht?

Vieles wurde durch Zufall entdeckt. Der deutsche Bauer Johannes Schroth (1798–1856) beispielsweise beobachtete, dass sein Zugpferd nur trockene Kleie fraß, wenn es sich einen Knöchel verstaucht hatte. Das veranlasste ihn, die »Schrothkur« zu entwickeln, eine Trockendiät, die noch heute von Heilpraktikern angewendet wird, um Gelenkentzündungen zu lindern. Oder der preußische Chirurg Ignaz von Peczely (1826–1911), er entwickelte die Augendiagnostik – eine Methode, körperliche oder geistige Krankheiten durch Unregelmäßigkeiten in der Iris zu diagnostizieren. Auf die Idee kam er, als er seiner zahmen Eule aus Versehen ein Bein brach und daraufhin Veränderungen an einer bestimmten Stelle ihrer Iris bemerkte.

Der berühmte Pfarrer Sebastian Kneipp (1821–1897) hat ja durch Wasseranwendungen seine Tuberkulose geheilt. Wie ist er denn auf diese Idee gekommen? Durch die Römer vielleicht?

Das war auch eher ein Zufall. Er hat nämlich ein altes Buch von Johann Siegmund Hahn (1696–1773) in die Hände bekommen, das der bereits 100 Jahre früher geschrieben hatte, gemeinsam mit seinem Vater. In diesem Buch berichtete er über die Erfahrungen, die in- und ausländische Ärzte und Forscher sowie er selbst im Zusammenhang mit Wasser gemacht hatten. Und was Sebastian Kneipp daraus machte, weiß man ja. Die Arbeit all dieser Pioniere wurde im 20. Jahrhundert ergänzt durch Henry Lindlahr (1862–1924) in den USA, James C. Thompson (1887–1960) und Stanley Lief (1892–1963) in Großbritannien und Max Bircher-Benner (1867–1939), dem Erfinder des Müslis und Gründer einer berühmten Klinik in Zürich. Bircher-Benner zeigte, dass pflanzliche Rohkost eine Heilkost par excellence darstellt. In der zweiten Hälfte des 20. Jahrhunderts haben die Pionierarbeiten von Ärzten wie Werner Kollath (1892–1970), Lothar Wendt (1907–1989), Denis Burkitt (1911–1993) und Nathan Pritikin (1915–1985) die Ernährungswissenschaft revolutioniert und geprägt – oft auch gegen die ärztliche Überzeugung ihrer Zeit.

Buchtitel von Johann Siegmund Hahn:
Unterricht von Krafft und Würckung des frischen Wassers in die Leiber der Menschen, besonders der Krancken, bey dessen innerlichen und äusserlichen Gebrauch

Was haben die Herrschaften denn entdeckt?

Kollath entwickelte das Konzept der Vollwerternährung nach dem Grundsatz: »Lasst unsere Lebensmittel so natürlich wie möglich.« Wendt entdeckte, dass sich Basalmembranen – die umschließen und festigen die Zellen – im Bindegewebe durch den übermäßigen Konsum von tierischem Protein verdicken und damit die Eiweißspeicherkrankheiten auslösen. Burkitt konnte nachweisen, dass die Ballaststoffe eine zentrale Funktion für die Darmgesundheit haben. Nathan Pritikin entwickelte die Pritikin-Diät – wenig Fett, viel komplexe Kohlenhydrate –, die zusammen mit sanftem Ausdauersport Herzkrankheiten vorbeugt und sogar heilen kann.

Nun habe ich allerdings nicht den Eindruck, dass die heutigen Menschen aufgrund all dieser Erkenntnisse mehr Wert auf eine gesunde Ernährung legen als früher!

Da hast du recht, aber möglicherweise haben sie von diesen Erkenntnissen noch nie gehört, oder sie können sie nicht richtig einordnen. Deswegen soll unser Buch auch eine Hilfestellung geben und einige wichtige Zusammenhänge verdeutlichen. Früher haben sich die Menschen meist natürlicher ernährt, heute läuft es bei vielen rapide in die falsche Richtung. Eigentlich ist es so: Der eine Teil der Bevölkerung ernährt sich immer gesundheitsbewusster, der andere Teil immer ungesünder. Vielleicht schaffen wir es ja, das Verhältnis etwas zugunsten der besseren Ernährung zu verschieben.

Was hat sich den am meisten verändert?

Statt mehr Gemüse wird mehr Fleisch verzehrt, dann mehr Weißmehlprodukte statt Vollkorn, aus den gesunden Pellkartoffeln wurden fette und problematische Pommes, statt Bohnen setzt man auf Burger, unser gesundes Wasser wird für süße Limonaden missbraucht, und statt langsam zu genießen, drängt es die Hungrigen zu Fast-Food-Ketten. Außerdem werden die Portionen immer größer.

Ich verstehe schon, dass diese ganze ungesunde Ernährung die Wartezimmer in den Arztpraxen füllt.

Ja, das stimmt. Derzeit nimmt die Anzahl der Patienten mit chronischen Krankheiten zu, besonders Diabetes. Die Zahl der Menschen mit Übergewicht steigt, auch Krebserkrankungen nehmen weiterhin zu. Weltweit erhalten jeder fünfte Mann und jede sechste Frau im Leben eine Krebsdiagnose. Jeder achte Mann und jede elfte Frau sterben an Krebs. Die Zahl der krebsbedingten Todesfälle im Jahr 2018 wird auf 9,6 Millionen geschätzt. Dabei stellt Europa nur neun Prozent der Weltbevölkerung, verzeichnet aber 23,4 Prozent der weltweiten Krebsdiagnosen und gut 20 Prozent der tumorbedingten Todesfälle. Mindestens die Hälfte aller Krebserkrankungen in Deutschland wären potenziell vermeidbar, besonders durch eine gesunde Ernährung und den Verzicht auf Tabakkonsum.

So viele Menschen sterben jährlich weltweit an Krebs	
Lungenkrebs	1 800 000
Darmkrebs	881 000
Magenkrebs	783 000
Leberkrebs	782 000
Brustkrebs	627 000

Die Häufung solcher Krankheiten liegt aber auch daran, dass die Menschen immer älter werden.

Das stimmt. Ein weiterer betrüblicher Faktor ist aber auch, dass immer mehr Menschen aus den sogenannten Entwicklungsländern so leben wollen wie wir und dabei die ungünstigen Ernährungsgewohnheiten übernehmen – nämlich stark verarbeitete Lebensmittel zu essen – und Fast Food-Produkte der heimischen Kost vorziehen. Das macht eben auf Dauer krank. Und unsere hoch entwickelte Medizin kann oft nur Symptome chronischer Krankheiten behandeln, aber nicht immer heilen. Positiv hervorheben muss man aber andererseits eine sanfte Revolution, die sogenannte Lifestyle-Medizin. Viele der sogenannten Zivilisationskrankheiten reagieren sehr gut auf den Lifestyle-Ansatz, der meist innerhalb von Wochen die Selbstheilungskräfte des Körpers mobilisieren kann.

Und was versteht man unter der Lifestyle-Medizin?

Die Erkenntnis, dass man früh im Leben etwas ändern muss, um gesund zu bleiben. Dass man nicht wartet, bis man Beschwerden hat, sondern die Ernährung als präventiven Bestandteil der Gesundheitsvorsorge sieht. Dass man also quasi nicht nur Tabletten gegen Bluthochdruck oder Sodbrennen schluckt, sondern neben seiner Ernährung auch die Freizeitaktivitäten und auch das soziale Umfeld kritisch unter die Lupe nimmt und sich fragt, was einem davon guttut. Von der Lifestyle-Medizin ist es dann nur ein kleiner Schritt zur Lifestyle-Ernährung, die also nicht nur die gesundheitlichen und kulinarischen Ansprüche erfüllt, sondern gleichzeitig die ethischen, sozialen und ökologischen Anliegen einbezieht.

Und wie sieht diese Ernährung konkret aus? Was sind die Schwerpunkte?

Fassen wir zusammen: Pflanzliche Kost sollte möglichst naturbelassen verzehrt werden, das heißt, sie sollte wenig verarbeitet sein, damit möglichst viele Inhaltsstoffe erhalten bleiben. Wenn gewünscht – oder bei schweren Erkrankungen –, kann die Lifestyle-Ernährung sogar ausschließlich aus pflanzlicher Kost bestehen; sonst sind um die 80 Prozent ein gut erreichbares, zumutbares und effektives Maß. Dies ist am besten mit gründlich gereinigter Rohkost sowie schonend zubereiteten Lebensmitteln zu erreichen. Daneben wird natürlich auch hier wieder der Verzehr regionaler und saisonaler Lebensmittel empfohlen. Wer das beherzigt, handelt ethisch, orientiert sich an der ökologischen Notwendigkeit und übernimmt gesellschaftliche Verantwortung; es geht ganz entschieden darum, dass sich auch im Lebensmittelbereich Nachhaltigkeit immer mehr im Bewusstsein der Menschen niederschlägt, zumal diese Ernährungsweise nachweislich imstande ist, Krankheiten vorzubeugen, sie zu lindern oder im besten Fall sogar zu heilen.

Das ist aber schon eine weitgehende Forderung. Was verspricht man sich von so einer überwiegenden pflanzlichen Ernährung? Wie sicher bist du, dass sie auch den gewünschten Effekt hat?

Zahlreiche wissenschaftliche Studien belegen, dass Übergewicht und vielerlei Krankheiten sowie frühe Todesfälle dadurch weitgehend vermieden werden können. Ich halte deshalb eine Lebensweise, die nachweisbar und oft fahrlässig eine Vielzahl an Krankheiten fördert, für deutlich extremer. Und wenn du dir die Studien und Erfahrungen der Ernährungswissenschaftler anschaust, wirst du feststellen, dass sich in der wissenschaftlichen Literatur die Belege für die protektive und heilende Wirkung pflanzlicher Kost häufen. Was den erfreulichen Nebenaspekt hat, dass die Zahl der Skeptiker und Gegner abnimmt.

Wie lange dauert es, bis man die Ernährung auf diese überwiegend pflanzliche Variante umgestellt hat?

Damit kann man langsam beginnen, besonders wenn man noch einigermaßen gesund ist. Man kann aber auch schnell dazu übergehen, denn Menschen, die bereits erkrankt sind, wollen ihre Ernährung nicht gemütlich nach und nach umstellen, sondern möchten sofort das volle Potenzial zur möglichen Heilung nutzen.

Diese Art der Ernährung bedingt aber einiges an Veränderungen – bis hin zu den Läden, in denen man Lebensmittel einkauft. Auch bei Restaurantbesuchen wird das vermutlich eine Neuorientierung erfordern.

Wenn die Verbraucher konsequent sind, werden sich Supermärkte und gastronomische Betriebe relativ schnell anpassen. Diese Einrichtungen sind nicht primär an der Gesundheit der Kunden interessiert, sondern am Verkauf ihrer

Waren. Und hier hat der Verbraucher den größten Einfluss, weil er durch den Kauf über die Angebote mitbestimmt. Was nicht gekauft wird, wird auch ganz schnell nicht mehr produziert und angeboten. Leider nimmt der Verbraucher diese Schlüsselrolle noch zu wenig wahr, da er unter anderem durch geschickte Werbung stark beeinflusst wird. Aber es gibt bereits Erfolge! So haben einige führende Hersteller von Fruchtjoghurt und Müsli begonnen, den Zucker in ihren Produkten zu reduzieren, weil sie gesehen haben, dass die Verbraucher gesundheitsbewusster werden und die süßen Varianten lieber im Regal stehen lassen. Dabei waren kurioserweise die Eigenmarken großer Lebensmittelketten die Vorreiter, die haben ihre Produkte einfach weniger gesüßt. Und da diese sich besser verkauft haben, ziehen jetzt die großen Markenanbieter nach. Du siehst – man kann etwas bewegen.

Wie siehst du die Zukunft von Fast-Food-Ketten, beispielsweise McDonald's, die seit einigen Jahren mit nachlassender Nachfrage zu kämpfen haben?

Bestimmte Fast-Food-Ketten verzeichnen einen Rückgang, weil sie die Zeichen der Zeit nicht verstanden und nicht umgesetzt haben und weil sie bereits zu dicht aufgestellt sind. Ein weiterer Grund ist die Konkurrenz neuer Fast-Food-Ketten, die nicht nur Fleisch, sondern auch vegetarische Gerichte mit hochwertigen und regionalen Zutaten anbieten. Die Zukunft dieser Ketten hängt davon ab, wie eng die jeweiligen Angebote mit den oben beschriebenen Trends und dem Wandel in der Gesellschaft Schritt halten.

Nun haben wir eine lange Zeit über Ernährung gesprochen und vieles erfahren, was uns vielleicht einen neuen und anderen Blick auf die Lebensmittel ermöglicht. Du bist ein überzeugter Vegetarier – wie kam es dazu?

Vorweg: Natürlich ist es nicht ungesund, wenn man gelegentlich Fleisch oder Fisch isst. Von Wurst allerdings sollte man die Finger lassen. Meine fünfjährige berufliche Tätigkeit in Thailand (1969–1974), dessen Bevölkerung sich zum Buddhismus bekennt, hat mir die religiösen Motive für eine vegetarische Ernährung aufgezeigt. Als wissenschaftlicher Experte für internationale Ernährung kannte ich die damals zwar noch sehr begrenzte wissenschaftliche Literatur zum Vegetarismus. Aber den Schritt zur vegetarischen Ernährung in unserer Familie löste unsere jüngste Tochter aus, die sich aus ethischen Gründen für diese Ernährungsform entschieden hatte. Meine Frau und ich sowie unsere anderen drei Kinder erklärten uns solidarisch mit dieser Entscheidung, und so sind wir seit 1977 Vegetarier.

Wir haben gesagt, dass Vegetarier meist länger leben, weil sie möglicherweise insgesamt gesundheitsbewusster sind als andere.

Nun, Frank, ich muss sagen, dass eine längere Lebensdauer allein kein erstrebenswertes Ziel ist. Viel wichtiger ist doch die Lebensqualität, besonders in den letzten Lebensjahrzehnten. Trotz der beeindruckenden Möglichkeiten der modernen Medizin, die Menschen durch entsprechende Medikamente, Organersatz und weitere lebensverlängernde Maßnahmen am Leben zu halten, können die besten Pflegeheime einen gesunden Körper nicht ersetzen. Überdies ist das Meiden von Fleisch ein deutlicher Beitrag zum Schutz der Mitwelt, der Umwelt und der Nachwelt. Viele Vegetarier und besonders Veganer tolerieren es nicht länger, dass Tiere ausgebeutet, gequält und getötet werden. Des Weiteren halten sie es aus ethischen Gründen für inakzeptabel, die bestehende Macht des Menschen über Tiere zu missbrauchen und deren Leid bewusst in Kauf zu nehmen, wie es heutzutage in der Massentierhaltung der Fall ist – weil das Tier so zur reinen Ware degradiert wird. Die teilweise erschreckenden Zustände bei der Aufzucht, der Mast, dem Transport und der Schlachtung unserer Nutztiere bringen immer mehr Menschen zu der Einsicht, den Verzehr von tierischen Produkten zu reduzieren oder ganz zu meiden. Im Vergleich dazu sind pflanzliche Lebensmittel hygienisch unproblematischer und weniger mit Rückständen aus Medikamenten und Antibiotika belastet. Lebensmittelskandale, die ganz überwiegend bei tierischen Produkten auftreten, fördern die Entscheidung, sich weitgehend oder ganz pflanzlich zu ernähren.

War es je ein Thema für dich, vegan zu leben?

Die vegane Ernährung war und ist immer noch ein sehr aktuelles Thema für mich. So haben wir Anfang der 1990er-Jahre die Deutsche Vegan-Studie durchgeführt und mussten feststellen, dass viele Veganer in Deutschland nicht optimal ernährt sind. Die inzwischen vorliegende internationale Literatur zu diesem Thema bestätigt aber mittlerweile, dass Veganer bei fast allen Gesundheitsparametern besser abschneiden als Fleischesser, beispielsweise bei Herz-Kreislauf-Erkrankungen, Diabetes, Bluthochdruck und Krebs. Der Nährstoffstatus hat sich verbessert, Probleme bestehen aber bekanntlich mit der Vitamin-B_{12}-Versorgung.

Wo genau liegen die Unterschiede zwischen vegan und vegetarisch?

Der Vegetarismus ist eine Ernährungs- und Lebensweise, bei der keine Lebensmittel verzehrt werden, die von toten Tieren stammen – also kein Fleisch, kein Fisch, keine Meerestiere sowie alle daraus hergestellten Produkte. Grundlage der Ernährung sind alle pflanzlichen Lebensmittel wie Gemüse, Obst, Getreide, Kartoffeln, Hülsenfrüchte, Nüsse, Samen und Kräuter. Je nach der Form des Vegetarismus können Nahrungsmittel auch Produkte von lebenden Tieren wie Milch, Eier, Honig enthalten. Hier liegt der gravierende

Unterschied zu den Veganern. Sie meiden alle vom Tier stammenden Nahrungsmittel und Produkte.

Das heißt?

Veganer essen keinerlei Milchprodukte, auch keine Eier und keinen Honig. Zudem meiden sie Produkte wie Gelatine, Leder, Wolle, Federn, Daunen, Seide, Perlen, Hornprodukte wie Kämme und Schmuck.

Das ist schon sehr extrem. Lässt sich das in der Realität praktizieren?

Das geht schon. Zahlreiche Menschen in Deutschland und weltweit leben vegan, aber man muss dabei ein paar Dinge beachten.

Welche?

In unserer Vegan-Studie hat sich damals gezeigt, dass ethisch motivierte Veganer etwas schlechter versorgt sind als gesundheitlich motivierte. Dies ist ein Hinweis darauf, dass Mitte der 1990er-Jahre, als die Studie abgeschlossen wurde, Veganer eine Ernährungsberatung benötigten. Inzwischen hat die erste Generation der Veganer viel gelernt, die Vorteile stehen deutlich im Vordergrund. Nachteile entstehen eigentlich nur, wenn diese Ernährungsform nicht richtig durchgeführt wird. Fehler werden jedoch überall gemacht, beispielsweise auch bei Operationen. Aber nur weil manche Operationen nicht gelingen, können nicht alle Operationen schlechtgeredet werden. Genau das passiert aber im großen Stil bei der Diskussion über die vegane Ernährung. Grundsätzlich gilt: Man sollte sich so abwechslungsreich wie möglich ernähren. Das bedeutet: Vitamin B_{12} sollte als Nahrungsergänzung, mit entsprechend angereicherten Produkten oder mit einer Vitamin-B_{12}-Zahncreme aufgenommen werden. Im Winter sollte zusätzlich Vitamin D eingenommen werden, aber das gilt im Prinzip für alle, die in unseren Breitengraden leben. Ebenso sollte Jod mit Algen oder sparsam mit Jodsalz zugeführt werden. Vorteilhaft ist es auch, Vitamin-C-haltige Lebensmittel oder Getränke zu den Mahlzeiten zu sich zu nehmen, um die Eisenaufnahme zu optimieren, ebenso Omega-3-Fettsäuren aus frisch gemahlenen Leinsamen und Walnüssen. Industriell stark verarbeitete Nahrungsmittel und Fast Food sowie raffinierten Zucker und Auszugsmehle sollte man hingegen meiden und zusätzliche Fette und Öle nur in geringen Mengen zu sich nehmen.

Weiß man denn, wie viele Menschen in Deutschland vegan leben?

Die Zahl der Veganer ist nicht genau bekannt. Nach derzeitigen Erkenntnissen lebt inzwischen etwa jeder fünfte Vegetarier vegan, sodass ihre Anzahl in Deutschland bei etwa einer Million liegen dürfte. Besonders die Anzahl der Menschen, die regelmäßig oder gelegentlich außer Haus in veganen Restaurants essen, nimmt weiterhin zu.

Nun hat die Nahrungsmittelindustrie ihr Herz für Veganer entdeckt und bringt immer mehr vegane Produkte auf den Markt. Ist sie damit auf einem guten Weg?

Hier findet eine Art Geben und Nehmen statt. Viele Veganer suchen nach passenden Ersatzprodukten, und die Nahrungsmittelindustrie stellt entsprechende Produkte her. Sicher ist die geschickte Werbung nicht ohne Einfluss, die zunehmend auch Nichtveganer anspricht. Aber die letzte Entscheidung liegt immer beim Verbraucher.

Was hältst du von Fleisch- und Wurstersatz? Ist es nicht widersprüchlich, Tofu-Bratwurst zu essen?

Ja, zumindest auf den ersten Blick. Wenn Veganer beim Übergang zu ihrer neuen Ernährungsform den Fleisch- oder Rauchgeschmack brauchen, dann sind diese Produkte sicher eine Hilfe. Auf Dauer müssen diese Produkte nicht sein, denn viele enthalten allerlei Geschmacks-, Farb-, Süß- und Konservierungsstoffe.

Ist der Veganismus ein vorübergehender Trend oder möglicherweise eine lang anhaltende, ernst zu nehmende Entwicklung? Wird es irgendwann eine fleischlose Gesellschaft geben?

Ich denke, dass die weitverbreiteten Zivilisationskrankheiten, der Klimawandel, die Massentierhaltung, Lebensmittelskandale und der Hunger in anderen Teilen der Welt diesen Trend ganz bestimmt befördern werden. Der Vegetarismus könnte sich bis zum Ende des Jahrhunderts mehrheitlich durchsetzen, der Veganismus sicher nicht, es sei denn, die Umstände zwingen die Menschheit dazu. Da aber etwa die Hälfte unserer für Nahrungszwecke geeigneten Böden nur von Tieren genutzt werden können, werden dort wohl noch lange Tiere gehalten, und entsprechend wird es wohl immer Fleischesser geben.

Du hast die Nachhaltigkeit angesprochen. Nun ist das ja auch ein modernes Schlagwort geworden, das viele gerne in den Mund nehmen. Aber inwieweit handelt jemand, der sich vegan ernährt, nun nachhaltig?

Vegan ist prima fürs Klima. Ein Veganer, der sich von Bioprodukten ernährt, verursacht jährlich einen Treibhauseffekt von umgerechnet etwa 300 Autokilometern, ein Allesesser hingegen einen von umgerechnet etwa 4400 Autokilometern. Du siehst, diese Zahlen sprechen eine eindeutige Sprache.

Welche Auswirkungen hätte das denn auf die Landwirtschaft? Viele Bauern müssten sich ja nach alternativen Möglichkeiten umsehen.

Für die Landwirtschaft würden sich langfristig ganz überwiegend Vorteile ergeben, sofern es sich um eine ökologische Landwirtschaft handelt. Aber ja, in der Übergangsphase würden Verdienstmöglichkeiten mit tierischen Produkten entfallen. Dafür müssten pflanzliche Lebensmittel teurer werden, damit die Landwirte ein hinreichendes Einkommen haben.

Nun habe ich ein letztes Stichwort für dich. Reden wir über die von dir und zwei deiner Studenten entwickelte Konzeption der Vollwerternährung. Du hast ja jede Menge Informationen zu den unterschiedlichen Lebensmitteln gegeben, hast uns erklärt, wie Nahrung in unserem Körper wirkt, welche Rolle Vitamine, Mineralstoffe und die unglaublich vielseitigen sekundären Pflanzenstoffe spielen. Wir kennen deine Leidenschaft für unerhitzte Pflanzenkost und auch die Gründe dafür. Dein Lebenswerk, das aus zahlreichen wissenschaftlichen Publikationen, Vorträgen und Diskussionen besteht, fasst du zusammen unter dem Stichwort »Vollwerternährung«. Geht diese Konzeption weiter als die Themen, über die wir die ganze Zeit gesprochen haben?

Dazu muss ich etwas ausholen. Nachdem ich 1974 nach 17 Jahren im Ausland an die Universität nach Gießen gekommen war, nahm zwei Jahre später ein Student namens Karl von Koerber an einer meiner Ernährungsstudien als Versuchsperson teil. Er berichtete dabei über Erlebnisse, die er zusammen mit seinem Kommilitonen Thomas Männle in Kliniken, bei Firmen und auf Höfen im ökologischen Bereich gehabt hatte. Beide absolvierten ein Praktikum in Lahnstein bei Dr. Max Otto Bruker (1909–2001), einem der Pioniere der Vollwerternährung, bei dem Karl von Koerber und Thomas Männle auch ihre Diplomarbeiten erstellten, die ich betreute. Diese beiden Diplomarbeiten dienten als Grundlage unseres Buchs *Vollwert-Ernährung,* das erstmals 1981 veröffentlicht wurde und inzwischen in der 11. Auflage vorliegt. Das Ziel war damals wie heute, die Erkenntnisse der Ernährungswissenschaften mit den Erfahrungen der Naturheilkunde zu koppeln.

Und heraus kam die Gießener Konzeption der Vollwerternährung. Mit welchen Schwerpunkten?

Ganz im Sinne von Werner Kollath, der die Vollwertkost begründete, bevorzugen wir natürlich eine Ernährung, die überwiegend pflanzlich ist, frisch und möglichst gering verarbeitet. Im Mittelpunkt stehen also Gemüse und Obst, etwa zur Hälfte roh – dazu Vollkornprodukte, Kartoffeln, Nüsse, Samen und Kräuter, die unterschätzten Hülsenfrüchte sowie in geringen Mengen Milchprodukte. Wenn erwünscht, sind auch eher geringe Mengen Fleisch, Fisch und Eier dabei. Wichtig ist, dass diese Lebensmittel aus ökologischer Landwirtschaft stammen und dass auf soziale Gerechtigkeit Wert gelegt wird, was neben den schon erwähnten Aspekten beispielswiese auch bedeutet, bei Produkten aus Entwicklungsländern auf fairen Handel zu achten. Außerdem haben wir gefordert, dass die Verpackungen umweltverträglich sein sollten. Du siehst, schon damals war Nachhaltigkeit ein Thema für uns.

Und wie waren die Reaktionen?

Na ja, wie so oft bei neuen Ideen: Die etablierte Ernährungswissenschaft war seinerzeit recht konservativ und lehnte dieses ganzheitliche Konzept und unsere Begründungen dazu durchweg ab. Diese Ablehnung war meist weniger sachlich begründet, sondern resultierte aus einer etwas diffusen Mischung von Unkenntnis, Skepsis und Vorurteilen. Es gab kaum ernst zu nehmende sachliche oder gar wissenschaftliche Argumente dagegen, sondern ganz überwiegend schlichte Behauptungen, beispielsweise dass die Vollwerternährung nicht wissenschaftlich, sondern ideologisch begründet sei. Tatsächlich gab es seinerzeit fast keine wissenschaftlichen Untersuchungen zur Vollwerternährung, aber vielerlei positive Erfahrungen – und es war so logisch. Diese Daten wurden dann im Laufe der Jahrzehnte aber in immer größerem Maße ermittelt, und sie waren letztlich so überzeugend, dass der Widerstand – und noch wichtiger: das Desinteresse – immer weiter abnahm. Auf der anderen Seite kamen neue Erkenntnisse dazu, so wurde die Bedeutung der Ballaststoffe in der Ernährung des Menschen ab den 1970er-Jahren sichtbar, obwohl sie in der Tierernährung lange davor erkannt wurde. Und das gesundheitliche Potenzial der sekundären Pflanzenstoffe offenbarte sich erst in den 1980er-Jahren, obwohl die Pharmazie schon lange um ihre Wirkungen wusste und Heilpflanzen in der Volksheilkunde bereits in der Antike eingesetzt wurden. Der Begriff »Vollkorn« war durch die Zeit des Nationalsozialismus belastet und wurde erst vor wenigen Jahrzehnten durch überzeugende positive Daten rehabilitiert. Diese Erkenntnisse wurden bei der Konzeption der Vollwerternährung berücksichtigt und haben dazu beigetragen, dass sie heute allgemein als eine zeitgemäße und nachhaltige Ernährung anerkannt wird.

Gibt es vergleichbare Entwicklungen auch in den USA, Asien oder anderen europäischen Ländern?

Die Vollwerternährung ist im deutschsprachigen Raum entstanden und bekannt geworden. In anderen Ländern hat es teilweise ähnliche Entwicklungen gegeben, die sich aber nicht unter einem konkreten Begriff versammelten. Viele ausländische Befürworter trafen zunächst meist als Einzelkämpfer auf die gleichen Widerstände wie wir. Inzwischen hat sich die Lage deutlich verändert, denn das Leitbild »Nachhaltigkeit« wird weltweit diskutiert. Dabei spielt die Ernährung eine zentrale Rolle, deutlich erkennbar an Bezeichnungen wie »Wholesome Nutrition« sowie den erst kürzlich eingeführten Begriffen »Clean Eating« und »Whole Food Plant Based«. Diese Begriffe werden weltweit übernommen.

In den Anfängen wurden ja viele Vertreter der Vollwerternährung als »Körnerfresser« bezeichnet. Wie ist das heute?

Begriffe wie Körnerfresser, Müslifreak oder Ökospinner waren und sind abwertend gemeint und haben die Verbreitung der Vollwerternährung sicher nicht gefördert, vielleicht aber Aufmerksamkeit hervorgerufen. Diese Wortschöpfungen waren für die typischen Wohlstandsbürger eine Bestätigung, dass sie ihre eigenen Ernährungs- und Lebensgewohnheiten nicht zu ändern brauchten. Fast jedes – auch böses und bös gemeintes – verbale Hilfsmittel scheint willkommen, wenn es um die Rechtfertigung der eigenen Auffassungen geht. Diese Strategie ist weiterhin üblich, aber in Sachen Ernährung hat sich inzwischen sehr viel geändert. Immer weniger Menschen verspotten Vollwertköstler, und auch die Ablehnung des Vegetarismus nimmt deutlich ab. Ein ziemlich verlässlicher Parameter für die Ablehnung einer Lebensweise oder einer Person ist die Häufigkeit ihrer Nennung im Programm von Kabarettisten. Da werden wir kaum noch erwähnt, dafür aber mit vorhersagbarer Gewissheit die Veganer – noch. Auch das wird sich zukünftig ändern, denn aus ethischen und ökologischen Gründen müssten wir alle Veganer werden. Wir sollten dankbar sein, dass es Menschen gibt, die ihr Leben so verantwortungsvoll gestalten, dass sie einen Beitrag dazu leisten, unseren Nachkommen noch ein menschenwürdiges Leben auf unserem Planeten zu ermöglichen. Meine Frau und ich denken auch an die Zukunftschancen unserer fünf Enkelkinder. Weitere Ursachen für einen Sinneswandel waren und sind auch die immer wieder auftretenden Lebensmittelskandale, die Massentierhaltung, die rapide

Verbreitung der Zivilisationskrankheiten, Klimaveränderungen und die dramatische Hungersituation der Armen dieser Welt. Übrigens gibt es heute viele Institutionen, besonders bei den Nichtregierungsorganisationen, die sich für ähnliche Ziele einsetzen und unsere Konzeption unterstützen. In letzter Zeit macht sich sogar der Papst für Nachhaltigkeit stark.

Wenn du heute siehst, dass immer mehr Studien deine Überzeugung bestätigen und viele deiner Studierenden deinen Weg weitergehen – was bedeutet das rückblickend für dich?

Die Gießener Konzeption der Vollwerternährung steht auf den Schultern der Vollwertpioniere wie Bircher-Benner, Kollath und Bruker. Wir hatten die Möglichkeit, angesichts der sich damals bereits abzeichnenden globalen Probleme ein ganzheitliches, vernetztes Denken und später die Nachhaltigkeit als Leuchtturm in unsere Konzeption zu integrieren. Obwohl wir nicht nur Zustimmung fanden, gab es von Anfang an Menschen, die unsere Überzeugungen teilten und uns unterstützten. Gerne erwähne ich, dass neben anderen meine vielen Studenten, Doktoranden und Mitarbeiter eine wertvolle Unterstützung für unsere Arbeit waren; sie haben unsere Ideen in ihrem Berufsleben weitergetragen. Dafür bin ich sehr dankbar. An dieser Stelle möchte ich mich auch bei den Mitarbeitern und treuen Mitgliedern des Verbandes für Unabhängige Gesundheitsberatung (UGB) bedanken, die mit ihrer Zustimmung und Ermunterung unsere Anstrengungen effektiv unterstützt haben und weiter engagiert unterstützen. Und konkret zu deiner Frage: Insgesamt blicke ich sehr dankbar zurück – und relativ optimistisch in die Zukunft.

Nichts wird die Chance für das Überleben auf der Erde so steigern wie der Schritt zur vegetarischen Ernährung.

Albert Einstein (1879–1955)

Plädoyer
oder
Globale Aspekte des Veganismus

CLAUS LEITZMANN

Jede Ernährungsweise hat neben gesundheitlichen Effekten auch direkte und indirekte Auswirkungen auf ökologische, soziale und ökonomische und damit politische Aspekte. Ein Vergleich der verschiedenen Ernährungsformen zeigt, dass besonders die vegane Ernährung geeignet ist, bestehende globale Probleme deutlich zu entschärfen.

Ein erheblicher Teil der Umweltprobleme innerhalb des Ernährungssystems resultiert aus der Art der Produktion, Verarbeitung, Vermarktung und Zubereitung der Lebensmittel sowie der Entsorgung von Verpackungsmüll und organischen Abfällen. Lebensmittel sind bei uns, gemessen an der Entwicklung der Einkommen, auch deshalb so billig, weil die Umweltkosten bisher kaum auf Produzenten und Verbraucher umgelegt werden. Auf indirektem Wege wird die Beseitigung der im Ernährungssystem verursachten Umweltschäden vom Steuerzahler finanziert.

Die Erzeugung von Lebensmitteln hat vielfältige negative Auswirkungen auf die Umwelt durch Schadstoffemissionen sowie den Verbrauch an Energie und Ressourcen. Folgen dieser Eingriffe des Menschen in die Natur entstehen durch Schadstoffbelastungen von Luft, Böden, Wasser und Lebensmitteln. Ein weltweiter Artenschwund bei Pflanzen und Tieren (z. B. bei Bienen und anderen Insekten) sind die schwerwiegenden Folgen. Das globale Transportwesen und die Massentierhaltung tragen erheblich zum Klimawandel bei. Die anhaltende Abholzung der Tropenwälder für den Anbau von Pflanzen zur Gewinnung von Treibstoff ist unumkehrbar. Es entstehen keine neuen Tropenwälder. Außerdem findet eine Bodenzerstörung durch Erosion, Verdichtung, Versalzung, Versteppung und Verwüstung statt, die den Bestand an (knappen) fruchtbaren Ackerböden weiter verringert. Die Überfischung der Meere sowie ungelöste Probleme der Abfallentsorgung sind weitere drastische Eingriffe in den Naturhaushalt.

Diese Gefährdung der natürlichen Lebensgrundlagen betrifft alle Menschen durch die Verknappung fruchtbaren Ackerbodens, von Wasser und fossiler Energie sowie durch Dürren und Überflutungen. In den Schwellen- und Entwicklungsländern werden bereits heute in absoluten Mengen mehr Fleisch und in absehbarer Zeit auch mehr Milch produziert und konsumiert als in den Industrienationen, mit der Folge, dass die Ernährungsweise einen steigenden Einfluss auf die weltweiten Umweltprobleme haben wird.

Die Produktion tierischer Nahrungsmittel trägt überdurchschnittlich zur Schädigung der Umwelt bei, insbesondere zum Klimawandel. Durch eine Verringerung des Verzehrs tierischer zugunsten pflanzlicher Lebensmittel lassen sich die negativen Umweltwirkungen des globalen Ernährungssystems am effektivsten reduzieren. Den zweitstärksten positiven Einfluss hat die Bevorzugung von ökologisch erzeugten Lebensmitteln.

Vegane Ernährung kann daher einen entscheidenden Beitrag zur Schonung der Umwelt und zum Schutz des Klimas leisten. Die ökologische Landwirtschaft, der Naturkosthandel und die Reformhäuser sind bereits auf dem richtigen Weg. Alle Verbraucher sind aufgefordert, eine pflanzlich betonte Ernährung zu praktizieren. Die unvermindert wachsende Weltbevölkerung und der global zunächst noch steigende Fleischverzehr werden die Umwelt weiter überlasten. Am Erdüberlastungstag sind die gesamten nachhaltig nutzbaren Ressourcen der Erde für ein Jahr verbraucht, die der Weltbevölkerung rechnerisch zur Verfügung stünden, wenn sie nur so viel nutzen würde, wie sich im selben Zeitraum regeneriert. Dieser Tag rückt immer weiter vor und ist 2018 bereits im August eingetreten. Rechnerisch sind damit mindestens 1,7 Erden zur Deckung des weltweiten Jahresbedarfs an Ressourcen erforderlich. Deutschland hat seine natürlich verfügbaren Ressourcen für 2018 bereits am 2. Mai aufgebraucht, sodass für uns drei Erden erforderlich sind.

Die sozialen Folgen unseres Ernährungssystems sind eng mit den ökologischen Aspekten verbunden. Weltweit besteht keine Verteilungsgerechtigkeit bei Lebensmitteln, denn die Zugangsmöglichkeiten zu Nahrung sind sehr unterschiedlich. In den sogenannten Entwicklungsländern herrschen oft inhumane Lebens- und Arbeitsbedingungen. Für eine Lösung ist ausschlaggebend, inwieweit die Menschen in Industrieländern ihre Verantwortung und Vorbildfunktion wahrnehmen, um zu einem besseren materiellen Ausgleich zwischen allen Menschen weltweit beizutragen. Dieses könnte auch die Flüchtlingsbewegungen stark reduzieren.

Die Esskultur, einschließlich der unterschiedlichen Rollen von Frauen und Männern bei der Versorgung mit Lebensmitteln, schließt ebenfalls soziale Aspekte mit ein. So sollten Männer nicht immer das größte oder einzige Stück Fleisch essen, wie es in einigen Gesellschaften immer noch der Fall ist. Kommunikation und Gemeinschaft beim Essen haben Auswirkungen nicht nur auf die einzelnen Menschen, sondern auch auf das soziale Miteinander. Diese Aspekte des Ernährungssystems sind hilfreich bei der Formulierung von Grundsätzen für ein faires Ernährungsverhalten.

Die Beziehungen zwischen Ernährung sowie Wirtschaft und Politik sind eng, teilweise undurchsichtig und von Partikularinteressen geprägt. Zu den wirtschaftlichen Rahmenbedingungen des Ernährungssystems zählt die Weltwirtschaftsordnung, die Abkommen, Vereinbarungen, Vorschriften und

Gesetze beschließt. Ziel ist es, den Wohlstand aller Nationen zu erhöhen; die größten Nutznießer sind allerdings die Industriestaaten und die multinationalen Unternehmen. Betroffen davon ist besonders die Agrarpolitik, die mit Zöllen und Subventionen Vorteile für die Wohlstandsländer durchgesetzt hat. Die Zerstörung der lokalen Landwirtschaft in sogenannten Entwicklungsländern durch den Export subventionierter Lebensmittel aus Industrieländern ist dabei nur die Spitze des Eisbergs.

Es geht auch um die Entlohnungen der Erzeuger, Verarbeiter und Händler von Lebensmitteln. Dies hat Auswirkungen auf deren Einkommenssituation und die Erhaltung der Arbeitsplätze und damit auf die Existenzsicherung der Beschäftigten und der Unternehmen. Diese Zusammenhänge existieren in direkter Verbrauchernähe, aber auch weltweit, unter anderem mit den sogenannten Entwicklungsländern. Die jeweilige Situation der Privat- und Großhaushalte beeinflusst deren Entscheidungen beim Einkauf, indem beispielsweise bestimmte sinnvolle Lebensmittel aufgrund von Geldknappheit nicht gekauft werden. Die wirtschaftlichen Aspekte der Ernährung werden auch bei den gesundheitlichen Folgekosten der ernährungsmitbedingten Krankheiten deutlich.

Zur ökonomischen Bewertung unseres Ernährungssystems werden die Wirkungen auf diejenigen Menschen berücksichtigt, die in der Erzeugung, Verarbeitung, Vermarktung oder Zubereitung von Lebensmitteln arbeiten oder unternehmerisch tätig sind. Für die Förderung fairer Wirtschaftsbeziehungen ist entscheidend, dass die Akteure im Ernährungssystem mit ihren Produkten ein angemessenes Einkommen bzw. die wirtschaftliche Grundlage für ihre Existenz erreichen können. Auch die Verbraucher müssen die für wünschenswert angesehenen Lebensmittel in ihre Ernährungsweise ökonomisch verträglich integrieren können. So wird der Kauf von Biolebensmitteln und Erzeugnissen aus Fairem Handel mit den sogenannten Entwicklungsländern gefördert.

Eine vegane Ernährung kann durch das ganzheitliche Denken und Handeln vieler Veganer einen positiven Beitrag zur Verbesserung der ökonomischen Verwerfungen unseres Ernährungssystems leisten.

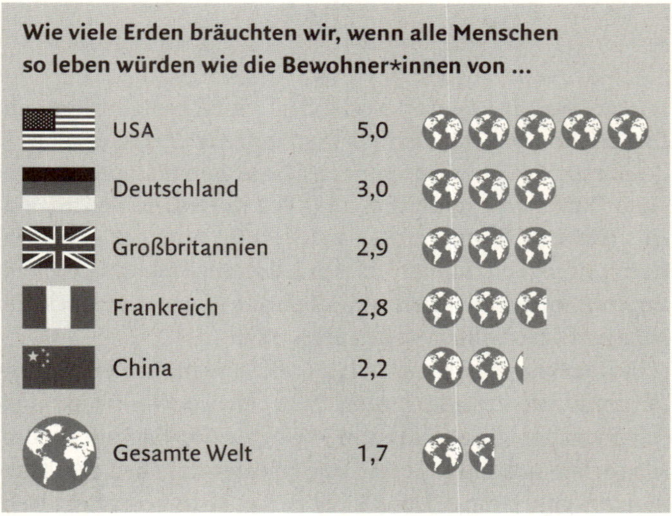

Wie viele Erden bräuchten wir, wenn alle Menschen so leben würden wie die Bewohner*innen von ...
USA 5,0
Deutschland 3,0
Großbritannien 2,9
Frankreich 2,8
China 2,2
Gesamte Welt 1,7

Nachwort

SARAH WIENER

Früher war alles besser! Zumindest einfacher einzuordnen. Das Fett war schlecht, der Rotwein gut, das Cholesterin böse; die freien Radikale waren noch böser, Kohlenhydrate ungesund; Nitrat war gefährlich und Obst in großen Mengen der Hit! Heute sieht man vieles anders, und für Laien ist es nahezu unmöglich, in dem Dschungel der Empfehlungen und unterschiedlichen Ernährungstheorien den Durchblick zu behalten. Dieses Buch soll dabei helfen!

Zugegeben: Die Vorstellung, dass Showmaster Frank Elstner mit Schutzbrille (gegen Zwiebelausdünstungen) und Handschuhen (gegen Brennnesseln) in der Küche Gemüse schneidet, hat etwas – wie auch Professor Dr. Claus Leitzmann zugeben muss. Über 50 Jahre hat Claus Leitzmann sich seiner Passion gewidmet – der »richtigen« Ernährung. Er hat zahlreiche Fachbücher verfasst und herausgegeben, unzähligen Studierenden geduldig die Bedeutung guter Nahrungsmittel und deren Auswirkungen auf unseren Körper und unser Wohlbefinden beigebracht und sein Wissen durch Vorlesungen, Interviews und Referate bei Fachtagungen und Kongressen bereitwillig weitergegeben. Die meisten seiner Beiträge waren streng wissenschaftlich – Lehrstücke für angehende Ernährungswissenschaftler und Studenten benachbarter Studiengänge.

Frank Elstner wollte dieses immense Wissen nun auch für Laien erlebbar machen und hat deswegen mit Claus Leitzmann dieses Buch verfasst – eine Art Lehrbuch für das gute Essen, das keine grellen Schlagzeilen präsentieren will, sondern einführt in die Welt der gesunden und wertvollen Nahrungsmittel, das belegt, was die Wissenschaft über Lebensmittel weiß, aber auch, was sie nicht einmal ansatzweise verstanden hat. Einiges davon haben wir sicher schon einmal gehört, aber das verfestigt ja nur die Erkenntnisse.

Das Buch liefert umfangreiches und sehr oft auch überraschendes Hintergrundwissen zu unseren Lebensmitteln. Wer wusste denn vorher schon, dass Tomaten eine stärkere Wirkung haben als Aspirin, dass man für den teuersten Käse locker 1000 Euro pro Kilo hinblättern muss – und was diesen Käse mit Kleopatra verbindet? Wer hätte gedacht, dass die Schale einer beliebten Frucht sogar Viagra überflüssig machen kann?

Die meisten Menschen wissen mittlerweile, wie eine vielfältige Ernährung aussieht. Ihnen ist auch bewusst, dass Rauchen und Alkohol nicht unbedingt das Leben verlängern werden, dass der Verzehr von billigem Fleisch und billiger Wurst katastrophale Auswirkungen auf die geschundenen »Nutztiere« und unser Ökosystem hat. Viele können jedoch mit Begriffen wie »freie Radikale«, »Antioxidantien«, »ungesättigte« oder »gesättigte Fettsäuren« nichts anfangen. Zu diesen Begriffen hat man nach der Lektüre dieses Buchs einiges dazugelernt.

Man muss nicht – wie Frank Elstner und Professor Claus Leitzmann – seit Jahrzehnten Vegetarier sein, um die Ratschläge anzunehmen und umzusetzen; auch die positiven Seiten von Fleisch und Milch werden dargestellt und professionell eingeordnet.

Herausgekommen ist ein Buch, das unvoreingenommen einen umfassenden und vor allem verständlichen Einblick in die aktuellen Erkenntnisse der Ernährungswissenschaft bietet – und dabei äußerst unterhaltsam geworden ist. Hinzu kommen zahlreiche hilfreiche und wertvolle Tipps für unsere Gesundheit nach dem Motto »Leben geht durch den Magen«.

Danksagung

Die Autoren sind Herrn Klaus Krieg außerordentlich dankbar für seine unermüdliche und konstruktive Begleitung bei der Entstehung des Buches. Er hat nicht nur die Interviews aufgenommen und zu Papier gebracht, sondern auch den Aufbau des Buches maßgeblich mitgestaltet. Außerdem hat er immer wieder die Textteile geschickt geordnet und mit hilfreichen Vorschlägen für Randbemerkungen und Einschübe den Text bereichert. Wir sehen Klaus Krieg als Paten unseres gemeinsamen Buches.

Ein besonderer Dank gilt Herrn Martin Janik vom Piper Verlag, der durch seine professionelle Beratung zum Gelingen des Buches beigetragen hat. Unser Dank gilt auch seinen Mitarbeiterinnen Frau Isabella Jaross und Frau Raphaela Vocke. Ohne die tatkräftige Unterstützung des Verlages wären unsere Gespräche ungelesen geblieben.

Bei Frau Sarah Wiener bedanken wir uns für das wunderbare Nachwort, das die Kernaussagen des Buches gelungen unterstützt. Wir schätzen die wertvolle Arbeit ihrer Stiftung, die sich sehr erfolgreich dafür einsetzt, das Ernährungsbewusstsein bei Kindern zu fördern. Ihr Anliegen, dass Kinder und Jugendliche zu kreativen Köchen heranwachsen und beim gemeinsamen Kochen und Essen Spaß haben, verdient deutlich mehr Unterstützung von Eltern und Politik.

Anhang

Leit(z)faden für vollwertiges Essen und Trinken, Bewegung und Freizeit

Der US-amerikanische Journalist Michael Pollan hat die vielen sich überlappenden, aber teilweise sich auch widersprechenden Empfehlungen zur gesunden Ernährung brillant zusammengefasst. Seine Quintessenz in nur sieben Worten lautete: Eat food, not too much, mostly plants. Also: Iss Lebensmittel, nicht zu viel, überwiegend Pflanzen.

Diese Erkenntnis vermitteln wir bereits seit Jahrzehnten mit unserer Konzeption der Vollwerternährung. Obwohl es in den Medien etwas stiller geworden ist um diese zeitgemäße und nachhaltige Ernährungsform, ist sie weiterhin eine verlässliche Orientierung für gesundes, verantwortungsvolles Essen und Trinken.

Die Leitlinien der Vollwerternährung verdichten sich anhand eines Tagesplans zu einer Strategie. Diese beruht auf einer ganzen Reihe von Prinzipien, die anhand praktischer Handlungsanweisungen als Leitschnur dienen.

Lebensmittel sind Mittel zum Leben
oder
Leben geht durch den Magen

- bewusst einkaufen
- schonend zubereiten
- gründlich kauen
- intensiv genießen
- entspannt verdauen

Ein typisches Tagesprogramm bei den Leitzmanns

Morgens frühstücken wie ein Kaiser – überwiegend Kohlenhydrate

Ab 6 Uhr:

- Ein großes Glas Leitungswasser (350 Milliliter)
- 30–45 Minuten Bewegung: eine Mischung aus Yoga, Dehn- und Kraftübungen
- Danach eine große Tasse grünen Tee (300 Milliliter)
- 10 Minuten Frischluft – tief einatmen

Ab 8 Uhr:

- Große Portionen verschiedener Obstarten der Saison (besonders Beeren!)
- Müsli: grobe Haferflocken in Wasser erhitzt, geschrotete Leinsamen (Omega-3-Fettsäuren!), Kürbiskerne (Prostata!), Sesamsamen (Selen!), etwas Biomilch, Rosinen und Biojoghurt (3,8 % Fett)
- Drei Paranüsse (Selen!)

Betätigungen: Einkauf, Erledigungen, (Kranken-)Besuche, Lesen, Schreiben, Anfragen von Medien und Mitmenschen beantworten.

Zwischenmahlzeit: entfällt

Etwa um 11 Uhr:

350 Milliliter Leitungswasser oder stark verdünnten Muttersaft (nein, keine Muttermilch, sondern Direktsaft aus der ersten Pressung einer Frucht, mit 100 Prozent Fruchtgehalt); meist Aronia oder schwarze Johannisbeeren

Mittags essen wie ein König – reichlich Protein

Ab 12 Uhr:

- sehr großer gemischter Salat (Rezept siehe unten)
- Getreide (u. a. Reis, Buchweizen, Mais) oder Pellkartoffeln oder Hülsenfrüchte
- Gemüse der Saison
- selbst zubereiteter Hummus, marinierte, in Öl gebratene Tofuwürfel, selbst gesammelte Bärlauchblätter gehackt mit Salz, Olivenöl und Parmesankäse (Bärlauchblätter mit Olivenöl bedeckt im Schraubglas im Kühlschrank über ein Jahr haltbar)
- 100 Milliliter Wein

Mittagsschlaf (etwa 30 Minuten), danach eine Tasse koffeinfreien Kaffee

Betätigungen: Wie am Vormittag; je nach Wetterlage im Garten arbeiten, radfahren, joggen oder schnell gehen

Für unsere häufigen Gäste werden Brötchen und allerlei Kekse aus frischgemahlenem Dinkel gebacken. Torten werden mit Sauerkirschen oder Stachelbeeren gefüllt und mit verschiedenen Beeren verziert. In der warmen Jahreszeit kommt ein Teil des Gemüses und der Beeren aus dem eigenen Garten sowie Obst von den Streuobstwiesen (Bioqualität!).

Zwischenmahlzeit: entfällt

Etwa um 17 Uhr:
350 Milliliter Leitungswasser

Abends essen wie ein Bettler – aber auch Fett

(Vor 18 Uhr, um Intervallfasten von mindestens 14 Stunden fasten und 10 Stunden essen zu gewährleisten.)

- Gemüse-Rohkost (Karotten, Kohlrabi, Paprika, Stangensellerie, Sauerkraut)
- Scheibe Roggenbrot mit Butter/Avocado/Käse/fetthaltigem Brotaufstrich
- verschiedene Nüsse (Fett!)
- eine kleine Portion Sauerkraut (Mikrobiom!)
- eine kleine Portion gekochte Bohnen (Lebenserwartung!)

Spaziergang, Lesen und Schreiben, Karten- und Brettspiele, TV: täglich Nachrichten, gelegentlich Talkshows oder Sportsendungen

Etwa um 21 Uhr: 400 Milliliter Fencheltee
Ab 23 Uhr: Bettruhe

Vielseitig essen mit den richtigen Schwerpunkten

- Gemüse und Obst (alle Farben, Beeren!)
- Vollkornprodukte, auch Hirse, Buchweizen und Mais
- Pellkartoffeln statt Pommes
- Hülsenfrüchte, auch Tofu
- Samen, Saaten, Keimlinge
- Nüsse, besonders Walnüsse
- (Wild-)Kräuter
- so wenig wie möglich an tierischen Produkten
- Salz sparsam verwenden
- überwiegend Wasser trinken

No-Gos

- Weißmehlprodukte
- Zucker
- alle gesüßten Getränke wie Limonaden, Cola-Getränke, Fruchtsäfte
- Wasser in Plastikflaschen
- Fertiggerichte/Fast Food
- Nahrungsergänzungsmittel

Rezept für den bunten Salat (Ille Leitzmann)

für 4 Personen

Verschiedene Blattsalate – wie Kopfsalat, Rucola, Eisbergsalat, Feldsalat

Zerkleinern

- 1 rote Zwiebel, würfeln
- 1 Tomate
- 1 Avocado
- 1 dicke Scheibe Kohlrabi
- ½ rote Paprika
- 1 Stange Sellerie
- 1 Stück Ingwer
- Petersilie
- Schnittlauch
- Dill
- Koreanderblätter

Beigeben

- 1 Esslöffel Kronsbeeren, getrocknet
- 1 Esslöffel Hefeflocken

Soße

- Saft von einer Zitrone
- die gleiche Menge Olivenöl
- 1 Esslöffel Leinöl
- 1 Esslöffel Kürbiskernöl
- 1 Teelöffel Kräutersalz
- 1 Teelöffel Senf
- 1 Prise Schabzigerklee (Reformhaus)
- 1 Prise Endoferm (Reformhaus)
- 1 kleine Zehe Knoblauch

In einem Schraubglas kräftig schütteln und erst kurz vor dem Servieren alles gründlich mischen.

Gutes Gelingen und guten Appetit!

Vorkommen und Funktionen der Vitamine

Vitamin	Hauptquellen	wichtigste Funktionen
Fettlöslich		
A (Retinol) Vorstufe: Betacarotin	Leber, Käse, Ei, Gemüse, Obst	Wachstum, Sehvorgang, Reproduktion, Immunantwort
D (Calciferole) Vorstufe: Cholesterin	Leber, Milch, Ei; Eigensynthese nach UV-Einstrahlung	Stoffwechsel von Kalzium und Phosphat, Knochen
E (Tocopherole)	Nüsse, Getreide, Gemüse, Samen	Oxidationsschutz
K (Phyllochinon)	Gemüse, Getreide, Milchprodukte, Leber; Eigensynthese durch Darmbakterien	Blutgerinnung, Knochenstoffwechsel
Wasserlöslich		
B_1 (Thiamin)	Getreide, Hefe, Fleisch, Hülsenfrüchte	Kohlenhydratstoffwechsel
B_2 (Riboflavin)	Milch, Ei, Getreide, Fleisch, Hefe	Energiestoffwechsel, Fettsäurenstoffwechsel
B_6 (Pyridoxin)	Fleisch, Gemüse, Getreide, Hefe	Proteinstoffwechsel
B_{12} (Cobalamin)	tierische Nahrungsmittel, milchsaure Nahrungsmittel, Nori-Algen	Regulation der Zellteilung, Funktionsfähigkeit des Zentralnervensystems
Folat	Blattgemüse, Hefe, Ei, Getreide, Leber	Protein- und Nucleinsäurestoffwechsel
Niacin	Leber, Fleisch, Pilze, Getreide, Obst, Gemüse	Energiestoffwechsel
Pantothensäure	fast alle Nahrungsmittel	Stoffwechsel der Hauptnährstoffe
Biotin	Leber, Hefe, Hülsenfrüchte, Nüsse, Ei, Getreide	Stoffwechsel der Hauptnährstoffe
C (Ascorbinsäure)	Obst, Gemüse	universelles Reduktionsmittel, Oxidationsschutz

Vorkommen und Funktionen der Mengenelemente

Mineralstoff	Hauptquellen	wichtigste Funktionen
Natrium (Na)	Kochsalz (v. a. verarbeitete Lebensmittel)	Osmoseregulation, Säure-Basen-Bilanz, Membranpotenzial, Zucker- und Aminosäureresorption
Kalium (K)	Gemüse, Obst, Getreide, Hülsenfrüchte	Osmoseregulation, Membranpotenzial
Kalzium (Ca)	Milch, Milchprodukte, Nüsse, Gemüse, Ölsaaten	Knochenbau, Blutgerinnung, Erregbarkeit von Nerven und Muskeln, Cofaktor von Enzymen
Magnesium (Mg)	Vollkornprodukte, Nüsse, Ölsaaten, grüne Gemüse	Knochenbau, Cofaktor von Enzymen, Erregbarkeit von Nerven und Muskeln
Chlor (Cl)	Kochsalz (v. a. verarbeitete Lebensmittel)	Magensäure, Osmoseregulation, Säure-Basen-Bilanz
Phosphor (P)	Milch, Fleisch, Fisch, Ei, Getreide, Nüsse, Zusatzstoffe (Phosphat)	Knochenbau, Energiestoffwechsel, Nukleinsäurestoffwechsel
Schwefel (S)	schwefelhaltige Aminosäuren (Cystein und Methionin)	Energiestoffwechsel, Entgiftungsreaktionen

Vorkommen und Funktionen der Spurenelemente

Spurenelement	Hauptquellen	wichtigste Funktionen
Eisen (Fe)	Gemüse, Vollkorngetreide, Fleisch, Leber, Ei, Hülsenfrüchte	Sauerstofftransport, Muskelfunktion
Zink (Zn)	Getreide, Hülsenfrüchte, Nüsse, Fleisch, Leber	Cofaktor zahlreicher Enzyme
Kupfer (Cu)	Vollkorngetreide, Nüsse, Hülsenfrüchte, Innereien	Cofaktor von Enzymen
Mangan (Mn)	Nüsse, Vollkorngetreide, Hülsenfrüchte, Blattgemüse, schwarzer Tee	Cofaktor von Enzymen
Molybdän (Mo)	Vollkorngetreide, Hülsenfrüchte, Ei, Nüsse	Cofaktor von Enzymen
Chrom (Cr)	schwarzer Tee, Käse, Vollkorngetreide, Leber	Glucosetoleranzfaktor
Selen (Se)	tierische Nahrungsmittel, Vollkorngetreide, Nüsse, Sesam, Knoblauch, Hülsenfrüchte	Cofaktor von Enzymen (Oxidationsschutz, Entgiftung, Biosynthese der Schilddrüsenhormone)
Jod (I)	Meeresprodukte, Gemüse, Milch, Milchprodukte, jodiertes Kochsalz, Algen	Bestandteil der Schilddrüsenhormone
Kobalt (Co)*	Nahrungsmittel mit reichem Vitamin-B_{12}-Gehalt	Bestandteil von Vitamin B_{12}
Fluor (F)	Mineralwasser, schwarzer Tee, Meerestiere	Knochen- und Zahnaufbau
Silizium (Si)**	Vollkorngetreide, grüne Gemüse	Bindegewebe, Knochenaufbau

* kein eigenständiges Spurenelement

** Essenzialität für den Menschen nicht nachgewiesen

Literatur

Weiterführende Bücher

Biesalski, K., Bischoff, S. C., Puchstein, C. (Hrsg.): *Ernährungsmedizin*. Thieme, Stuttgart 2017

Bircher-Benner, M.: *Mein Testament – Vom Werden des neuen Arztes*. Bircher-Benner Verlag, Bad Homburg 1989

Bruker, M. O.: *Unsere Nahrung – unser Schicksal*. emu-Verlag, Lahnstein 2016

Campbell, T. C., Campbell, T. M.: *China Study*. Verlag Systemische Medizin, Bad Kötzting 2011

Campbell, T. C.: *Interessen*. Verlag Systemische Medizin, Bad Kötzting 2014

D-A-CH (Ernährungsgesellschaften in Deutschland, Österreich und der Schweiz): *Referenzwerte für die Nährstoffzufuhr*. DGE-MedienService, Bonn 2015

DGE (Deutsche Gesellschaft für Ernährung): *13. Ernährungsbericht*. DGE-MedienService, Bonn 2016

Diehl, H., Mildenstein, K., Leitzmann, C.: *Health Power*. Ibidem Verlag, Stuttgart 2019

Dobos, G.: *Chronische Krankheiten natürlich behandeln*. ZS Verlag, München 2012

Elmadfa, I., Leitzmann, C.: *Ernährung des Menschen*. Ulmer Verlag, Stuttgart 2019

Esselstyn, C. B.: *Essen gegen Herzinfarkt*. Trias Verlag, Stuttgart 2017

Grabola, A.: *Kein Fleisch macht glücklich*. Goldmann Verlag, München 2012

Greger, M.: *How not to die*. Unimedica Verlag, Kandern 2016

Greten, H. J.: *Kursbuch Traditionelle Chinesische Medizin*. Thieme Verlag, Heidelberg 2017

Hahn, A., Ströhle, A., Wolters, M.: *Ernährung – Physiologische Grundlagen, Prävention, Therapie*. Wissenschaftliche Verlagsgesellschaft, Stuttgart 2015

Hoffmann, I., Schneider, K., Leitzmann, C.: *Ernährungsökologie – Komplexen Herausforderungen integrativ begegnen*. Oekom Verlag, München 2011

Kasper, H.: *Ernährungsmedizin und Diätetik*. Urban & Fischer, München 2014

Keller, F.: *Vom Einfachen das Beste*. Westend Verlag, Frankfurt 2018

Keller, M., Gätjen, G.: *Vegane Ernährung. Schwangerschaft, Stillzeit und Beikost*. Ulmer Verlag, Stuttgart 2017

Koerber, K. v., Männle, T., Leitzmann, C.: *Vollwert-Ernährung: Konzeption einer zeitgemäßen und nachhaltigen Ernährungsweise*. Haug Verlag, Stuttgart 2012

Kollath, W.: *Die Ordnung unserer Nahrung*. Haug Verlag, Stuttgart 2005

Leitzmann, C., Million, H.: *Vollwertküche für Genießer*. Bassermann, München 2003

Leitzmann, C., Dittrich, K.: *Bioaktive Substanzen – Pflanzenpower für das Immunsystem*. Haug Verlag, Stuttgart 2003

Leitzmann, C., Keller, M., Hahn, A.: *Alternative Kostformen*. Hippokrates Verlag, Stuttgart 2005

Leitzmann, C., Müller, C., Michel, P. et al.: *Ernährung in Prävention und Therapie*. Hippokrates Verlag, Stuttgart 2009

Leitzmann, C.: *Vegetarismus. Grundlagen, Vorteile, Risiken*. C. H. Beck Verlag, München 2012

Leitzmann, C.: *Veganismus. Grundlagen, Vorteile, Risiken*. C. H. Beck Verlag, München 2018

Leitzmann, C.: *Die 101 wichtigsten Fragen zur gesunden Ernährung*. C. H. Beck Verlag, München 2013

Leitzmann, C., Keller, M.: *Vegetarische und vegane Ernährung*. Ulmer Verlag, Stuttgart 2019

Michalsen, A.: *Heilen mit der Kraft der Natur*. Insel Verlag, Berlin 2017

Piquardt, J.: *Lust auf Pflanzenkost*. G5 NETZ Verlag, Ulm 2019

Precht, R. D.: *Tiere denken*. Goldmann Verlag, München 2016

Sabersky, A.: *Einfach fermentieren – Gesund durch fermentiertes Superfood*. Heyne Verlag, München 2017

Schrott, E., Schachinger, W., Mittwede, M.: *Ayurveda – Grundlagen und Anwendungen*. Haug Verlag, Stuttgart 2016

Semler, E.: *Rohkost – Historische, therapeutische und theoretische Aspekte einer alternativen Ernährungsform*. Dissertation, Universität Gießen, 2006

Watzl, B., Leitzmann, C.: *Bioaktive Substanzen in Lebensmitteln*. Hippokrates Verlag, Stuttgart 2005

Wendt, L.: *Krankheiten verminderter Kapillarmembranpermeabilität*. Verlag E. E. Koch, Frankfurt 1976

Einige der großen Ernährungsstudien

Die Framingham-Herz-Studie begann im Jahre 1948 mit einer systematischen Untersuchung der Bevölkerung der Stadt Framingham, Massachusetts, USA. Zunächst waren es etwa 5200 Männer und Frauen (30- bis 60-jährig), heute wird bereits die 3. Generation untersucht.

Die Sieben-Länder-Studie wurde von 1958 bis 1973 durchgeführt, um eine Korrelation zwischen dem Anteil tierischer Fette in der Ernährung und der Inzidenz von Erkrankungen der Herzkranzgefäße zu dokumentieren. Die Studie wurde mit 12 000 gesunden Männern mittleren Alters (I, GR, ehem. Jugoslawien, NL, SF, J, USA) durchgeführt. Sie trug maßgeblich zur Popularität der Mittelmeer-Diät bei.

Die Health Professionals Follow-up Study der Harvard School of Public Health begann 1986 und umfasst etwa 51 500 Männer, die im Gesundheitswesen arbeiten.

Die »China Study 1« wurde in den 1970er-Jahren mit 96 Prozent der chinesischen Bevölkerung (880 Millionen) durchgeführt. Die »China Study 2« folgte in den 1980er-Jahren mit 6500 Teilnehmern. Veröffentlichung: Siehe Campbell, C.: *China Study*.

Die »Nurses' Health Study Teil 1« der Harvard-Universität läuft seit 1976 mit etwa 122 000 verheirateten Krankenschwestern (35- bis 55-jährig). »Teil 2« läuft seit 1989 mit etwa 117 000 verheirateten Krankenschwestern (25- bis 42-jährig). Bisher über 1000 Veröffentlichungen.

Die »EPIC-Studie (European Prospective Investigation into Cancer and Nutrition)« läuft seit 1990. Beteiligt sind Studienzentren in neun europäischen Ländern (GR, E, I, F, NL, GB, D, DK, S). Die gesamte Studienpopulation beträgt über 475 000 Teilnehmer. Bisher über 500 Veröffentlichungen.

Die »Adventist Health Study 2« mit etwa 96 000 Sieben-ten-Tags-Adventisten (30- bis 112-jährig) läuft seit 2002. Die Teilnehmer verteilen sich auf fünf Gruppen: Fleischesser (etwa 45 200), Selten-Fleischesser (5900), Fischesser (11 000), Lakto-Ovo-Vegetarier (30 500) und Veganer (4100). Bisher über 100 Veröffentlichungen.

Die »Nationale Verzehrsstudie II« lief von 2005 bis 2007: Etwa 20 000 deutschsprachige Personen (14- bis 80-jährig) wurden zum Lebensmittelverzehr auf Basis von 24-Stunden-Recalls befragt, die Nährstoffzufuhr wurde berechnet. Eine Reihe von Veröffentlichungen wurde vom Max-Rubner-Institut, Karlsruhe, erstellt.

Sachregister

F

G

K

L

M

N

S